生/死交接

一個器官移植醫師的筆記

約書亞・馬茲里奇——著
柯清心——譯

推薦序　神之手

陳浩

在加護病房已經進入第五週，我開始有些焦躁不安。我的病房已經是換肝加護病房十二個床位中，唯一有個小窗戶可以看到窗外藍天綠樹的VIP房，身上插了四枝管子，接連著兩個拳頭大的球型容器，接著身體排出的液體，吊著點滴瓶，每天打進身體各種不知名的藥物，其中有一種藥「血液擴張劑」，打了之後全身刺痛，彷彿要炸裂，自己手壓的嗎啡劑已經移除，要換打四小時一次的注射嗎啡，打完之後刺痛略為緩解，護理師說我開始英文演說，我只記得進入幻境，但我至今仍記得細節，後來還可以說給媒體實驗室的同事聽。我以意識駕駛病床航向四度空間，自由進出各種不同的能量磁場，劇痛的身體因嗎啡帶給我短時間的意識逃離，每天還要請按摩師按摩兩次，每次各半個小時，加護病房裡頭的痛楚實在難以形容，時間過得極慢。醫師說一般換肝病人，約兩個星期可以離開加護病房，但我第五個星期已經快滿了。護理師要我下床行走運動，有一天我竟然發現自己無法前進，想要向前走，但身體卻往後，驚慌中我大聲呼救，護理師請來的卻是心理醫生，手扶著我像催眠般指引方向，神奇的讓身體重新定位，竟可向前移動了。

我開始有些絕望，我是不是永遠無法離開這間囚室？我想到的竟不是死亡，身體裡在抗爭，我懼怕的是這種抗爭沒完沒了，「再也出不去了」，我問醫師、護理師，給了我一些數字，這些指數要降下來，才能轉到普通病房。第六個星期開始的第二天，加護病房的主任楊志權醫師來告訴我：「還好你有一個十九歲的年輕的肝，讓你終於脫離險境，再等幾天，你應該可以出去了。」我淚流滿面，家屬視頻探病時，對著在加護病房外來給我送飯的小女兒昀昀，我泣不成聲，是她在開刀房捱了八小時，捐了65%健康的肝給我啊！我一邊哭著一邊喊：「十九歲的肝啊……」但透過視訊的麥克風，她根本聽不明白我在說什麼。

幾個月前我因為肝硬化造成了肝昏迷，送台大急診，與大哥陳弘幾乎同時住進台大醫院，他已經因肝硬化至肝癌末期，發現沒多久便去世了。他的主治醫師許金川告訴我：「你若不趕快換肝，也會像你哥哥一樣，很快惡化為肝癌。」至愛的親人竟以如此磨心的隱喻離去！第一時間知道我病情的老友柯文昌，立即打電話給高雄長庚醫院的陳肇隆院長，安排兩天後住進高雄長庚檢查。陳院長一面將我的病況申報排入「器官捐贈移植登錄中心」，依嚴重緊急程度排到第二十四名，等排到器官捐贈可能遙遙無期；同時陳院長向我說明另一種「活體移植」的可能性。那時陳院長已經有一千五百多個成功移植的病例（現在已超過兩千），並且解釋數年前醫學上還不能突破的不同血型的活體換肝，現在已可行，雖然風險略高，但術後存活率還有90%以上。兩個與我血型不同的女兒，二話不說，就住進高雄長庚檢查，比對之後，得出小女兒的大小肝比例，較符合移植條件——是從小最怕疼、打針必大哭、看牙醫要五位護士壓制的小女兒陳昀？大女兒陳翔立刻說：「還是我來吧！」我陷入掙扎，她們雖然都願意，但我實在捨不得她們任何一人為我捱這一刀啊！

柯文昌、陳文茜、余範英、詹啟賢等好友一直幫我奔走。二〇一四年開始，聽聞中國大陸已經嚴格限制器官移植條件，建立登錄制。一個多月以後，柯文昌嚴重警告我，你不能再拖了，越拖越危險。陳翔、陳昀兩姐妹專程南下，與陳肇隆醫師團隊討論由姊姊陳翔代替妹妹捐肝的可行性，但詳細分析姊姊上陣會有高度風險，70%多的右肝捐出之後，剩餘的26.7%可能不足以恢復健康狀態，活體捐肝一定要優先保證捐肝者的生命安全優先。

在極其繁細的各種檢查之後，我先住進加護病房，做了三次的血液透析，以AB型的血漿洗我的O型血，以降低我體內對女兒B型血器官的排斥。兩天一次，反覆做了三次。但一直到進手術房前夜，我還打算放棄，陳昀在病房裡傳給我一封信，要我安心，她不怕，「打個麻藥，睡一覺就好了」。我含淚讀信，無法入睡，直到天明。術後她在加護病房裡待了七天，忍痛下床到我病房門口看我，一邊蹙眉咬牙，一邊微笑安慰我。我這從小愛哭的毛病，一直到術後第五年的今天才略好。但看了這本書的文稿，往事歷歷，含淚讀完，小女兒還笑說：「你不是心腸變硬了，不會哭了嗎？」

這是一本寫得極專業的書，讓我明白我這條命能撿得回來，是幾十年來全世界各角落的多少醫生，以不可思議的意志，一步一步不懈的試驗、努力，經幾代的嘗試，一個關隘一個關隘的突破，才能使器官移植的存活率不斷增加。書裡提到的肝臟移植的先驅史塔哲醫師，便是我的救命恩人陳肇隆的老師。陳肇隆是亞洲第一位成功移植肝臟的醫師，但他的成就不止於此；台灣的器官捐贈遠遠不足需求，陳肇隆建立優秀的醫療與術後照護團隊，推動活體換肝，拯救了無數的生命與家庭，他更無私的將他醫療團隊的醫術與經驗傳授給中國大陸、日本、新加坡、東南亞與中南美洲各國的醫院。我常會在新聞中讀到，陳肇隆醫療團隊又有突破，例如一對血型與父親不同的兄弟，分別捐肝與捐腎救父手術成功，陳肇隆醫師真不愧是日本媒體形容的「神之手」啊！

就一個病人而言，我能夠分享的就醫經驗很有限，但幾乎已經是我能夠開展人生的下半場最重要的關鍵，我有幸在器官移植已趨成熟的今日，得益於世界第一流換肝團隊的醫術。本書《生死交接》既是一位移植外科醫師的筆記，也是無數接受器官移植者的生命寫照。我住院期間接觸到不少受益於活體換肝的家庭，有的是父母親捐肝給兒女，有兒女捐給父母，姊妹兄弟之間，也有不可思議的婆媳；有勇敢的血淚也不乏逃避的人性故事。生死交接，又豈止是醫病之間？

推薦者簡介／陳浩

資深新聞媒體人。

推薦序　從移植的故事看大愛的延續

鍾孟軒

台灣對於器官移植領域的發展，在亞洲一直扮演著舉足輕重的角色！

從一九六八年台大李俊仁教授完成亞洲第一例活體腎臟移植手術開始，已堂堂邁入第五十個年頭；爾後又有一九八四年由陳肇隆醫師領軍、採用腦死亡定義所完成的亞洲首例成功的肝臟移植，促使台灣領先日、韓十餘年，在一九八七年立法亞洲第一個針對腦死亡器官移植的《人體器官移植條例》；緊接著台大、台北榮總、三軍總醫院也相繼完成心臟移植，及至北榮於一九九一年開啟台灣第一例肺臟移植成功個案，在在都是台灣器官移植醫學蓬勃發展的歷史見證。許多前輩師長在初期的深蹲準備，及推動器官移植進程的血淚，也早已書寫成冊或改編成電影故事。

然而那只是台灣這座小島上的故事，若我們把眼光放更遠些和國際接軌，還有更多可以追溯到百年前的歷史事件與器官移植息息相關。馬茲里奇醫師在本書中透過一個一個親身經歷的故事，引領讀者隨著時序的推移，逐步認識了器官移植史上的關鍵人物與重要突破，在這些歷史的足跡中，可以看到先賢們勇於嘗試各種新穎的想法及挑戰困難的勇氣。

筆者於二〇一五至二〇一七年間先後至美國、英國進修，適逢本書中所提及的心臟停止死後器官捐贈在國內外迅速發展，仔細閱讀書中的故事，我們可以清楚了解早期的大愛器官來源就是透過心臟停止後的捐贈者，但隨著一代代的醫師對於各項醫療常規邏輯的挑戰，國際上對腦死亡的定義逐步達成，有鑑於腦死亡的器官保存狀態較佳，心臟停止後死亡的器官捐贈遂逐漸減少。

關於從心臟停止死亡到腦死亡捐贈的演進，作者提及了許多有關早年無心跳器捐的手術困境，也描述了腦死器捐在起步時的道德困境，這些故事讓我深刻感受到各時代的移植醫師，在掌握不傷害與知情同意的大原則下，本著助人的熱情勇於挑戰同業及法律界的守舊思維，即便絕大多數媒體與世人的指控終歸平息，但過程中有人被控告、也有人被停職調查、更有人不再涉足移植醫學的臨床領域而轉向基礎研究；這些知名移植醫師們隱藏在鎂光燈幕後的血淚歷史，正是醫學不斷進步的幕後功臣，我們也看到了許多世界級大師的內省與耐心，在手術失敗後能沉潛數年甚至遠走他鄉後，再重新站回世界的舞台，這種數十年磨一劍的精神，對於身處在知識及資訊爆炸、學術造假層出不窮、因為各種困境而被迫短視近利之現實環境下的我輩，是非常值得深思與砥礪心志的。

這本書除了馬茲里奇醫師學貫古今知之甚詳的稗官野史，還有許多他身為一個移植外科醫師，在面對各種醫學與非醫學的困境時的心境轉變，文中講述壞天氣下搭小飛機出去執行捐贈手術，那種心繫病人的生命、卻也不知自己能否保住小命的心理壓力，也曾發生在颶風來襲邁阿密前，搭著小飛機外出摘取器官的我身上；很多時候我們都必須依賴別人的專業，此時我們只能相信機師的專業，而當病人需要我們的專業時，我們也是赴湯蹈火在所不辭。

書中就提到一個因為新移植的肝臟有血管破孔的病人，雖然在出血的危急情況下做了修補並勉強完成手術，但一週後仍被迫再次緊急移植一顆新的捐贈肝臟，而病人歷經這樣的劫難後腎臟也必須長期透析；不過，解釋病情時家屬的理解與對醫師的信任，以及病人和家人的樂觀以對，就足以讓醫師感到欣慰了。對於健保體制下醫病關係相對緊張的台灣社會，醫師們也是勉力在有限的時間與醫療資源下本著專業、竭盡所能救治病人，病人與家屬如能透過本書理解到醫療的不確定性是醫者也難以完全掌控的，也試著更理性的尊重醫者的專業與幫助病人的心，相信台灣的醫療環境將能更趨和諧。

身為年輕一代的器官移植醫師，我未曾參與到先進前輩們那段篳路藍縷的歷程，但師長們在教育我們時，偶爾會憶起當年各項手術起步時的艱辛故事，對於各個步驟都已標準化的我們而言，雖然恍如隔世，卻也因此能更清楚現在的標準作業流程是經歷了哪些血淚的教訓，逐步演進到今日的狀態。透過本書作者的親身經歷與穿插其間的歷史故事，可以讓這本書的讀者，無論是醫者、病人、普羅大眾、法律或史學家，都能更多一點了解醫學發展過程中其自律的精神，也設身處地的體會到醫療的不確定性及風險，如此我們才能在面對醫療決策或醫病溝通的艱困時刻，能更同理於他人並一起圓滿的做出最好的選擇。

推薦者簡介／鍾孟軒醫師

現任台北榮民總醫院外傷醫學科主治醫師、移植外科兼任主治醫師。電視劇《生死接線員》醫療顧問。

致G，S，K與P。

以及活著與已故的捐贈者。

你們是真正的英雄

目錄

作者的話

本書既非回憶錄，亦非器官移植全史。我還不夠老，無法撰寫回憶錄，而且目前已有幾部絕佳的移植史全書了（已列在參考書目中）。我的目的不在提供一份自己成為外科醫師的編年描述，而是想以自身與患者的經驗，為那些將器官移植化成現實的現代先驅們，提供器官移植的來龍去脈。

那些容許人類在兩個不同基因個體間成功移植的輝煌病例，是近期才發生的事。一九五〇年代初期，移植的概念仍僅見於科學小說。到了一九六〇年代後期，已有許多器官移植的案例，可惜成功者稀，失敗者眾。真正的器官移植成功，得到一九八三年環孢靈[1]獲准使用，方得實現。這些成就，是一批為數不多的菁英分子戮力取得的。

我的訓練始於紐約市康乃爾大學醫學院（Cornell University Medical College in New York City）的四年醫科學習，之後到芝加哥大學醫院及門診部（University of Chicago Hospital and Clinics）當外科實習醫師及第一年的住院醫師。接下來三年，我在麻塞諸塞綜合醫院（以下簡稱MGH）做移植研究。之後回到芝加哥大學，又擔任三年的外科住院醫師，然後我跑去威斯康辛的麥迪遜醫院（Madison, Wisconsin），完成兩年器官移植研究醫生的工作。此後我便一直留在麥迪遜做器官移植手術，並經管研究免疫系統的基礎科學實驗室。

我希望藉著描繪自己執刀移植的過程、敘述患者的故事，以及移植對許多人的影響，來彰顯器官移植對所有參與者——從捐贈者、受贈者，到我們這些有幸能操辦這些器官的人——是何等神奇的禮賜。

我也會描述移植先驅們的大勇，他們具有失敗的勇氣，但也不畏懼成功。

本書所有細節，均力求史實上的精確，盡可能與事實相符，僅有少數幾例為保護個人身分，而稍加更動患者的細節。

---

1 譯注：cycolsporine，一種廣泛用於預防器官移植排斥的免疫抑制劑。

器官移植的里程碑

1902 卡雷爾發表血管吻合術

1912 卡雷爾贏得諾貝爾醫學獎

1945 科福成功的為一名患者做血液透析

1953 梅達沃發表「獲得免疫耐受性」的概念

吉本完成首例成功的心臟體外循環術

1954 默里完成同卵雙胞胎腎臟移植

1962 默里完成首例成功的已故捐贈者移植

1963 史塔哲完成首例肝臟移植，不幸失敗

1967 史塔哲完成首例成功的肝臟移植

巴納德完成首例心臟移植

1968 JAMA 發表關於腦死的報告

1981 腦死在美國成為法定死亡

1983 環孢靈取得 FDA 的移植許可

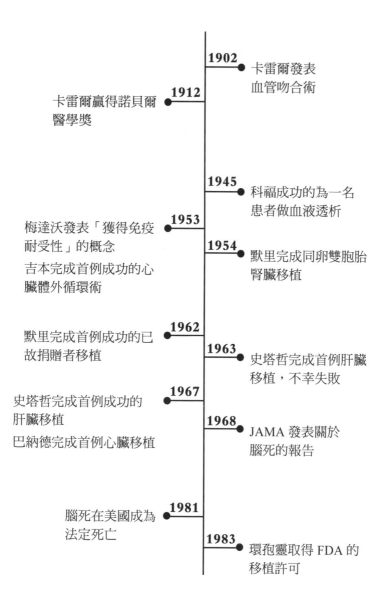

第一部

離開身體

我對過去充滿敬重。人若不知自己從哪裡來，便不會知曉自己將往哪裡去。我尊重過去，但活在當下。我在這裡，並盡己所能專注於此刻所在之地，然後再邁向下一個地方。

——馬雅．安傑洛（Maya Angelou，美國作家與詩人）

我們不是歷史的創造者，而是由歷史所形塑。

——馬丁．路德．金恩（Martin Luther King Jr.，美國民權運動領袖，一九六四年諾貝爾和平獎得主）

1 完美的器官

威斯康辛州，拉克羅斯丘（Hills of La Crosse）上方，一架小飛機裡

九月，凌晨兩點

我搭過很多次飛機，卻不曾在一萬英呎的高空中體驗過火力全開的暴風雨。小小的國王航空——乘載限六人的雙螺旋槳飛機——失控的四處亂彈。每隔幾秒鐘，飛機就變成自由落體，然後再劇烈的拉起機身。駕艙裡的兩位飛行員正拚命拍擊旋鈕和儀表板，試圖消去各種警示聲，我們來回的劇烈晃動，更慘的是，連我們那位搭過數百次小飛機的醫師助理麥克，都在歇斯底里的尖喊：「我們死定了！我們完了！」

由於麥克是我們團隊裡的資深成員，我不得不假設這次飛行狀況真的非常糟糕。兩位機師回頭瞄著尖叫及咒罵聲的來源時，我看到他們眼中的恐懼。我看著旋轉的測高儀，發現飛機上下起伏一次的高度落差高達一千英呎。窗外的閃雷橫空劈來，瓢潑大雨不斷淋下，我很確定聽到了冰雹擊在擋風板上的聲音。

這是我在威斯康辛大學擔任移植研究醫師的第三個月。我選擇移植外科，可不是為了要在深更半夜，飛越威斯康辛中部田野上空的暴風雨。媽的，我在新澤西長大，一輩子多待在東北方，對中西部啥都不了解。我到麥迪遜，是因為麥迪遜是最棒的移植醫師訓練中心之一，我正在學習腎臟、肝臟及胰臟的移植手術，以及如何照護等候器官移植患者的複雜病況和術後的康復。

器官移植的訓練中，有個十分特殊的環節，就是從捐贈者身上摘取器官。移植手術雖然會使用活體捐贈者（living donors）的器官，尤其是腎臟移植，但大部分的器官仍得源於剛去世的人。我們不會去搬動已呈腦死狀態，接上人工呼吸器，但心臟仍在跳動的捐贈者，而是先派出一組人員，與他們的家屬會面，感謝他們的捐贈，然後動手術，摘取捐贈者的器官，將那些器官帶回來，移植到受贈的患者身上。

這天下午五點左右，我接到一通電話，要我晚上九點到OPO（organ procurement organization，器官摘取中心），九點三十分飛機要起飛。從麥迪遜到拉克羅斯（La Crosse）的三十分鐘航程一帆風順，我們約十點三十分抵達捐贈的醫院。捐贈者是一名在摩托車車禍中喪生的年輕人（幾乎還只是個男孩）。這件事挺容易記住，因為威斯康辛是哈雷機車重鎮

（更甭提這州的人一聽到要戴安全帽便大皺眉頭了），因此有源源不絕、死於機車車禍的器官捐贈者。到了冬天，就是摩托雪橇的車禍，摩托雪橇是晚上酒吧續攤的首選交通工具，聽起來好像很有意思，卻也非常危險，因為摩托雪橇的馬力非常強大。

我們在拉克羅斯為捐贈者檢查，確認他的身分與血型，完成包括宣布腦死的書面作業後，才與死者家屬會面。

這件事一直是我的工作中，最困難，同時也是回饋最豐碩的一個環節。無論我有多麼疲累，與捐贈者家屬的互動總是提醒了我，器捐是一種何其美妙而淨化人心的過程。這些人正在經歷生命中最慘痛的經驗，因為大部分捐贈者走得太年輕，太出乎意料，家屬往往沒有機會與他們道別。或許家屬能掌握的正面思維，就是這項了：在送出這份大禮後，他們心愛的人將拯救別人的生命，並繼續在其他七個人身上活下去。他們捐贈的生命，將成為家屬在承擔失親的劇痛時，聊以慰藉的遺澤。

我們移植中心有張某位母親的照片，她十多歲的女兒不幸死於車禍，這名少女至少救了七條人命。幾年後，孩子的母親在我們贊助的移植野餐會中，遇到受贈心臟的患者。照片中的她拿著聽診器，聆聽女兒的心臟，在她救下的男子胸腔中跳動的聲音。

今晚在拉克羅斯的這個家庭也一樣，他們詢問要如何、以及何時才有可能與受贈者聯繫

——倘若雙方同意，院方會幫忙安排。等家屬所有疑問都獲得解答後，他們才與器捐者訣別。

等捐贈者轉送到手術台準備就緒後，我們便刷手進去，鋪好無菌蓋布。此時，與捐贈者家屬會面時的所有情緒，便被拋諸腦後了。我們有任務在身：取出所有捐贈的器官並予以沖洗（妥善保存），好讓它們在置入新「主人」的體內時能恢復生機。我們的團隊前來摘取腹部的器官，但我們並非那天唯一在手術室裡的人；手術室裡還有另外兩組人馬——心臟與肺臟小組，等著摘取他們要的器官。我們站在手術台四周，以患者胸腹間的橫隔膜為區隔，他們專注於胸腔，我們致力腹腔。

我拿起解剖刀，「從頭到尾」，或說，從頸下凹處到恥骨，劃下長長的一刀。當我切開層層組織，進入腹腔時，心臟小組拿來一把鋸子，開始鋸開胸骨。我火速抓起一根打折式牽引器（malleable，一種可以彎折的長型牽引器），把它架到肝臟前方，確保另一組人不會失手鋸傷這個美麗的器官。

心胸小組與腹腔組的人本質上就有衝突，我們都了解捐贈者的這份厚禮有多重要，而我們全是這些器官的服務員。同樣的，接下來的移植手術若是出了任何差錯，過失總會怪罪到摘取小組頭上。

「這副肝臟上邊的下腔靜脈袖口為什麼這麼短？（upper cuff）」

「這顆心臟下邊的腔靜脈（vena cava，又稱大靜脈）為什麼沒能再長一點？」

我們都想方設法、努力的想把最棒的器官帶回去，因此每個人都會保護自己的領土。

我逐一思忖手術的步驟。第一步：打開腹腔。第二步：把右結腸與十二指腸移開，露出大動脈與腔靜脈。第三步：環繞懸吊起大動脈，準備做套管插入（cannulation，意即把一根塑膠管子插入動脈內，使能將血液沖洗出來）。那天晚上我們按步就班的施作，包括切開與肝臟相連的組織，把肝臟跟橫隔膜及後腹腔剝離。我們仔細切下肝門（porta hepatis），辨識肝動脈與膽管。我們分開膽管，讓金黃色的膽汁流進腹部，然後清理肝門靜脈。接著我們挪開脾臟，露出胰臟。等接近尾聲時，我們找出通往腎臟的腎靜脈和動脈。

這時心臟小組已經刷手完畢，緊張兮兮的站在我們後面了。我們在手術過程中，涉及的範圍向來遠超過他們，因此他們也一如往常的不斷問我們什麼時候可以好。他們的說法是，他們的移植外科大夫（往往在好幾百哩之外）已經把患者送進手術室，開始幫患者開胸，準備幫患者接上心肺體外循環機，移除他們損壞的心或肺臟了。

我們終於準備好了。我們把管子插進大動脈裡，心臟小組接著以動脈鉗夾閉（cross-clamp）鉗住大動脈，並開始注射停搏液（cardioplegia solution，使心臟停止跳動），緊接在停搏液進入心臟之後，要準備剪開下腔靜脈放血。（我們會盡可能從那些拿著剪刀的混蛋手下，保留更多的下腔靜脈。他們的心臟移植不需要腔靜脈，但我們的手術需要。）等他們剪開後，血液會開始積聚並溢出胸腔。此時，我們也啟動了腹主動脈的器官保存液灌注，然後在肝靜脈中插入第二根插管，灌注冰冷的「威斯康辛大學藥液」[2]——這是我們學院發明的神奇藥液，能保存器官，有助於將一切變成可能。

當抽吸管內的液體從鮮紅的血色，逐漸轉變為像保存液一樣清澈的同時，我們還得把一桶桶的冰塊倒入失去血色的腹腔中，我們的雙手因為要固定插管而被冰到開始抽痛。好消息是，經過幾分鐘後，痛楚會開始消減（手上所有感覺也都跟著麻掉了）。器官離開捐贈者的身體後，我們又多沖洗一會兒，然後把器官放入袋子裝箱打包。

接著大夥便各自分飛了。

那天晚上，我在離開途中打電話給笛亞利山卓醫師（D'Alessandro），通知他，我們取到一副完美的肝臟。當然了，他當時正在床上酣眠，醫師會指示手術團隊返回麥迪遜，將受贈的患者送到手術室，開始摘除原有的肝臟。

我們搭計程車回機場，此時約凌晨一點四十五分。大夥全累歪了，但也充滿手術順利進

2 譯注：以下簡稱UW保存液。

行會有的成就感。更棒的是，我們的保冷箱裡滿載著四個分別要給三位患者的臟器——一份肝臟、一顆腎、和一個腎加胰臟（稱之為胰腎同時移植，simultaneous pancreas and kidney 或簡稱 SPK）。到了機場，我們走向停機坪，飛行員已經等在那兒了。

因為某個理由，我對此事記憶猶新，雖然那已是十多年前的往事了。那天早晨涼爽多風，與我們幾個小時前著路時，感受到的悶熱夏季氣候截然不同。那無疑是暴風雨將至的感覺。

機師轉向我，問我是否覺得應該出發。我們兩人回頭望著保冷箱上的貼紙「移植用器官」，我告訴他大可不必擔心這些器官；拜精心設計的 UW 保存液之賜，器官的代謝會停滯等一段時間沒問題。我只要打電話給笛亞利山卓醫師，請他延後處理病患即可。

但我反問小機師是否認為安全。我說他「小」，是因為他看起來只有十歲。

「應該安全吧。」他說，但我覺察到他的聲音有點發顫。

雖然沒有十足的說服力，我還是同意出發了。

我們起飛上路，一切似乎都很平順，可是飛了約十分鐘後便開始出亂子了。

飛機上下抖動，警示器大聲作響，我真的以為會沒命了。我想到自己的家人，尤其是我年幼的女兒，她在我們搬到麥迪遜當研究醫生的前兩週才出生。我不希望有人在我的葬禮上說，我死時正在從事自己熱愛的工作，那根本是屁話。半夜三更死在一架蠢到爆的小飛機上，根本不叫死得漂亮。

我們終於穿越暴風圈了，這暴雨來得急，去得也快，一下子就停了。滂沱的大雨和亂流停歇，機身恢復平穩，航程最後五分鐘我們只是靜靜坐著。

等我們著陸後，我問其中一名飛行員，商用飛機怎麼可能在這種天氣降落。他說：「噢，不會的，機場已完全關閉了，僅供緊急使用。」記得當時我覺得很不爽，但話又說回來，我們的行動稱得上緊急的資格了。

我打開裝著肝臟的袋子，把它放到裝著冰塊、消毒過的盆子裡。我回到麥迪遜的手術室，笛亞利山卓醫生與我的合作研究醫生艾力克已經快要完成肝臟切除術（或把患病的肝臟切掉）了。

捐贈的肝臟非常完美，我將多餘的組織清理掉，仔細將從腔靜脈分出來的小血管打上結（當然了，等他們做血液再灌流時，萬一有任何滲血狀況，還是會怪罪到我頭上。）接著我剝離肝臟上的胰臟（我們也會用到），確保兩個臟器沒有傷損，並為兩者的移植保留足夠的門靜脈和動脈。我把胰臟收進它自己的袋子裡，之後我會把袋子拿到樓下的「實驗室」。胰臟將會備好，在早上跟著捐贈者其中一顆腎臟，一起植入一位第一型糖尿病患者的體內。另一顆腎臟則植入另一位不同的患者身上。在另外兩個州，會有兩位不同的患者個別接受來自這位拉克羅斯的捐贈者的心臟與肺。

我總覺得這很神奇。

等肝臟準備就緒，我便將它帶到受贈者房間，手術團隊已在裡頭等候。他們一看到我，笛亞利山卓醫師便拿起克林瑪鉗[3]，夾住留在肝臟上最後幾根通往腔靜脈的肝靜脈。他將患者的肝臟摘割出來，我從他肩後觀看。

沒有什麼比手術過程中移除肝臟後的腹腔更奇特的景觀了。腔靜脈——將血液從雙腿運回心臟的大靜脈，通常被肝臟覆住——一覽無遺的從底部直達頂端，而且四周騰出一大塊空盪盪的空間。這是種極不自然卻美麗得詭譎的景象。

笛亞利山卓醫師拿起新的肝臟，開始逐步將它縫進去。先縫上端袖口，接著是門靜脈，然後灌洗，接著再灌注。肝臟慢慢轉成粉紅色，看起來美美的，皆大歡喜。

接著笛亞利山卓醫生示意我該走了，因為又得去綠灣那邊摘取臟器了。

2 拼圖人

若把真正的天才想成是一座金字塔，那麼塔的底部是各種綜合的天賦，上面是臻至完善的練習，最頂層則是想像力。想像力正是區分天才與高手的要素。

——麥爾坎．葛拉威爾（Malcom Gladwell），〈真正的天才〉，《紐約客》

麥迪遜，威斯康辛

我的小孩超愛做美勞，她們坐在廚房餐桌邊畫圖，剪裁，黏貼公主、動物和房子。美勞作業進行好幾個星期了，家中幾個房間堆得亂七八糟，但最後孩子們拿著自己的創作，玩得

3 譯注：Klintmalm clamp，專用於肝移植手術的彎長鉗具。

心滿意足——直到準備做下一份作業。

我的作業就是我的患者。每位患者都需要裁掉某個東西，加以黏補或修復，直到我能開始做下一個作業。辛蒂是一份特別難忘的「作業」。我第一次為她移植肝臟時，她病得極重，也許再一兩天就不行了。手術前一晚，我早早就去睡覺了，凌晨兩點左右接到一通電話。電話響第一聲我就接起來了，因為那晚我在待命，睡覺硬張著一隻眼。

電話另一頭是我們其中一位器官捐贈協調師潘美拉打來的。「有人捐了肝臟，看起來很不錯，捐贈者是四十四歲男性，嗑藥過度死亡，做了二十分鐘急救，肝臟檢查指數都很完美。」接下來的五分鐘，潘美拉詳細交待捐贈者的各種細節，穩定性、用藥史，以及其他檢驗數據。我沒有很用心聽，一部分原因是只要肝臟看起來漂亮，我們就會用了。

我問潘美拉，第一順位的受贈者是誰。

「辛西雅．R，MELD分數四十。要不要我叫協調師打給你？」MELD（或稱典型肝病末期，Model for End-Stage Liver Disease）是預測患者肝臟病重程度，以及若無法移植死亡率有多高的指數。MELD分數決定哪位患者的名字會落在移植名單上，分數從六到四十，分數若低於十五，通常表示肝移植失敗的風險高過不移植會死亡的風險，一般我們不會幫這種患者做移植。分數越高，表示患者的肝臟越衰敗，不移植就會死亡的風險也越高。

肝臟的分派完全依據等候名單的死亡風險而定，並不考慮患者的生活品質、工作能力，或預期患者術後能否返家或過上「值回票價」的生活。

於是無數的電話開始追打：包括協調每個器官的移植，找出潛在的受贈者——受贈者有可能參與全美各地的方案；將他們帶到醫院，確保他們夠健康，能承受得住捐贈的臟器；對捐贈者做各種檢驗，排除感染風險；做組織分類，辨別血型，並為捐贈者與受贈者做基因配對；安排捐贈者與受贈者所在醫院的手術室時間；安排飛機待命，將所有捐贈者的外科醫師及團隊，載到捐贈者所在的醫院；當然，還得確保捐贈者家屬能接受時程安排，讓他們能與心愛的人道別，並與移植小組懇談。每次一有狀況，時間便得更改，一切重新調整。

凌晨三點十五分，電話又響了（第二通電話則是聚焦於受贈者）。移植協調師傑米負責受贈者的術前及術後情形，她給了我更多關於辛西雅、大家稱她「辛蒂」的資訊。辛蒂過去幾個月住院好幾次，最近得過肺炎，前一天還發燒。這次住院，辛蒂已經腎衰竭了，現正在做透析[4]，人已呈遲鈍狀態（obtunded，也就是說，因肝臟衰竭而混淆到幾乎陷於昏迷狀態），且整個人黃得像根香蕉。她的血液完全沒有凝塊，且消化道（滲入她的排便裡）、鼻子和她

4 譯注：dialysis，台灣俗稱洗腎。

的點滴管四周都在出血。辛蒂每天都得輸血。

我很信任傑米，可是辛蒂的病情太過嚴重，我決定先仔細瀏覽一下病歷內容好做更精確的評估。我打開電腦，翻過所有防火牆，進入醫院系統。在這過程我一直讓傑米待在電話上，怕萬一辛蒂病得過重，可能得決定傳喚後補患者。

略過病重患者，找人後補的瘋狂概念，正是在肝移植名單上排隊時最大的情緒挑戰。患者等待肝臟時，希望自己能盡可能的恢復健康，以便迎接這項大手術，但患者必須病得有點重又不會太重，以免機會降臨時被略過去。我在評估移植時，得決定患者能否安然度過手術，不會死在手術房裡，同時也很清楚自己若跳過某位重病患者，可能等同簽下她的死亡令。

由於科技的進步，現在的醫師更願意把器官移植的可能性推展到最極限。我會接受插著呼吸管、腎衰竭、靠藥物維持血壓的患者，會收下消化道嚴重出血，肝臟長腫瘤，血管栓塞——這些栓塞的血管也許得做繞道或其他大膽的處理。不過我若認為患者病情過重，便會把後補患者叫到醫院，協調師會告訴患者，萬一原本的受贈者有個萬一，他就能得到這副肝臟。對後補患者而言，那一定非常煎熬——深更半夜開車到醫院準備做手術，甚至坐輪椅被推到術前等候區，卻知道唯有原定受贈者死亡後，他才能收到這份生命之禮。光想就覺得可怕，但就醫師的角度，我並不想浪費一副健康的肝臟。

我查看辛蒂的資料，翻閱過她的歷史、檢驗結果和片子後，感覺自己好像認識她了。我看過她的電腦斷層數位影像，檢查過她的肺、肝、脾、腸子及血管。我若在街上看到她，不會認出她來，可是如果看到她打開的腹腔，便能立即從她萎縮的肝臟，腫大的脾臟，粗巨的靜脈曲張（腫大的靜脈）認出她來。曲張的靜脈將血液輸往錯誤的方向（因為萎縮的肝臟會阻礙血流），導致她消化道出血、神智混亂、腎臟衰竭，以及即將死亡。

我告訴傑米可以動手術，不必找後補了。

我終於在下午四點三十分見到辛蒂和她的家人。後來我跟她變得很熟，尤其是她的女兒艾莉，以及她先生麥可。我看得出他們很愛辛蒂，也非常擔心。我跟他們討論手術，告知他們辛蒂病得極重，但捐贈的肝臟看起來很不錯。我快速提了一遍各種客觀統計的資訊——這個有多少百分比的機率，那個有多少百分比的機率，出血的可能性，膽汁滲漏，血管栓塞，臟器受損，肝臟失去功能……但他們最在意的問題，卻是我無法回答的。

首先，我無法告知他們太多捐贈者的事，我們會避免透露太多捐贈人士的資訊，因為在網路上太容易查出他們的身分了。還有，辛蒂的家人當然想知道手術可能何時進行，這點我毫無頭緒，許多協調師正在努力忙著分配所有器官。我們有個相當不錯的腦死器捐者（但心還在跳），意即他們可以分派心、肺、肝、腎、胰臟，甚至是小腸、皮膚、骨頭及眼睛。有些參與的移植外科醫生或許想對這位器捐者多做一些檢驗——例如心導管檢查、心臟超音波檢查、肝組織切片（我們已要求要做了）、支氣管鏡檢查。另一方面也就是說，捐贈者會被推到導管室，由心臟科醫師把針頭插入他腹股溝裡，慢慢把導管滑入他的心臟，幫他的冠狀動脈拍照；另一位醫生則把針插到他的肝臟做切片；第三位醫生將內視鏡插入他肺部，觀察他的呼吸道。

我的電話在午夜前響起，又是潘美拉，她回來值班了。給捐贈者用的手術室預約好了，明天下午一點。凌晨三點，潘美拉又打電話來，手術時間改為下午三點。

晚上七點，我們終於進到手術室了，麻醉小組為辛蒂麻醉，我坐在手術室看他們把粗大的點滴管插到她脖子裡輸血，自己一邊開始幫她放血。我發現她的收縮壓最初是60mmHg，我都還沒開始執行手術中可能會血流成河的步驟，血壓就低成這樣，實在危險。我看著他們調高血壓升高劑，心想不知該不該現在就把後補患者叫來，因為辛蒂撐不過手術的可能性升高了一些。**不行，算了**。我們的團隊正在醫院外頭整裝，要飛到三十分鐘外的地方。我們的人發了一張捐贈者的肝臟照片到我的手機裡，看起來很完美。**我要把這東西放到辛蒂體內，這副肝臟現在是她的了，就算她被埋葬，肝臟也要隨她入土**。

晚上八點十五分，我們終於開刀了。擔任研究醫生第二年的艾梅莉劃開辛蒂的皮膚，所有東西都在流血，這並不令人訝異，因為辛蒂體中沒有任何血栓因子，而且每個打點滴的地方跟孔洞都已經在流血了。可是對我來說，她已不再是辛蒂了，我不再去顧忌她的性命、家人、是男是女、年輕或年老了。我若顧及那些，大概便無法對她進行我即將要做的事了。我看過她的片子，腦中印著她腹腔中該有的景象，可是現在我必須把拼圖拼在一起。

肝臟移植的過程涉及千絲萬縷，雖然現在CT（電腦斷層掃瞄）和MRI（核磁共振）的品質十分精緻，但除非動刀了，否則永遠無法確知肝臟移植或任何手術到底會是如何，但打開不久，大概就知道了。如果衰敗的肝臟萎縮且能夠移動，可以伸手進去很快的拉起它，便不會太難取出。萬一肝臟因多年發炎與受損，跟四周組織形成沾黏，那就得大費周章了。如果光是切開皮膚，病人就失掉兩公升的血，你便知道這下慘了。

我們從辛蒂的肚子裡抽出八公升的啤酒色液體——我們稱這種體液為腹水；大部分肝衰竭嚴重的患者器官都泡在腹水中。（恭喜我們的刷手護士史黛芬，她猜中有7.5公升——是最接近實際數目又沒有超過的預測值。這是個不錯且單純的手術室幽默）。我們架好牽引器，然後看著肝臟。我立即知道這會是一場鮮血橫流的手術，但不會那麼糟糕。我們弄來兩個抽吸管，準備抽取手術期間會遇到的大量腹水和血液。艾梅莉和我都在我們的手術拖鞋上，套了及膝的防水「長靴」，如此才不至在手術後把整個襪子弄溼（這也是我們學到的教訓）。

手術本身進行得很順利，辛蒂漂亮的新肝臟立即發揮功能，我們沒有大費周章便幫她止住血了。我們在凌晨三點三十分左右開完刀——對某些外科大夫來說，手術有點久，但我認為應該慢慢來，確保一切完美無誤才能離開。我到樓下與家屬談話，留下艾梅莉和「麻醉」——意指手術室裡的麻醉小組——將患者移至加護病房，並完成總也寫不完的文件。我告訴家屬，手術相當順利，並提到手術過程中辛蒂的血壓一直不太理想，但希望接下來一兩天，血壓能自行調整恢復。辛蒂會送到加護病房，插上呼吸管，她雖然病得極重，但我認為她不會有事。家屬問我，辛蒂的腎功能會不會復原，我說但願可以。

術後第五天早上八點，艾梅莉打電話給我。「嘿，約書亞，辛蒂的引流裡頭好像有膽汁。」媽的，我的胃立即跳到喉頭。每次患者有狀況，我就心驚肉跳，像是罪惡感加緊張再加上絕望。膽汁可不是什麼好事，一定是從膽管縫合處滲出來的。手術時，膽管兩端似乎吻合得很好，可是辛蒂過去兩天的狀況一直很不穩定，或許是因為血壓低，造成膽管脫離吧。血流不佳，會造成癒合不良。

我在淋浴時想像我們需要做的手術——很可能得做重建膽道引流（roux en y hepaticojejunostomy）。換言之，我們得切開一段小腸，把小腸一端拉到膽管，將膽管縫到小腸上，然後將另一端接回小腸，使之呈Y字型。

罪惡感此時慢慢浮現了，重症患者開刀，往往只有一次機會，尤其是使用免疫抑制劑的病人（也就是防止免疫系統攻擊新器官的藥物）。一旦出現併發症，就像是在開倒車。

我現在已能預見辛蒂會住院好幾個月了，她很可能有各種感染，延長插管時間，有個開放性傷口（open wound），需施打各種抗生素，說不定腹中還會滋生細菌，造成血液感染及深部靜脈栓塞（line infection，DVTs），還有，她也許永遠無法擺脫腎衰竭了。好負面的想法。

我開車到醫院，直接進加護病房。辛蒂的引流看起來像大便，我不是指看起來糟糕，而是指真的看起來、聞起來像大便。我不確定自己搞砸什麼，但我忍不住想，若由另一位外科大夫動刀，是否能避掉這種情形。艾梅莉已經把手術室準備好了，我們匆匆將辛蒂送去開刀。我超緊張的，直到我們把她送進開刀房裡。身為外科醫師，遇到併發症時，你會迫切想把它治好。等待進手術室的時間實在很難熬，而且有時好像人人都在給你添亂——文件不見了，檢驗結果遲遲不到，人員缺席。

我們打開辛蒂的腹腔，撈出一公升像大便的東西。我們發現肝臟看起來很優（除了沾了大便般的穢物外），血管好端端的，膽管也沒事。我們四處查看，發現她的右結腸上有個大洞，我壓根不懂那裡怎會跑出一個洞。也許是牽引器弄出來的，說不定是她的低血壓和高劑量類固醇造成的；那不算我的錯——可是有差別嗎？

艾梅莉和我挪開辛蒂的右結腸，為她造了一個終端迴腸造口和腸液引流造口（end ileostomy, mucous fistula），讓她在往後一年能夠留用。換句話說，我們把她的的迴腸尾端（小腸）拉穿到腹壁外，使糞便能直接排入袋子裡；我們還把切開的結腸拉出來，做成雙管造口，糞便才不至漏入她的肚子裡。修復後辛蒂還有辛苦的路要走——住院三個月，身上有個開放式的大傷口，重新住院數回，進出護理之家幾次——但她終於好轉，可以回家了，我們也將她的腸子重新接回去，讓她能再次像正常人一樣排便。

辛蒂的家人陪她度過每個步驟，非常難熬，但他們的辛苦還沒結束。辛蒂的腎臟一直未能復原，她一週得洗三次腎，一次洗四個小時。那樣活著雖辛苦，卻能保命。好消息是，洗腎的問題我們可以解決，只需要有顆腎臟——辛蒂的女兒艾莉二話不說站出來把腎捐給她，等那顆腎臟移植進去後，辛蒂便像個全新的人，準備繼續過她的日子了。

這正是我熱愛器官移植的原因。自從我開始照顧病人後，我發現生病，尤其生重病最教人難過的是，你會被迫與所愛的人分開。即使家屬對病人無微不至，但疾病會區格健康者與病患。病人獨自受苦，獨自承受療程與手術，最後也獨自死去。移植就不同了，移植是讓別人參與你的病苦，也許是得自最近去世、不曾謀面的捐贈者一份無私的饋贈，或來自親人、朋友、相識之人贈與的腎或肝臟。在每個移植的病例中，等於有個人在說：「讓我參與你的康復、你的病苦、你對未知的恐懼、對健康的渴望，把你次日的生命掙回來，讓我陪著你，幫你分擔一部分的風險。」

十月的某個星期二，在辛蒂做肝臟移植的一年半後，我在辦公室裡見她，我打算第二天幫她做腎移植。她跟艾莉一起來，辛蒂含淚問我，手術成功的機率有多高。

「一定能成功。」我告訴她。我這麼說，並非出於外科大夫的自戀，事實上，她將從健康的捐贈者身上，獲得一顆年輕、活體捐贈的腎，所有我們做過的免疫檢驗，都顯示不會有早期排斥現象，而且腎臟移植手術已變得相當平常了，我只需把最後一片拼圖拼上去，她就能離開了。

事實真的就那麼簡單。

我們是如何做到這一步的？我們怎麼可能從剛死去的人身上摘取器官，接到某個垂危將死的人體中，然後突然讓那些器官又開始運作？讓肝臟開始生產膽汁，腎臟在手術台上製尿，胰臟分泌胰島素調節血糖，心臟開始跳動，肺臟開始呼吸。一切變得如此直接而可預期，但事態並非向來如此。曾經有一段時期，人們認為移植是個永遠不可能成真的妄想。

一八九四年六月二十四日，法國里昂

廣受愛戴的法國總統瑪利．弗朗索瓦．薩迪．卡諾（Marie-Francois-Sadi Carnot，一八三七至一八九四）剛在里昂的宴會上演說完畢，回到自己的馬車時，一名男子從人群中衝向他。二十一歲的義大利無政府主義者桑特．格羅尼莫．卡塞里奧（Sante Geronimo Caserio）計畫刺殺這位總統，他買好刀子，研究總統造訪里昂的行程，逮住最佳的時機，跳到總統馬車上對他行刺。卡諾被送到市政廳，由當地最優秀的幾位醫生檢查。他們觸摸他的傷口時，昏迷的總統突然醒過來大喊：「你們把我弄痛了！」但不久卡諾便死了，死因是門靜脈損傷。

不難想像這場刺殺對法國人民帶來的混亂與傷痛，特別是當時的外科醫生，完全無力為卡諾提供任何相關的治療。卡諾遇害，對年輕學生亞歷克西．卡雷爾（Alexis Carrel）造成重大的衝擊。在里昂讀醫學研究（extern，相當於醫學院學生）的卡雷爾心想，不知道自己能否改善這類型傷害的處理方式，於是他決定成為外科醫師。卡雷爾是天生做外科的料，他企圖旺盛，有衝勁，且渴望成名。據說他曾告訴其他人，那群醫生應該要能救下卡諾，應該要有辦法把切斷的血管縫合回去。當時的外科醫師認為那種想法太過瘋狂。

一九〇一年，卡雷爾結束外科初步訓練後，在一間實驗室找到一份能接觸外科器具和狗的職缺。他全心投入，設計一種能接合兩條血管的辦法。你很難想像當時外科竟然沒有這種技術，然而當時對血管周邊疾病所知甚微，對動脈粥狀硬化斑塊（atherosclerotic plaques）毫無所悉，沒有人想過要動心臟手術，而且大部分人的壽命都不長，不足以發展出這些類型的疾病。當時的血管損傷，大多是因作戰或外傷而來，處理這些傷損的標準方式就是試著結紮流血之處（綁起來）；一直到二戰期間都是這種作法。當時的外科醫師看到的主要血管疾病，包括動脈瘤（aneurysms，或動脈突起），現在我們認為動脈瘤與抽菸和動脈粥樣硬化有關，不過當時往往是梅毒引起的。動脈瘤若在破裂（會造成死亡）前就被發現，外科醫師會將動脈結紮起來，這種作法的死亡率很高，但不會比當時任何腹部手術後的死亡率更高。外科醫師根本不敢動胸椎手術。

卡雷爾認清三件事：首先，他必須找到更好的針線去縫合血管，將血管內膜（intima）的傷損減至最低；當時使用的縫針所造成的針孔，會形成血塊。第二，他更想要一種可以保護血管內膜的技術，而不僅是改善縫合的材料。第三，他必須找到辦法，讓醫師能很快修復血管，因為他知道血管鉗住太久，會導致栓塞凝塊。卡雷爾知道當時手術用的針線極度不合用，便去拜訪里昂當地的縫紉器材店，找到更精緻的材料，其中包括直針和細棉線。除此之外，傳說他還跑去世界知名的蕾絲刺繡家雷羅蒂爾夫人（Madame Leroudier）家學刺繡，並拿針在紙上練繡，直至技術完善。他在針線上塗石蠟油膏，以便更滑順的縫穿組織。卡雷爾在一九〇二年發表一份報告，描述他的新發現。

亞歷克西．卡雷爾向來被視為天才外科醫師。大部分的外科大夫，都落在固有外科技術的鐘型曲線裡，這些技術可獲得良好的結果，即使技術難度高的病例亦然。也就是說，有些天生當外科醫生的人，手非常巧，你跟他們工作不到幾分鐘，便能看出他們落在鐘型曲線之外。他們沒有多餘的動作，簡練有效，每道縫針都完美無誤，且本能異常敏銳。卡雷爾就屬於這個族群——他是個真正的天才。

除了他高超的技巧，採用更好的設備外，卡雷爾更是一心一意在研究器官移植，移植得靠將血管縫合，供血給新的器官。在那個器官移植仍僅停留在科幻小說的領域，國際上零星、間斷的嘗試也很快以失敗收場的時代裡，這實在非常了不起。

卡雷爾在里昂本地的科學會議上呈現他的成果，接受度還不錯。他希望他所描述示範的血管吻合術（anastomosis 或血管接合），以及接下來，將狗的頸動脈（carotid artery，項中通向腦部的主要動脈）一端，與頸靜脈（jugular vein，血液從腦部流出的頸部主要靜脈）一端相接的實驗，能幫他取得初級教員的職位。動脈與靜脈相接的實驗亦深受眾人接受，大家覺得這種技術有可能治療中風或一般腦部退化，增加流入腦部的含氧血液。現在我們知道這其實沒有用，但卡雷爾在往後十年不斷探索這個觀念，做為各種器官衰竭的治療方式。這將成為亞歷克西・卡雷爾一生中反覆出現的議題。由於卡雷爾繁多的興趣與信念，為他招來許多爭議，使他某些最偉大成就遭到詆損。有份地方報紙摘取他的一段話，說他相信盧爾德的神廟[5]具有超自然的治療力量；卡雷爾相信神祕的超自然，覺得其中存在能快速治癒各種疾病的力量。這種想法遭到譏諷，聘審方直接將他略過。卡雷爾覺得在里昂遭到背叛，有志難伸，便決定移民到北美。他在蒙特利爾（Montreal）停留了一小段時間後，獲聘到芝加哥與凱爾・貝克（Carl Beck）教授工作，兩人在庫克郡立醫院（Cook County Hospital）幫人開刀，並以犬隻做外科實驗。卡雷爾很快看清自己對幫人開刀沒興趣，而且他對美國外科醫師評價極差，形容他們是「一群腐化醫學界的白痴與歹徒……」並宣稱「在美國當醫師，是最低賤的行業」。芝加哥大學有個機會，讓他完全不必照護病人，且有齊備的動物外科設備。他在那裡遇見查爾斯・克勞德・古斯里（Charles Claude Guthrie，一八八〇至一九六三），這位生理學家及研究員的實驗室專做犬外科，兩人在一起僅短短工作三、四個月，但在那段期間，他們在美國

5　譯注：Lourdes，法國南部朝聖地。

期刊上發表了十篇報告，在國際期刊上則發表幾乎兩倍的報告量。這樣的產量，當然是因為卡雷爾渴求名聲讚譽所至，同時也是因為血管重建領域，甚至是動物器官移植領域競爭日趨激烈的關係。你很難想像有多少不同的手術，使用到卡雷爾與古斯里在那小段期間內想到及描述的血管吻合術，包括把犬隻腿部的股靜脈接到股動脈上（以改善腿部血流）；改善卡雷爾原初的血管吻合術技巧，縫穿整個動脈壁，而非僅縫外膜；血管化的甲狀腺做接植[6]──或把器官移除後，重新放回同一隻動物體內，或在不同動物間移植一個器官；並嘗試多次的腎臟移植。兩人受到成功的鼓舞，還把一顆狗的心臟，移植到另一隻狗的脖子裡（那顆心臟跳動達兩個鐘頭），並試著移植心臟與肺（結果總是失敗）。一九〇六年，他們發表一篇使用「卡雷爾補丁」（Carrel patch）的技法報告──切下一段連著大動脈壁邊的血管，使血管變得更粗大，我們今天做器官移植時，仍舊使用這項技法。

在卡雷爾輝煌的生涯中，這也許是最重要的一年。首先，他僅聚焦於駕馭血管吻合術的各項技術要求。這種專注，甚至是執迷的不斷將技術磨至完美是非常重要的。我在威斯康辛做移植研究醫師時，花了兩年時間，日以繼夜的縫過一個又一個的器官，才將我的肌肉記憶訓練到在縫合時完全無須多想。剛開始縫合血管時，你得不斷的想，自己是在每條血管壁的裡頭還是外邊，而且老是無法確定針要縫多大，或縫多長；訓練到了某個階段，你會本能的用持針器（needle driver）拿著針，並隨之轉動身體，而原本也許三十分鐘到一個小時的練習，變成十分鐘就搞定了。

當然，現在我開刀時，會有位手術技術員（scrub tech）協助我；對面站一位住院醫師或研究醫生；有牢固而複雜的牽引系統把一切屏障拉開；明亮的頂燈和頭燈，照亮開刀區；超級銳利且設計精良的細針，加上比針更精細、良好塗層、能滑順穿過組織的縫合線；以及我只用指尖便能夠操作的彈簧持針器。卡雷爾當時可是連一樣都沒有。

一九〇六年對卡雷爾如此重要還有第二個理由，跟他拚命發表的論文有關。該年度發表的研究中，有一部分仍與今日的醫學治療息息相關，而他在報告中所討論的醫療處理應用，預測神準到令人震驚，尤其是在移植領域。到目前為止，我最喜歡的卡雷爾醫例，就是「成功從一隻狗身上，把兩顆腎臟移植到一隻兩顆正常腎臟已摘除的母狗身上」，該報告發表於頂尖的《科學》（*Science*）期刊上，真的就是這樣。

那年卡雷爾另外殺出的一條路，就是與一般新聞媒體的互動。雖然他的手術很罕見，且為當時的科學家與外科醫師所不屑，但卡雷爾與媒體人士關係良好，而且會把自己實驗的聳

6 譯注：vascularize，以自然或外科手法，使組織內形成血管的過程。

動資訊透露給他們。他同時與當時知名的外科醫師分享自己的技巧，那個時候有個外科協會在芝加哥召開會議，卡雷爾趁機在二十多位卓越的外科醫師面前，以犬隻示範血管吻合術，其中包括外科的後起之秀哈維・庫興[7]。庫興當時在約翰・霍普金斯醫院（John Hopkins Hospital）跟隨堪稱美國外科之父的威廉・豪斯泰德（William Halsted）工作。一九〇六年四月二十三日，卡雷爾到巴爾的摩，為約翰・霍普金斯醫學會展示自己的新發現，觀眾裡不乏當時最拔尖的外科與內科醫師，包括豪斯泰德和威廉・奧斯勒[8]。

那天卡雷爾談到他的血管吻合術，以靜脈稼接的手法取代部分動脈，以及無菌狀態（零細菌或病毒）對血管吻合術結果的重要性。（約瑟夫・李斯特〔Joseph Lister〕從一八〇〇年代中期便開始鼓吹無菌手術的重要，直至尾期，卻一直未被接受。洗手與手套的使用當時還不是標準作法。）最後，卡雷爾談到他的器官移植實驗、未來可能的運用，以及這些手術在術後一週，似乎會因莫名的原因而宣告失敗。卡雷爾當然沒有對於現在稱為「排斥」現象，或對免疫反應有深入了解，但卡雷爾確實談到或許是遺傳因素所致，並討論計畫要在「血統純正的動物身上做一系列類似的手術」，以窮究失敗原因。他還表示「我們打算嘗試，讓某動物的器官對另一隻動物的血清與器官免疫。我們得將移植的器官準備好，使能支持受贈動物本身的血清。」身為執業的移植外科醫生，我的實驗室又專事免疫系統研究，卡雷爾所談的主題和所做的預測實在令我震驚。他在那麼短的時間內完成大部分研究，真讓人難以置信。

卡雷爾從霍普金斯團隊獲得同樣正面的回應，他們極力想讓卡雷爾留在學院裡任職，但當時美國支持醫學研究的基本建設才剛開始，霍普金斯的實驗室也才剛動工，同時間，別處也來邀人了。有人開始仿效某些當時歐洲最棒的醫學院校，創立能讓美國醫學晉身國際的醫學研究學院。當時確實已有國立的衛生研究院（National Institutes of Health）了，但基本上只是一間小實驗室，而且一直到二戰後，才開始對校外生發放補助金。當時反倒是兩位傑出的富商，約翰・D・洛克菲勒和安德魯・卡內基（John D. Rockefeller and Andrew Carnegie）決定撥出自己的一大部分財產支持醫學研究。一九〇六年九月，洛克菲勒學院（Rockefeller Institude）的第一位校長，病理學家賽門・佛雷斯納（Simon Flexner）成功將卡雷爾請到位於紐約市河東岸上新蓋好的學院中鮮潔閃亮的實驗室。

卡雷爾在洛克菲勒最精彩的實驗都與外科有關，包括血管外科及移植。卡雷爾在移植領域中事必躬親，他做過血管化的脾藏、甲狀腺、腸移植，還移植過一隻耳朵（以外頸動脈供

---

7 譯注：Harvey Cushing（一八六九至一九三九），後世稱之為「現代神經外科之父」。

8 譯注：William Osler（一八四九至一九一九），霍普金斯醫學院創建人，被視為現代醫學之父。

血）。他也做過許多犬隻之間的腿移植、血管縫合，並以釘子固定骨頭。或許腎臟移植是卡雷爾最重要的移植手術，他先把狗的自體移植練到完美（把腎臟摘出來，然後再植回同一隻狗體內），接著他在兩隻不同動物間做移植，卡雷爾思索幾個效果偶爾較為維持、成功的案例，得出以下結論：親近的手足關係中有某些因素能使移植維持得更久。最令人叫絕的是，卡雷爾掌握了實現臨床移植的下一個可能的步驟：他考慮在移植之前，先控制好捐贈的器官，或對受贈者設定某些條件。正是這項研究，讓卡雷爾獲得一九一二年的諾貝爾獎，「以表彰他在血管縫合，以及血管和器官移植上的成就」。

卡雷爾獲獎不久後，在洛克菲勒實驗室工作的詹姆斯・墨菲（James Murphy）——他在未來諾貝爾得主弗朗西斯・裴頓・勞斯[9]底下工作——發表一篇報告指出，若把腫瘤移到其他雞的胚胎上，胚胎上的淋巴細胞（免疫系統細胞）可能會「排斥」腫瘤，並阻止它們成長。這可說是對移植排斥現象的第一次解釋，卡雷爾認同這點。更有甚者，墨菲指出，經過輻射照射或接受化學苯的小老鼠和大鼠，淋巴組織會受到傷損，淋巴細胞減少（免疫功能也跟著降低），結果移植到這些老鼠身上的腫瘤，可以存活。卡雷爾在腦中採取了下一個步驟，考慮對移植受贈者施用輻射或苯之類的化學藥劑，以延長移植器官的壽命。

一九一四年夏天，卡雷爾去法國度假時第一次世界大戰爆發。可惜治療受贈者的觀念，以及淋巴細胞在移植器官衰竭中所扮演的角色，因此束諸高閣，直至一九五〇年代才又重見天日。

德國對法國宣戰時，卡雷爾興奮極了，因為他熱愛軍事，覺得法國太過軟弱，要淨化法國人民的靈魂就需要戰爭。卡雷爾對傷口處理及治療特別感興趣，他與美國化學家亨利·達金（Henry Dakin）變成朋友，卡雷爾請他製出一種強力的消毒液，用來清洗戰場上的傷口。卡雷爾以這種消毒液，發明了一套複雜而痛苦的傷口灌注系統，最後因太過錯綜複雜而逐漸失寵。達金的消毒液經過一些調整後，至今仍被拿來處理開放性傷口。

一戰結束後，卡雷爾又在洛克菲勒待了二十年。在實驗室中，他從外科轉戰細胞培養，在該領域雖有一些小幅的進展，但卻對媒體誇示成重大突破，最後這些重大突破被爆料只是幌子。除此之外，卡雷爾浪費了時間金錢去做設計不良的昂貴實驗。例如，他籌劃一次大型老鼠實驗，觀察飲食及環境在癌症發展中所扮演的角色，可是實驗控制不良，且缺乏任何能經得起測試的假設。不過這段期間，卡雷爾對優生學越來越感興趣，同時他也跟著名的飛行員暨優生學家查爾斯·林白[10]私交甚篤。

---

9 譯注：Francis Peyton Rous（一九七八至一九七〇）。

十九、二十世紀交接之初，直至二次世界大戰，優生學在歐美廣受歡迎。有三百多所大學提供優生學課程，科學界也認為那是一種正當科學。簡單舉幾個支持優生學的名人：羅斯福（Theodore Roosevelt）、貝爾（Alexander Graham Bell）、洛克菲勒（John D. Rockefeller Jr.）、H．G．威爾斯（H.G. Wells）、邱吉爾（Winston Churchill）、凱因斯（John Maynard Keynes）、威爾遜（Woodrow Wilson）、亨利．福特（Henry Ford）及法蘭西斯．克里克（Francis Crick）。

但這一切跟卡雷爾又有何關？一九二〇及三〇年代，卡雷爾相信西方文明正在走下坡，他對人類憂心忡忡，因而致力撰寫著作《未知的人》（*Man, the Unknown*），支持優生學的正面看法。他大篇幅的撰寫人類失去「天擇」的過程，因此需要汰弱育強。

這本書在一九三五年出版，並成為暢銷書。書中許多主題都是當時普遍的主流思想，尤其是西方社會普遍衰落，因此藉由選擇性的培育來改善可能發生的事態，並滅除罪犯和瘋子。那幾年是卡雷爾最當紅的時候，直到他一九三九年退休，返回法國，由維希政府供養。[11]

亞歷克西．卡雷爾若能跟著自己的本能走，很可能會成為真正的移植之父，也許會是醫學史上最偉大的創新者之一。如果他就這麼死掉，或在一九一二年獲得諾貝爾獎後不久便去世，至少還會被譽為二十世紀最拔尖的實驗外科醫生之一。但是，隨著他的研究成果日減，加上與林白的關係日好，卡雷爾越來越專注於人類的退化，以及自己該如何以科學方法研究這項議題了。他向來極為著迷墨索里尼和希特勒這類的強人，雖然在一九三〇年代德國社會已開始清理它的人口。

一九四四年八月，法國擺脫納粹宰治不久後，出現各種謠傳，說卡雷爾在家中被捕，即將以德國共犯的身分被審，或已逃亡。以上皆非事實，卡雷爾是因為心疾而病倒，他在一九四三年第一次心臟病發，死於一九四四年十一月。雖然他並未被正式指控任何罪名，但他的名字與納粹、法西斯及反猶密不可分。他的名譽被毀，且在某種程度上，他的許多研究發現也都散失了，他的移植研究完全被世人遺忘，至今很少被提起。

把移植領域導往化學免疫抑制劑方向、最功不可沒的羅伊．凱恩爵士（Sir Roy Calne），對卡雷爾的評價如下：「亞歷克西．卡雷爾是位傑出的研究員，但不是個很好的人。」儘管如此，他在血管縫合技術上的貢獻，以及最早讓異體動物間的移植器官能夠運作，為器官移植提供了最早的一片拼圖。

---

10 譯注：Charles Lindbergh（一九〇二至一九四七），美國飛行員、作家、發明家、探險家。

11 譯注：Vichy government，一九四〇至一九四四年二戰期間，由德國納粹控制下的法國政權。

第二部

移植外科醫師的養成

唯有將全副力氣與靈魂投入理想中，才能成為真正的大師。因此想做到爐火純青， 便得整個人投入。

——愛因斯坦

3 腎臟之美

欲達不可能之境，須不按牌理出牌。

——米格爾．德．塞凡提斯（Miguel de Cervantes，一五四七至一六一六，西班牙小說家、詩人）

腎臟移植手術剛開始時，看起來是什麼樣子？當患者躺在手術台上，準備就緒並鋪上覆蓋巾後，我會先找出腹部上幾個的重要位置，用可擦式的馬克筆在患者肚子上畫出標記。我標出胸腔，髂骨前上棘（anterior superior iliac spine，意即髖骨），以及骨盆的位置。接著我會在髖骨靠身體內側的地方，畫一個兩指寬的記號，然後從骨盆畫線，穿過這個標記，往上方胸腔拉去。這條線看起來就像一道從骨盆到腹部，最後稍稍超過肚臍高度的弧形切口。我通常畫在右側，因為這一側的血管稍微靠前一些。我們也可以畫在左邊，那是做再移植時（當第一次移植失敗時）會用到的。這時我再拿起刀子，沿線切穿皮膚，然後使用電流加熱的保威手術電燒刀（Bovie electrocautery）做分隔剝離，並燒灼組織，切穿脂肪，直搗肌肉層。接著我繼續剝開外斜肌、內斜肌，然後是腹橫肌和筋膜。我切實的將這些肌肉切開，即使病人睡著了，肌肉還是會對電流起收縮反應而前後跳動。

我找到腹膜，也就是包圍腹內器官的「袋子」——大小腸、胃、脾、肝臟及一部分的胰臟，全位於這個袋子內。你必須切開腹膜，才能摸到那些臟器。其他器官（腎臟、部分胰臟，一部分十二指腸，及包括大動脈及ＩＶＣ或稱下腔靜脈）則位於這個袋子的後方，因此你得推開腹膜，才能夠得到那些器官。做腎移植時，我們通常不會摘掉衰竭的腎臟，而是把新的腎臟放到腹下，往腿部流去的血管上。移植手術發展早期，往往會摘除原本的腎臟，可是後來發現，這種作法是在白費工，並無益處。

我把腹膜拉開，以免戳出洞，然後在腹膜的後面找到髂動脈（iliac）、髂靜脈和患者的輸尿管。我剝離髂動脈與靜脈（兩條血管通下腿部），這個動作使用剪刀、鑷子和電燒刀，剝離這些構造上的脂肪、淋巴和小血管。我將任何可能出血的小血管結紮起來（也就是說，我用絲線將這些小東西綁起來，就像在綁鞋帶一樣）。這個部分的手術可以非常容易，但如果遇到以前動過刀、或有動脈粥樣硬化（動脈有硬化塊）、或肥胖的患者，就會困難許多。

此時我把焦點放在捐贈的腎臟上。在大部分情況下，我會在麻醉病人時把新的腎臟準備好。（這就叫「後桌手術」〔back table surgery〕，是移植領域特有的作法，得花點時間學習，因為捐贈的器官可能被拿倒了，血管清空而變得鬆垮，外科醫師很可能一不小心就把它們切成一半。除此之外，每顆腎臟都長得不太一樣，有的連著數條動脈，有的連接數條靜脈，有些甚至有兩條輸尿管！）我一絲不苟的清除捐腎上邊的脂肪，然後請助手把腎動脈朝我拉住，好讓我往上做剝離，結紮所有分枝的小血管。我用同樣手法處理靜脈，小心不去傷及輸尿管和輸尿管的供血。如果捐腎上連著好幾條動脈，我便得決定能否用一個大的「卡雷爾補丁」，把所有孔洞縫到病人體內。如果兩條動脈相隔太遠，我得決定要不要把它們接在一起——意即割開動脈的開口，然後把它們縫在一起，把兩個腔口變成一個——或採取另一種辦法，直接把動脈各別植入髂動脈，然後用冷的生理食塩水灌洗血管，若食塩水有滲漏，便把小的破洞縫起來。

這些最好都在「後桌」上處理完畢，而不是在病人身上。手術最重要的是預測問題可能出現在哪裡，並做預防措施。我在後桌上會慢工處理，那是手術中最重要的一環。

現在我準備要移植了。我請麻醉師施打甘露醇和來適泄[12]，以免血液重新流回腎臟時，跑出不該有的問題。我以側夾鉗（side-biting clamp）夾住患者的髂靜脈，然後在靜脈上割一道口子，但絕不能離鉗子太近。我用帶有角度的剪刀（angled scissors）加長這條切口，使其吻合捐腎的腎靜脈大小。接著我把新腎拿到手術台上，取來6-0聚丙烯線縫合線（Prolene suture）——聚丙烯無法被人體吸收，也就是說，縫線會永遠待在那兒。然後在髂靜脈一端，由內往外縫一針，在捐腎的腎靜脈另一端由裡往外一針。我在髂靜脈及捐腎的腎靜脈另一端，同樣由內而外的縫了第二針。我喜歡在中間縫第三針做固定，以防收縮，也是都由內向外縫。接著我把捐腎放入手術區，小心的結紮縫線，每個縫針打三四個結。我的助手會幫我把腎臟拿開，我在其中一根針上穿線，然後從一頭縫到另一頭，由外而內，由內而外，絕不能縫到背壁。等一側縫完後，我把縫線綁到之前縫在尾端的縫線上——打七個結。我把腎臟翻回來面向我，取下固定用的縫線，然後縫合另一側，從一端縫到另一端。

現在我把注意力放到動脈上了。我鉗住打算縫合的區域上、下方，格外謹慎的避免鉗得過緊，進而傷到動脈。接著我在動脈上打一個小洞，再用環狀打孔器打出一個較大的洞——直徑約四至六毫米。（雖然可以打小一點，但我想讓洞口與捐腎的血管相符）。我拿起另一條6-0的聚丙烯線縫合線，再度由內而外的縫髂動脈，然後是腎動脈。我把動脈往髂骨拉下去，

12 譯注：mannitol、Lasix均為利尿劑。

打四個結將它綁固住，然後把縫線繞到動脈後，先從外頭縫合背壁。由外而內，由內而外——每次下針都必須完美無誤。剛開始做這種吻合術時，也許會有些困難和不順，可是等縫過幾百次後，就變得容易了。別縫到背壁，不可有剝離——縫合時，一定要把動脈所有分層都縫到，才不會掀起皮瓣。（動脈有三層，靜脈僅有一層。如果內膜跟靠外的兩層剝離開來，便會形成皮瓣，假以時日，血液會切入內膜，造成動脈的血塊。）接著就是真相揭曉的時候了。

我鬆開鉗子，看著新植入的腎臟轉成粉紅色。一分鐘後，腎臟把尿液排入手術區和我們還在工作的手上，這景象何其美妙！我花了幾分鐘擦乾一切，然後繼續工作，把其實只是一個肌肉囊袋的膀胱——但很難從胖大厚實的人體中找出來——拉到手術區裡。我已養成習慣，叫護士從下面用藍色液體灌到膀胱裡（借由一條穿過尿道，進入膀胱的導管），如此我便能把針插入任何看起來像這種膀胱的構造裡，確保注射筒能抽出藍色液體了。等我成功找到膀胱，看到漂亮的藍色染劑後，便將膀胱割開，把輸尿管縫到上頭，放入支架，然後再次它清乾，分層縫合肌肉與層筋膜，確認沒傷及腹膜及其中的器官。

所有一切必須完美無誤。無論你有多疲倦或分心，無論其他的病人、跟你的老闆、你的實驗室，或私生活裡有什麼問題，手術都得零差錯，否則患者將付出慘痛的代價。捐贈者無法贈與生命，而你將會在三更半夜被尖銳的傳呼器叫醒，讓你知道自己搞砸了。都是你的錯，你得收拾爛攤子。

這就是腎臟移植，不是什麼天大的事，卻是醫療保健中，我們所做的最美好的事情之一。

腎臟是個精緻的器官，我總愛告訴我的住院醫生：「最笨的腎臟，也比最聰明的醫生聰明。」身體健康、器官正常的人，血液會流入腎臟，經過巧妙的腎絲球系統——腎絲球是腎囊所包覆的微血管叢。透過腎臟的薄膜與構造，毒素、廢物及電解質會過濾出來，排入腎小管裡，產生尿液。腎臟也會控制血壓，並刺激紅血球的生產。一顆正常腎臟，似乎很清楚如何處理液體及再吸收的事，這實在太神奇了。我們醫生不管做了多少實驗和檢查，還是很難控制患者體中的液體。

由於腎臟十分複雜，對身體運作又極為重要，因此在一九六〇年代以前，腎衰竭患者只有死路一條。長期或間歇性洗腎，本質上就是一種腎臟替代療法（將洗腎患者與濾清血液的機器接上），但那時尚未落實。腎病患者的無藥可醫，正是激發亞歷克西．卡雷爾跨出器官移植第一步的原因，他單純的把腎臟從一隻動物，縫進另一隻動身體內。然而，接下來還需要很多步驟，這些步驟都是因為不忍眼看著年輕男女因失去排尿功能而早逝所激發出來的。

可以說，是腎臟移植讓我走向移植醫師的這條道路。

紐約市，康乃爾大學醫學院，醫學院第三年

我開始讀醫科的第三年，仍想當兒科腫瘤科醫師——直到我到小兒科輪訓。沒多久，我便發現自己不適合這個領域了，因為步調太慢，病人難搞，而且我花太多時間幫寶寶做健檢了。接著我去了產科與婦科，我雖然比較喜歡婦產科，尤其是第一次接生寶寶時把我樂歪了，但不久我又發現自己不是做婦科醫生的料。接下來輪到內科，我得以跟患者談話，聆聽他們的故事，釐清他們可能出了什麼問題，但我並不喜歡內科的步調，或要治療的慢性疾病。每個人不是有糖尿病、高血壓，要不就是患了癌症，而這些病症我們都沒辦法治好。我們在門診一天看二十五位患者，每個人僅能看十五分鐘，根本不夠好好跟每位問題叢生的患者溝通。我們會專攻一或兩個病情，調整一些藥，開點新的藥，然後接著看病，無法確定建議的任何生活型態和改藥能否真的被實踐。

接著我到外科。我的輪訓始於一月初，假期結束不久後。我在早晨四點三十分巡房——探訪一些患者，收集他們的檢驗報告，記錄患者的進程（每天寫在患者的病歷板上）。除了護士的聲音，和幾位在外科收集病患資料的醫學院學生，醫院裡十分安靜。實習醫生約五點三十分出現，學生們會跟他們報告患者的最新狀況。早晨七點，大夥在餐廳碰面，跟總醫生

報告病例。學生們默默坐在餐桌邊，不敢說話或吃東西，第三年的住院醫生跟總醫生報告患者狀況，總醫生以凌厲的眼神瞪視住院醫生，要他們說清任何她不知道的細節。總醫生仔細聆聽，偶爾吃個甜甜圈。

我七點三十分到手術室，選兩個病例，刷手進去幫忙。一個割除直腸腫瘤，一個切除肝臟。手術過程中，我被狠批沒把縫線剪好。接著我又跟隨大夥去巡房，收集更多患者的資料，然後去開會。當天我在某個時間被告知當晚要待命。這對我往後十二年的日子來說，是很棒的訓練——別做什麼安排。無論白天、晚上、週末、假日和家人生日，外科醫生都要能騰出時間。

當晚十點左右，我們送一名腸阻塞的患者到手術室。我緊張忙碌一整天，都沒進食，開始覺得頭昏了。記得我看著病人腫脹的腸子，裡頭液體四竄，我覺得暈眩且渾身冒汗，總之我咬緊牙關熬過去了。手術近尾聲時，我的住院醫生叫我到隔壁間刷手——此時約凌晨兩點——他們要開始在那邊做腎移植。

我其實只想上床睡覺，但還是去了。手術太神奇了！由史都苯柏（Stubenboard）醫師執刀。我永遠忘不了腎移植純粹的美，和腎臟轉成粉色時的驚奇。三更半夜，那房間有種特別棒的氛圍，播放著古典樂，尿液流到我們手上，我們正在做一件神奇的事。有個剛去世的人，救了一位他素未謀面的人，而我們就是協助此事發生的人。（呃，其實不是我啦，我只是在一旁看著。）很瘋狂吧？我心想，不知還有什麼其他器官可以移植，當時我真的毫無頭緒，但我真的很想知道，我被鈎住了。

在外科輪訓的三個月，對我一生起了重大影響。我的外科之路走得不是很順遂，但感覺那是一種使命——雖然得全心投入，背負巨大的責任：將患者的命握在自己手中，並為接下來所發生的事負責。把手術開好，逼自己做對所有事情，讓病人轉好，那種成就感太迷人了，讓人覺得自己如有神力。我也很喜愛那三個月裡跟我一起工作的組員；我們就像一部仔細上了油的機器，合作無間。

到了第三年尾聲，我們的指導老師問我們想進入哪一科，我忍不住一直想著腎移植。我在外科輪訓時，又刷手進去幫了幾次忙，依舊非常喜愛。我從沒見過肝臟、胰臟或心臟移植，但我們竟能從剛死的人身上摘下腎臟，放到別人身上，甚至隔了一天也行，腎臟便能開始運作，這件事盤踞在我心頭。移植似乎很容易，不知我能否也做得到。

雖然在技術上，亞歷克西．卡雷爾展現了可以把腎臟從活人身上移植到另一個人體裡，但這種技術本身，並無法為二十世紀前半葉的腎衰竭患者和他們的醫生減去焦慮。移植要成為治療選項，還需要在病患的照護上邁進一大步——也就是透析的神奇故事。

透析室總令我想到電影《駭客任務》——不是男主角尼歐以慢動作避開子彈的那一段，而是人們透過頸背上的接頭，與電腦母體插接的部分。透析的運作有點類似，感覺似乎非常野蠻。

腎臟若停止運作，患者的血液便必須設法濾清，否則病人會死亡。最常見的透析法就是血液透析。為了做血液透析，我們會先建構一個針頭能插入的地方。通常外科醫生會在病人前臂或上臂開一個切口，把一條靜脈端口縫接到一條動脈上（通常不是在手腕，就是在手肘上）。血管因為被動脈的血壓撐開，而變得像香腸一樣粗大。等接口癒合，血管壁增厚之後，便可在這條血管的動脈與靜脈端分別插入粗針，把血液從靠近動脈的針裡抽出來，流經透析機。血液在機器中流經一層膜，膜的四周是能濾出電解質與毒素的液體，然後血液再透過插在靜脈端的粗針，送回體內。這個過程要花三至四個小時，病人這整段期間得伸直手坐在那裡，以免管子打結糾纏，針拔不出來。我們盡量把這個插槽（實際上稱為瘻管，fistula）做在非慣用手上，這樣患者便能用慣用手寫字或閱讀了。

那真的是很難受的過程，除了每週要被困在椅子上三次，許多病人在透析期間或結束後會身體不適，症狀包含倦怠、發冷、頭疼及抽筋。洗腎後，病人當天其餘時間往往臥床。許多病人對我描述，洗腎讓你活命，但根本沒有生活品質可言。但話說回來，還有別的辦法嗎？

透析剛被引介時，引介者做夢也沒想過那會是一種長期治療的選項。當時，威廉．科福（Willem Kolff，一九一一至二〇〇九）在納粹占領的荷蘭，祕密用香腸腸衣和縫紉機的馬達製造他的透析器，同時還一邊協助荷蘭對抗德國。

一九一一年，科福生於荷蘭萊登（Leiden），科福的父親原本是家庭醫師，最後經營一家結核病療養院。科福常看父親行醫，對醫學產生極大的興趣。他也擅長木工及修理機械。在其醫學生涯中，科福最嚮往的是能有機會解決問題，尤其是用他親手製造的東西。

科福於一九三八年讀完醫學院後開始行醫，他以自己的發明幫助患者的例子多不勝數，包括早期版的循環加壓設備（sequential compression device）——我們稱之為「加壓靴」，把它套在患者腿部，便會周期性的充氣、排氣，防止血液凝塊。科福在醫治一名叫詹．布魯寧（Jan Bruning）的患者時，第一次真正接觸到腎衰竭，以及醫治腎衰竭患者的束手無策，這位二十七歲的病人在他眼前死去。布魯寧患有布萊特氏病（Bright's disease）——以前對各種不同腎病的稱呼，但有些病能康復，有些不行。一九三〇年代對腎疾有各種無效的治療，包括改變飲食、放血（這從來不是個好選擇），以及泡澡（至少聽起來不錯）。是的，科福無法接受，他當醫生，可不是為了讓病人泡澡，然後眼睜睜看著年輕人死在他面前。他是這麼想的：腎臟只是濾淨血液中廢棄之物的過濾器官，而且他知道其中一個重要毒素是尿素。過濾血液能有多難？如果他能暫時把血液弄乾淨，也許腎臟能有些時間休息，繼而康復。

這個點子在一次大戰之前試驗過幾次，可惜沒怎麼成功。當時的濾膜，能讓特定大小的分子通過一個梯度，可是還沒有可使較大分子滲透過去的濾膜——包括血細胞和重要的蛋白質。除此之外，任何容器中的血液，在接觸到這樣的濾膜後，都會凝塊。科福知道自己可以克服這兩種障礙，因為……他喜歡香腸——或者，至少他知道香腸是用賽璐玢（cellophane）包裝的，這是一種用再生纖維素製成的食用性人造膜，能使香腸固形，也可滲出味道。科福還知道，賽璐玢已被拿來濾淨果汁了。科福和他的幾位同事似乎覺得，如果他能把血液大片面積上去接觸賽璐玢濾膜，並在濾膜另一邊放上沒有尿毒的液槽（也沒有其他任何蛋白質或他想移植除的電解質），便應該能夠淨化（或透析）血液。科福從自己身上抽出一堆能灌滿香腸腸衣的血量，然後混入腎衰竭患者應有的尿素濃度，再把血倒入腸衣中，放到飄在水槽的板子上。他在板子上加了一個小馬達，讓板子來回搖動，使血液搖盪，並與賽璐玢膜接觸。五分鐘後，他取回血液樣本，訝異的發現幾乎所有尿毒都被轉移到水槽裡了！透析法於焉發明。

不過還是有各種挑戰：要有夠大表面讓血液接觸賽璐玢，血液透析時要避免凝結；得找出方法，讓患者的血液能流入透析系統，然後再輸送回去；更別提說得知道抽出多少血，再輸回多少血液，才不會害死病人。然而，就像許多先驅一樣——擁有智見、眼光、信念、不顧各種反對的能力，以及克服萬難的執著，使得科福成為這份工作的不二人選。然而除了技術上的挑戰，科福還得應付另一項重大阻礙：納粹。

一九四〇年五月十日，荷蘭被入侵，荷蘭軍隊不到一個星期便被擊潰。這對痛恨納粹警察的科福而言簡直晴天霹靂。他有許多猶太朋友和同事，科福眼睜睜看著他們遭放逐、殺害，而且其中許多人自殺了。或許打擊他最大的，就是他的老闆及恩師李奧納・丹尼爾斯（Leonard Daniels）的死訊，他是少數相信科福的醫療發明的名醫。德國占領荷蘭後，丹尼爾斯寧可自殺，也不願被希特勒的軍隊帶走。取代他在格羅寧根（Groningen）大型大學醫院位置的，是一名希特勒的死忠支持者，因此促使科福跑到坎彭鎮（Kampen）的一家小醫院，他找到一份差事，從一九四一年七月開始任職。這樣做碰巧對他有利，因為科福才能有機會發展他的計畫，不至於受到太多審查。

科福去坎彭時，抱持兩個主要目標。第一是儘可能醫治更多病人，包括那些腎衰竭患者；第二是儘量從德國人手下搶救更多人。為了避免那些受到懷疑的居民遭到遣送，科福幫他們假造病歷。為庇護其他受調查的人士，科福聘用他們，並參與刺殺納粹警察頭子的行動——

他負責駕車逃逸，但後來計畫中途喊停。科福甚至同意（雖然後來並不需要）切割處理一名婦女的屍體，這名婦人由友人藏匿，在躲避納粹的期間去世。科福還給人吃一種能讓皮膚變黃的藥，讓納粹以為他們有黃疸，無法在集中營裡工作。

除了這些事情，科福還找空檔打造出第一部血液透析器。最初用自己的血液實驗成功後，他天馬行空的思索如何增加血液與賽璐玢的接觸，如何把血液從病人體中導出來，流過賽璐玢膜，然後再輸回病人身上。一九四二年，他覺得找到答案了。一天清晨，他跑去罕迪克．伯克（Hendrik Berk）的琺瑯作坊，跟著伯克和伯克的工程師范迪克（E.C. van Dijk）一起擬出打造機器的辦法。

原理其實很簡單，抽出患者的血，讓血液流入一個大圓桶中心的軸管裡，軸管中有許多小管與透析用的賽璐玢管相接。這條又長又薄的管子旋纏在大圓桶上。圓桶水平的懸盪在透析液裡（也就是將血液中的毒素透析出來的液體），並接上馬達，使之旋轉。圓桶每次旋轉，血液便會在地心引力作用下，流入賽璐玢，在桶子旋轉時賽璐玢整個浸泡在透析液裡。各種毒素與電解質滲透過薄膜，進入透析液裡（以低濃度的氯化鈉、碳酸氫鈉、氯化鉀，混入大量自來水而製成）。科福不停監控患者血液中的電解質與尿素，並依照這些東西的濃度，以及他希望能多快糾正失衡的狀態，來調整透析液。最後他還在透析液裡添加葡萄糖，幫助釋出患者血液裡水分，防止電解質失衡的問題。雖然科福總說透析很簡單，但其實非常複雜，他對治療過程的持續關注與分析，跟最後成功創造出透析機同等的重要。透析機是一種封閉性的循環，讓血液從病人體內流過環繞的賽璐玢管，同時接觸透析液，然後再把血液輸回病人體中。

第一部透析機製造完畢，現在科福只等著看機器是否有用。他向患者直奔，選擇那些不做任何治療則必死無疑的病人。他的第一次嘗試並未一舉成功——科福讓一位猶太老患者試用機器，老人家病重到連德國人都懶得將他隨家人一起送進集中營。一開始科福很難把血液從老人脆弱的動脈裡抽出來，最後僅能在機器裡灌入五十毫升的血液。接著賽璐玢滲漏，透析液被染紅了還起泡，且溢得地板到處都是。他的第二位患者是個好很多的人選——一名二十八歲的女子；患者原本很健康，但腎臟莫名逐漸衰竭，連帶血壓升高、神智混淆，失去視力，並有心悸。腎臟衰竭的她血中尿毒極高，科福認為若能幫她做幾天血液透析，腎臟應有機會復原。第一次做透析，福科從病人手腕的動脈取出半公升的血，用機器透析，然後以針刺入手臂靜脈，把血液送回去。病人恢復意識，似乎有了好轉。科福觀察她一天，看到沒出問題後，決定繼續做透析。這時他已設計出一套滑輪系統，能放低這部大機器的某些部分，使血液較容易流入機器裡，等血液要輸流回患者時，再抬起不同的部分。這位患者總共做了十二次血液透析，第十次維持了六個鐘頭。在整個過程中，科福都小心翼翼的追蹤女子的檢驗結果，包括電解質和尿毒程度，並仔細修正一切。他在最後一次療程中，讓二十公升的血液流經他的機器，相當於病人總血量的四倍。病人的血壓變正常了，神智狀況也有改善。最後科福直接把她與機器相接，讓她的血能流經透析機再輸回體內——正港史上第一個連續做血液透析的病例。時值一九四三年，到了第二十六天，科福終於被迫喊停了。透析器依然有效，可是女患者的腎臟並未復原，而且科福再也找不到可用的血管了。當時科福能找到的針頭十分粗糙，每根血管只能扎一次；每洗一次腎，他就得找條新的血管和靜脈。不久之後，患者仍死於腎衰竭。

科福立即著手打造第二部機器，這部用木頭做的機器更大台；由於戰事方酣，荷蘭已找不到鋁片了，科福把第一部機器搬到海牙的一家醫院，新機器則設在坎彭。接著他把話傳開，說自己正在找患者，甚至每週舉辦會議，討論他能做些什麼。雖然戰時條件吃緊，科福還是設法製出第三部機器，放到阿姆斯特丹。

科福在兩年期間，偷偷在夜裡幫十六名患者做血液透析，僅有一位患者活下來，但科福率先坦承，那並不是因為做了透析的關係。即便如此，科福知道自己有了長足的進展，他對機器做了許多改良，現在已有每分鐘一五〇毫升的血液流經透析管，總體來說，管子約有四十五公尺長。科福相信若能找到適當的患者——某位患腎疾不是太久，尚未病入膏肓的患者——腎功能應該能夠恢復，他的機器會收到效用。

他終於在一九四五年、荷蘭恢復和平後找到機會了。諷刺的是，第一位成功的患者，是位被囚的納粹信奉者。她叫蘇菲亞．薛福斯塔（Sofia Schafstadt），六十七歲，膽囊發炎。她本身患病，加上為了治療膽囊發炎服用抗生素，結果造成腎衰竭。她已經八天幾乎沒排尿了，尿毒指數高得危險，且時昏時醒。科福終於說服她的醫療團隊，讓他為病人做血液透析，反正他們認為她快死了（也因為她是納粹支持者，所以他們不是很在乎），便放手讓科福去做。

第一次透析持續了十一個小時多，病人在快結束時醒了，血中的尿毒數轉為正常，血壓也降到安全範圍。第二天，科福仔細觀察，當他準備再為患者接上機器時，病人竟然自己有尿了。科福可以確定一點，若沒有做透析治療，此人必死無疑。

科福能在這種惡劣的工作環境下完成所有事，實在令人折服，但他並不因此自滿。戰後，科福和他的助理們遊走世界，告訴任何願意聆聽他這項發明的人。他把自己心愛的透析器官送人，等手邊沒了機器，便提供打造機器的藍圖。也許科福從沒想過，血液透析會成為腎疾的長期治療法。我想，他應該會跟我第一次走進洗腎室時一樣震驚吧，那時我還是醫學院學生，我看到無數的人躺在躺椅上，伸出插著針的手臂，針頭抽出血注，滿旁邊的大管子，送到神祕旋動的機器裡，機器間歇性的發出尖銳的警示聲，但除了我，似乎沒有人半個人理會。那些透析機現在看起來好複雜，好工業化，我一直到開始為本書做研究，才明白原來它們的概念和早期的設計是如此簡單。

科福把洗腎當做一種暫時性手段，讓患者天生的腎臟有時間喘息復原。當他漸漸發現，大部分患者都無法復原後，科福便將心力轉往治療患者的下一步：腎移植。最後科福來到克利夫蘭醫學中心（Cleveland Clinic），開始參與中心的腎移植計畫，終其執醫生涯，一直是移植界的活躍分子；他也是心臟繞道手術中膜式氧合（membrane oxygenator）的發明人之一。科福後來到猶他大學（University of Utah），在那裡成為最普遍的人工心臟版本的發明人之一。科福對器官移植領域的貢獻是不折不扣的傳奇，他堅持打造血液透析機，讓後人能接續他的腳步，在器官移植上取得成功。血液透析的出現，使得少數一流醫院成為腎衰竭患者的聚集中心，使醫師們有時間思索更一勞永逸醫治患者的辦法。然而，在此事化為可能之前，在某人能進一步推進亞歷克西．卡雷爾和威廉．科福的成就之前，必須先破解免疫系統的難題。

4 採皮

這是我能給任何年紀的科學家最好的建議：對假設的信念強弱，與假設本身的真假並無關係。

——彼特．梅達沃（Peter Medawar，一九一五至一九八七，一九六〇年諾貝爾醫學獎得主），《給年輕科學家的建議》

我第一次摘取死者身上的東西，是讀醫科二年級時，一個颯爽的十月天。在一年前，我才目睹第一次腎移植。在擔任移植醫師生涯中的所有恐怖遭遇裡，就屬那天晚上發生的事最詭異。

我剛開始幫紐約消防隊皮膚銀行工作（New York Firefighters Skin Bank），這是紐約醫院燒燙傷中心在一九七八年成立的組織，宗旨是修復皮膚，並儲存最近去世的捐贈者的皮膚。

每個醫學院班級都挑出兩名學生為這間皮膚銀行工作，讓他們加入一群「菁英」，在三更半夜出去剝死者的皮膚。當然了，這麼做有個目的：將採來的皮膚暫時移植給燒燙傷患者，給他們遮護，直到他們稍稍康復到能移植自己身上的皮膚。

想像有個工廠的工人，向後跌到一大桶滾燙的油裡，或某個年輕人在他的製毒室爆炸時身陷火海——這是兩起我在多年後擔任住院醫師期間實際遇到的病例。兩人入院時，全身三度灼傷面積80%。失去那麼多皮膚——那是人體對外界的屏障——兩人身上的水分與電解質從開放性傷口中流失，無法維持體溫，而且每天會接觸到細菌，感染風險極高。除了用大量點滴液搶救他們的性命，找到能遮護傷口的東西也很重要。理想上，最好是移植他們自己未燒傷的皮膚，這樣就不會排斥了，可是患者受傷面積甚廣，得花好幾個月，進出手術間無數次，才能取得足夠的皮膚去覆蓋傷口，因此我們只得讓他們使用別人的皮膚。

我們知道移植別人的皮膚，最後一定會排斥，但我們也知道，重度燒傷患者通常免疫反應很弱——諷刺的是，這反而使得捐贈移植的皮膚，能維持好幾個星期，比在一名健康受贈者的身上停留得更久。這種暫時性的覆蓋處理，能為這些重度患者爭取時間，讓他們的情況穩定下來。

如今的皮膚替代物已可以媲美捐贈的屍皮了，然而一九九〇年代我在皮膚銀行工作時，並沒有其他替代物可用，所以必須採用屍皮。

當時我被挑去採收捐贈者的皮膚，我根本不曉得是誰想出要這麼做的，為什麼皮膚移植與器官移植相關，或這份工作後來會如何與我的生命息息相關。身為醫科二年級生，我還沒做臨床實習，沒看到病人，也從未真正親手照顧患者，而且我以為自己會成為小兒腫瘤科醫師。當時我只是覺得成為這個團隊的一分子應該很有意思，也很想學點新技巧，在手術房裡待一下。

總之，我的種種表現，使自己被挑進這個皮膚團隊接受訓練，馬上就要出發進行第一趟「任務」了。陪同我的還有布萊恩和勞倫斯，他們是團隊裡較有經驗的成員。布萊恩在皮膚銀行幹了約一年，也是醫學院的學生，後來我們成為很要好的朋友。勞倫斯是這裡經驗最豐富的「銀行員」，他是研究生，長得很搶眼，身高至少六呎半，留著金色長髮，魁梧有如卡車，且個性鮮明。為了準備這次採皮，我跑到位於紐約醫院二十三樓的檢驗室，推了滿滿一車的必要用品：消毒遮布、手套、罩袍、海棉，以及各種會在手術室裡看到的可拋式用品。最教人難忘的設備是點滴輸液幫浦和皮刀（dermatome），那種刀片看起來有點像割皮用的割草機。

身為菜鳥，我得負責把大推車推到廂型車旁。這輛紅色的大車側邊，用金色字體印著「紐約消防隊皮膚銀行」的字樣，和一位打火兄弟從著火的房子裡拉出一名孩子的圖像。捐贈者位於長島某處，我們在夜裡走昆斯博羅橋（Queensboro Bridge）。我幾乎只是靜靜坐著，在腦中演練採皮的步驟。

抵達醫院後，院方告訴我們捐贈者仍在手術室裡，其他團隊剛剛摘取完畢。後來我才知道，捐贈者若沒有捐贈其他器官，我們就得去停屍間採皮了——那種經驗果真很毛。我戴上面罩、鞋套和帽子，推著裝載設備的推車進入手術室。他就在那裡，我首位剛去世的病人。他顯然不久前還活著，你能從他臉上、從下巴上才兩三天沒刮的鬍渣、從他的眼睛、他的手上看出來。看到他，我想到自己的父親（當時他還健健康康的活著，現在也是），想像他死時看起來也許就像這樣。我邊走神，邊猜想我們接下來到底要怎麼做，這時一記尖叫聲將我喚回神。

「動手啦，呆子！」

器官摘取是一種很不真實的過程（當年我們仍稱之為「採收」〔harvest〕，後來我們喜歡用較尊重的「摘取」〔procurement〕，前者便捨棄不用了）。我只記得看到一道長長的切口，從捐贈者的胸膛一路劃到他的恥骨，這道切口已經用像棒球上面看到的那種粗線縫起來了，只是縫線是黑的，這表示胸腔及腹腔小組已在我們之前來過了。我記得的另一件事是兩條腿上的長道切口，那是骨頭小組割的，他們摘取骨頭後，用掃帚補進去，我們（或葬儀社的人）

在翻動屍體時，腿部才有支撐。捐贈者的眼睛用膠帶貼住了，表示眼睛小組一定也在我們之前來過。

我們將捐贈者翻身，讓他趴躺，就像我在多年後，對活人所做的那樣。接著我們刷手，為他鋪上消毒遮布，接著就是詭異的部分了。

布萊恩打開輸液幫浦，透過兩條無菌塑膠延長管，和接在管子尾端的16G針頭[13]，輸入兩大袋掛在點滴架上的生理食鹽水。幫浦開始運轉，發出舒服穩定的節奏，食鹽水從針頭流出，噴入空中，勞倫斯把針頭插到捐贈者背上，他的皮膚便開始像汽球般的膨脹起來，把這位仁兄變得跟棉花糖寶寶一樣。等捐贈者的皮膚腫脹之後，我們打開幾瓶礦物油，抹在他的背部與雙腿，然後我看著勞倫斯拿起皮刀一揮，從捐贈者背部頂端割下一片皮膚，一直割到腳踝上端。（記得當時我想，勞倫斯個頭這麼壯的人，動作竟如此優雅，實在很不搭調。）

我們採完捐贈者背部的皮膚後，輪流去感受一下皮刀，那刀子長得像電動刮漆器，功能有如刮鬍刀，上面裝了一長片利刃。你依照摘採收的皮膚寬度，設定刀片與皮刀表面之間的距離。想完美的從背部到腳踝刮下一片皮，得不斷調整寬度與施加的力度，因為皮膚的厚度會改變——勞倫斯真是削皮高手。（到最後，我也可以開心的表示，我採收過幾條漂亮的皮膚。）接著我們將死者翻過來背躺著，重複剛才的程序，從他的胸口及腿部正面採收皮膚。

之後又有許多這樣的夜晚，我終於把採摘皮膚這門手藝練好了。在每次採皮時，總有些片刻我會忍不住想，捐贈者生前是什麼樣子——但那思緒轉瞬即過。我有工作要做，專心做才容易上手。通常我們會把音樂開得震天嘎響，一邊說笑，談著生活中似乎挺重要的事，工作完後要去哪裡吃飯（這是每次採完皮膚後的傳統）——我承認，我們從沒真正想過，這些念頭跟我們所做的事，有多麼不搭襯。

有幾次我們提早到了（或在我們之前的摘取小組來晚了），我跟著器官移植小組一起刷手進去。他們從全美各處飛過來摘取心臟、肺、肝、腎，他們的患者在家鄉等待答案，看今晚他們的性命是否能獲得解救。記得我當時想，若能跟著這些傢伙飛回他們各自的醫院，看他們摘取的器官恢復生機，不知有多酷。在我想像中，那是一種探險。

當時我們取得的皮膚，跟心、腎、肝一比似乎沒啥意義，可是執醫多年後，我慢慢體會到，任何捐贈的器官，無論是肝、腎、心臟——或捐來的骨頭、眼睛、心臟瓣膜，以及，是的，皮膚——都是美妙的禮物。更別說皮膚是破解器官移植方法的組織了。沒有皮膚和彼特・梅達沃，就不會有移植手術。

13 譯注：針頭粗細以 gauge 來表示。

一九四〇年，倫敦大轟炸，英格蘭，北牛津

彼特．梅達沃跟他妻女正在牛津家中花園裡享受週日下午，這時他們看到空中飛來一架雙引擎飛機。梅達沃醫師料想是前來攻擊的德國轟炸機，便跟妻子抓起女兒衝進他們的防空洞裡。二次世界大戰開打後，英格蘭家庭往往蓋有防空洞。他們聽到兩百碼外傳來轟然的爆炸聲，結果那並非前來轟炸的德機，而是一架失事的英格蘭飛機。

一名倖存的空軍士兵被送到當地的萊德克里夫醫院（Radcliffe Infirmary），全身三度灼傷，醫生們知道他幾乎不可能被治好，存活機會渺茫，便跑去找梅達沃醫生幫忙。梅達沃是知名的創傷外科醫師嗎？是有多年成功經驗，專治急重症患者的專家嗎？——都不是。他是位二十五歲的動物學家，專精細胞培養，研究……胚胎雞心的成長數學基礎。梅達沃可能熟悉半個世紀前卡雷爾的研究？他知道卡雷爾已成功移植器官，卻只能眼巴巴的看著器官在幾天後因某種神祕「反應」而衰竭嗎？就算他知道了，顯然也沒把心力花在這些事物上。還有，梅達沃肯定不知道三五〇哩外威廉．科福所做的努力。

一九一五年，梅達沃出生於巴西的里約熱內盧市，母親是英國人，父親為黎巴嫩人，在一間牙科供材工廠工作。一次大戰快結束時，年幼的梅達沃搬到英格蘭，留在那邊讀書，他

的父母則返回巴西。在那艱困的幾年中，梅達沃轉讀過好幾間英格蘭的住宿學校，最後在一九三二年進入牛津大學的莫德林學院（Magdalen College）。

老實說，當照顧年輕英國飛行員的醫生跑去找梅達沃幫忙時，他並不完全是研究燒燙傷的新手。二戰開始後，招聘委員會的人曾告訴他，他有責任研究對戰爭有助益的事項。於是梅達沃開始利用他的組織培養系統，研究哪種抗生素對燒傷有用又無毒，因為燒傷病人極易受感染。他發表報告，提倡用磺胺類藥物（sulfadiazine）和盤尼西林，這在當時已是重要發現了，但卻無法與接下來的事相比。一九四〇年在英國遭遇的恐怖生活，加上師長的指導，梅達沃把重心轉往研究燒燙傷，結果改變了一切。

我有很多年無法理解為何彼特．梅達沃爵士會被視為移植之父。梅達沃最有名的是「獲得免疫耐受性」（acquired immunological tolerance）這一概念的發現。梅達沃發現，若直接穿過懷孕的母鼠，在某一基因家族的老鼠胚胎中，注射另一個不同免疫系統的捐贈者細胞（意指，另一隻有不同基因的老鼠），那麼接受注射的小鼠長為成鼠後，在接受同類型捐贈者的移植皮膚時，便不會排斥，也無須藉任何藥物去抑制免疫的反應。換言之，小鼠對捐贈者有「耐受」性。梅達沃在一九四四年的會議中發表耐受性的最初發現，並於一九五三年發布一份更完整的報告。有些人說耐受性的概念是移植的「聖盃」，但那並非現代移植所取得或嘗試去取得的狀態，不過動物研究或某些非常小型的臨床實驗計畫則除外。我們治療患者，採用的是慢性免疫抑制劑，防止患者的器官排斥。

在梅達沃之前，所有人類器官移植的試驗——數量極多——最後都徹底失敗，器官縫上去後很快便死亡了（病人亦然），沒有人知道原因。卡雷爾在十九、二十世紀交接之際，以為是某種「生物力量」阻礙器官移植的成功，那個年代對免疫反應完全陌生，大部分腦袋冷靜的人已經放棄器官移植了，覺得那只是某些瘋狂科學家在實驗室裡玩的瘋狂把戲。

若說卡雷爾在異體動物間的移植技術上，展現出堅強的毅力與天才，那麼彼特．梅達沃則接手下一步，展示出克服這股「生物力量」的可能性，讓移植器官享有持續的功能。梅達沃為移植界帶來信譽，提供研究人員一個合理的研究機制，以及一個能激勵許多人讓移植醫學落實的願景。

他先試著解決燒傷飛行員的問題。首先，他得處理如何擴增殘留的小部分皮膚，以遮覆飛行員其他60％的身體。梅達沃先用組織培養的方法，解決這項困境，取得美容手術後剩餘的皮膚，試圖讓細胞能生長。可惜運氣欠佳。接著，他試著採下自體皮膚（也就是飛行員自己的皮膚），然後把皮膚切得更薄，又再薄，但那個方法也告失敗，最後飛行員死了。

這次挫折，令梅達沃認定自己應該探索同種移植（homograft）——來自捐贈者的移植（如今稱為allografts，同種異體移植——兩名稱皆指跟受贈者同種的移植），而不是去研究自體移植。他成功申請到英國政府該項目的研究獎助金，然後跑去格拉斯哥皇家醫院（Glasgow Royal Infirmary）燒燙傷中心工作。他跟一起合作的湯姆．吉普遜（Tom Gibson，外科大夫）所做的第一件事，就是對一名跌入瓦斯火焰而嚴重灼傷的癲癇患者做實驗。在吉普遜的協助下，梅達沃把許多四至六毫米的小片同種皮膚，移植到這位婦人的傷口上，旁邊則是從患者未灼傷之處取來的自體移植皮膚。同種皮膚取自自願者（也許是醫學院學生），兩人會在固定的間隔時間，取下移植的皮膚，放到顯微鏡下檢視。梅達沃注意到同種移植的皮膚已被淋巴細胞、免疫系統的白血球侵入了，而自體移植的皮膚則被患者所接受，裡頭長出了血管（即受贈者的血管伸入移植的皮膚裡），且極少發炎。接著，梅達沃和吉普遜又移植第二組從同樣第一批捐贈者身上取得的皮膚，看皮膚維持的時間，能否像第一批皮膚一樣長。他們發現第二批皮膚幾乎立即被毀，且發炎反應更嚴重。梅達沃在一篇標題為〈人類同種移植皮膚的命運〉的文章中，發表這些結果。

梅達沃之所以如此具影響力是因為他堅毅不搖，並且虛心認錯；為了有完整的研究過程，他經年累月的做實驗，在國際會議上呈現他的資料。指導學生和年輕同事，而他們也各自有所成就。最重要的是，他會發表成果。

梅達沃回到牛津之後，將全副心神轉向測試一項假設——同種移植排斥，這是一種免疫現象。他知道自己不能在人體詳細做研究，因此便學著以兔子、老鼠、天竺鼠和牛做皮膚移植。他的第一位研究生魯伯特・艾佛列特・比林漢姆（Rupert Everett Billingham）跟隨他，並扮演了吃重的角色。後來，一場相遇改變了一切。

梅達沃到斯德哥爾摩參加遺傳學國際代表大會，遇到一位友善的紐西蘭人休・唐納醫師（Hugh Donald），兩人談到如何分辨牛的異卵雙胞和同卵雙胞胎。唐納試圖以遺傳差異和環境為基礎，去鑑別牛的特徵，但他無法找出簡易的方式能在小牛剛出生後，便鑑別出它們是同卵或異卵雙生。梅達沃認為這很簡單。

「『我親愛的朋友』，我朗聲以在國際代表大會上會用的豪放方式說，『解決的原理極其簡單：只要為雙生小牛交替移植皮膚，看看皮膚能維持多久就成了。如果皮膚維持不衰，便能確認它們是同卵雙生，若皮膚過一兩週後便無以為繼，便能確認它們是異卵雙生了。』」

唐納養的牛離梅達沃當時工作的地點伯明罕僅四十英哩，因此便邀請梅達沃過去做皮膚移植。梅達沃和比林漢姆對於去農場一事雖然興趣缺缺，但他們還是信守承諾接受了邀請。孰知，所有移植的皮膚結果都安然無事！

梅達沃質疑自己的假設，而不是得到的資料。他拚命鑽研各種文獻，想弄清楚自己漏掉了什麼，結果在威斯康辛的麥迪遜——當然了，那裡是母牛之鄉嘛——找到了答案。

一九四四年，威斯康辛大學，免疫遺傳學實驗室

信從馬里蘭寄來的那一天，後博士研究生雷．歐恩（Ray Owen）正在L．J．柯爾的（L. J.Cole）實驗室工作。信上描述一對異父的雙生小牛。小牛飼主讓他的根西種母牛（Guernsey）與一頭根西種公牛交配，後來母牛同時產下兩胎，從雙生小牛身上的斑紋看來，它們顯然來自不同父親。歐恩對此事大感興趣，便要求對方寄一些血液樣本過來。他發現小牛有同樣血型，雖然它們並非同卵雙胞——因為它們的性別不同——且有不同的父親。歐恩進一步辨識出，每隻小牛的血液裡，都有來自母親及**雙方**父親的血型抗原。每頭小牛有兩種血型，這真是前所未聞的發現！怎麼會這樣？

當時已知雙胞小牛在子宮時，並不像人類，它們會共享血管連接，因此在胚胎階段會交換血液。當時甚至知道，這類接結，正是「雄相雌性體」（freemartin）——意即，與公牛同時出生的母牛——的小牛不育的原因（雙胞胎公牛的賀爾蒙，會抑制母牛的性發育，此觀念首見於一九一六年。）雖然雙胞胎在子宮中彼此分享血液，但一般以為來自雙胞胎的紅血球應

該在它們出生後便慢慢死掉，使小牛僅剩單一血型了。沒想到這些細胞竟然還活到現在，實在太令人驚訝了，這表示它們共享的不僅是紅血球，還有血液前驅細胞（blood precursors）。這對雙生子是嵌合體（chimeric）——也就是說，它們終生擁有得自兩個不同父親的基因細胞。

歐恩在一九四五年的《科學》雜誌上發表紅血球嵌合體的發現，他在提呈給雜誌的版本中，討論到免疫耐受性，以及將來如何應用在器官移植上。可惜《科學》雜誌的編審認為這比較像科學小說，不是科學，便刪去了這段報告。

一九四九，回到英格蘭

梅達沃和比林漢姆讀到歐恩的原始版報告，突然明白發生什麼事了。異卵雙生小牛能接受皮膚移植，是因為它們在子宮發育期間，便曝露在彼此的細胞下，因此成為嵌合體了。或許不僅它們的紅血球如此，其他免疫系統的細胞亦然。研究人員很快發表他們的發現，接著進行下一套實驗：找到一種胚胎有耐受性的混合品種老鼠。他們把捐贈者的細胞，注射到子宮中，受贈的鼠胎裡，成功的讓這些老鼠可以耐受從其他無親戚關係的老鼠身上移植過來的皮膚。換句話說，他們找到一種能克服移植排斥問題的技術，並稱這種現象為「獲得免疫耐受性」。梅達沃、比林漢姆，以及他們的研究生萊斯理・布藍特（Leslie Brent），一起將這些發現發表於一九五三年的《自然》雜誌。正如梅達沃所說：

免疫耐受性的發現，最重大的意義在於顯示個體間的組織移植問題可以獲得解決，雖然我們在實驗室中發展出來的方法尚無法應用在人類身上。但我們首度確立一點，不同基因組織移植的天然屏障，是可能克服的；有些人依然認為原理上不可能做得到……因此發現耐受性最重大的意義並不在實務上，而是在精神上。它令許多致力研究移植——例如異體的腎移植——的生物學家和外科醫生，精神大振。

這是首次有人能在活體之間移植組織，並使移植的組織存活。

當然了，我開著車在深夜的紐約輾轉採集死者的皮膚時，對梅達沃尚無所悉。可是當我有機會刷手，與那些器官摘取小組工作時——並看著器官分別被他們用保冷箱推出去，暫時歇息的遁入夜空裡，等待再次被新主人溫暖的血液注滿，就可以像什麼都沒發生過似的重新活過來——我好懷疑，怎麼可能會有人想得到這種辦法可行。我打破腦袋也料不到，竟然全部由一位英國動物學家為老鼠移植皮膚開始。

彼特．梅達沃的發現，對涉獵移植領域的那一小票外科醫師及研究人員的影響不可言諭。最開始的三片拼圖已經拼上去了：卡雷爾在技術上證實可以從動物身上摘取器官，縫到另一頭動物身上，並讓器官開始運作；科福的透析器讓腎衰竭患者能活得夠久，直至發展出人類移植腎臟的辦法；以及梅達沃的免疫實驗，證實了有辦法克服造成這些器官排斥的「生理力量」。梅達沃用他簡練、不躲不閃的樂觀方式，帶給那些跟隨他、相信臨床移植能成功的人希望，並激勵一整個世代的研究人員一頭栽入這場遊戲裡。

5 腎臟：腎臟移植的實現

我還沒失敗，我只是剛找到了一萬種失敗的方法。

——愛迪生

成功不是結局，失敗不會致死；重要的是持續下去的勇氣。

——邱吉爾

從在長島手術室第一次採收皮膚，到後來在威斯康辛的麥迪遜醫院以外科主治醫師身分在手術室裡移植第一顆腎臟，我的外科之路其實走得相當曲折不易。時間橫跨超過十三年，跑過四個城市，以及無數夜晚通宵照顧患者、應付各個外科主治醫師的日子。那時我曾考慮當心臟外科醫師、腹腔鏡外科醫生和咖啡師——有時我還真希望自己是。然而，看到捐贈的腎臟，在受贈者體中製尿時的興奮感，在我腦中總也揮之不去。我在早期訓練期間，仍懷疑自己能否真的扛起移植的責任。但隨著訓練進行，我開始覺得自己準備好了。在做研究醫生時，我已刷手參與數百例的腎移植，並日以繼夜，一週又一週的照護患者，而且似乎總是知道下一步該做什麼。可是話又說回來，總有個最終要負責的主治醫師，萬一出了問題，我可以默默的咎責於他。

但就在我成為外科主治醫生的第一天，一切都變了。突然間，幾乎任何決定都變得異常艱難。這是我生平第一次，不再有別人來檢查我的判斷，或批可我的評估。我可以送患者進手術室，幫他開刀，取出某些臟器，不會有人問我是否確定要那麼做，為何要那麼做，要不要考慮其他選項。這太恐怖啦！

我的第一台腎移植手術，是為活體捐贈的妻子取腎，移植到她受贈的老公身上，這是他第二次做移植了。我在手術前幾天便與這對夫婦見面，妻子是護士，令我的壓力更加變大——我相信她能嗅出我的恐懼與缺乏經驗。我幫受贈者做檢查，他是個相當龐大的傢伙，手術應該相當困難。（幫肥胖壯大的患者開刀難度總是較高，因為血管埋得較深，且被脂肪包繞，手術得在深洞中進行。我很訝異非外科界的人對這點會覺得驚訝；我想大概是因為他們希望所有手術都一樣，也都可以預期吧。）我開始跟他們談到手術、風險及術後的恢復，妻子說著說著，突然打斷我問：「所以，這些手術有多少是你自己做的？」

不知道是不是我顫抖的聲音害我露餡了，我不確定如何應對，最後終於說：「呃，這是我第一次主刀，不過我擔任過幾百台刀的研究醫師，覺得很有把握。」

我好希望他們要求由不同的外科醫生執刀，只見夫妻兩沈默一分鐘，然後丈夫說：「我想，上帝希望由你來開。」

我好想說：「不，相信我，上帝並**不希望**我來開。」

幸好受贈者的妻子夠理智，「我覺得你應該找別人，這是對事不對人。」

可是做丈夫的說：「不，我真的希望由他來開。」

「好吧，很好。」我結結巴巴的說：「我會好好照顧你。」

「媽的，為什麼會這麼難弄？」後來我們在縫血管時，我對我的研究醫生說。我剛打開受贈者的身體左側，露出他的髂動脈與靜脈，血管如此之深，他的腹腔如此之厚，空間好小，我幾乎無法視看東西。也許我應該把切口開大一些，用牽引器做點不一樣的事，可是此時我並不打算走回頭路。我汗水直流，雙手發顫，甚至叫他們把手術室的音樂調小聲。上帝在哪裡？

等血管縫完——比我預想的多出一倍時間——接著我們縫動脈，我終於把它縫好了。揭曉真相的時刻到了。

「再灌注[14]。」我告訴麻醉師：「賜與我的創作生命吧！」我鬆開血管上的鉗子，然後是動脈遠端跟近端的兩支鉗子，最後瞪著蒼白垂軟的腎臟，等它轉成粉紅，變得結實。

啥都沒發生，零。

我觸摸動脈，沒有脈搏。我的心跳開始狂飆，我是不是「背壁」動脈了——意思是，我是不是在縫前面時，縫到背壁了？還是動脈內層被我掀起來（intima，動脈有三層管壁），造成了阻斷，使灌注無法流入腎臟？我是不是該把捐贈的腎臟取出來，沖洗後再重複整個過程？

接著我想起牽引器了。有的時候牽引器因為放得很深（就像這位患者的），而壓迫到髂血管，阻止血液流入腎臟。我把牽引器往上提起一半，避開傷口，然後——成功了！腎臟灌飽血液，轉成漂亮的粉紅色。不久之後，輸尿管開始排出尿液，我滿意而狂喜不已。

自那次之後，我開了數百台腎移植的刀，在與病人做承諾時，都比第一次順暢多了。不過直至今日，當腎臟轉成粉紅，開始排尿，我依然有著同樣的悸動。到今天我還是不敢相信真的能移植——而且不僅維持幾天或幾個月而已，運氣好一點的話，我成功植入患者體中的小顆腎臟，會持續排尿很多年。

我們是如何走到這一步，讓外科醫師能摘取某人（或活或死）的腎臟成功植入別人體中？一向都這麼容易嗎？

麻塞諸塞州，波士頓
一九四七年，某日近子夜

大衛・休姆（David Hume）用消毒盆拿著一個最不尋常的包裹，他衝到醫院病房時，一定希望沒有人看見他吧？當時正值子夜，他帶著這個東西來到幾乎沒有固定光源的後邊房間（而不是手術室），若說他很清楚自己即將參與什麼手術，也不盡然。患者是二十九歲的家庭主婦，她在懷孕四、五個月時做了未經消毒的非法墮胎，剛剛住進當時叫布萊根的醫院[15]。墮胎造成了敗血、溶血反應，導致她腎衰竭。醫師給患者打抗生素，整體上有些反應，但她一直無法排尿，相關人士顯然都認為她會很快死去。這情形若發生在今天，她就要去做暫時性洗腎，直到腎功能恢復，可是一九四七年的波士頓尚無血液透析，所以該怎麼辦呢？

休姆與另一位外科醫師，查爾斯・霍夫納格（Charles Hufnagel，一九一六至一九八九）一直在尋找潛在捐腎者。他們兩人到目前為止，已在犬隻身上做過無數次的實驗了，他們知

14 譯注：reperfusion，使血液循環恢復正常。

15 譯注：Peter Bent Brigham Hospital，成立於一九一三年，與哈佛醫學院結合為世界知名研究教學醫院。

道移植的腎臟最多能撐一個星期，然後便不再運作。也許只要能運作幾天，這位年輕女子的腎臟便有足夠的時間恢復，何不乾脆死馬當活馬醫？

在這個命定的夜晚，運氣來了。一位院裡的患者在手術中去世了，死者親屬剛巧是醫院的員工，同意讓休姆取下其中一顆用不到的腎臟來拯救這位年輕婦女的命。休姆打開死去的捐贈者，小心翼翼取下其中一顆腎臟，放到水槽裡。我們並不清楚從捐贈者死亡到取腎之間過了多久，但時間無疑已過夠久了，捐腎者成為一具不折不扣的屍體，而不是我們現在所用的、溫暖新鮮的捐贈者。

休姆和他的組員也很想在手術室裡縫這顆腎，那裡有明亮的燈光、無菌的設備、護士的協助及工作空間。可是當時顯然有「行政上的困難，無法將這位患者送入手術房」。不知是因為她病情重大、做過非法墮胎，還是因為這場手術成功機率極微，或一般認為為了這種孤注一擲的無效實驗而褻瀆死去的患者，觀感不佳。總之，他們決定在住院病房旁邊的側房做手術。

他們拿了兩盞鵝頸燈到房裡，把女人一條手臂擺到桌上，用酒精消毒準備好，在她的手肘前方表面畫一刀。休姆和霍夫納格切下一條肱動脈和附近的一條大靜脈，然後把肱動脈縫到腎動脈上，把一條手臂的靜脈接到腎靜脈上。他們鬆開鉗子，腎臟在他們眼前轉成粉紅。

根據他們的報告，腎臟也立即開始製尿了。他們試著把腎臟放到患者皮膚下的凹處，可是那邊沒有空間，因此他們用消毒過的海棉包住腎臟，用塑膠布蓋住，讓輸尿管的一端露出來。

那顆腎臟在一個晚上究竟產出多少尿液，並不清楚，但移植後的一天，休姆和霍夫納格必須把輸尿管剪短，因為管子一端腫起來，阻去尿流了。這辦法似乎收效了，年輕女子開始醒來，移植兩天之後，她已完全清醒。

當時休姆和他的團隊記錄，移植的腎臟後來漸漸不濟，並被移除。最棒的是，患者自己的腎臟開始復原了——她已脫離險境（可惜患者幾個月後仍然去世，因為在做腎移植前輸過血染上了急性肝炎。）

同一年，科福透析機的消息傳遍世界，布萊根醫學院長喬治．梭恩（George Thorn）邀請科福來訪。雖然科福沒有多的機器能送給梭恩的團隊，卻分享了機器的藍圖、草圖，並對醫院教員示範機器的使用經驗。梭恩指派年輕但十分積極的約翰．邁瑞爾（John Merrill）醫生，把草圖調修得更為細緻，以打造一部能在「布萊根」使用的透析機——人們都這麼稱呼該醫院。邁瑞爾在稍做調整後，跟他的團隊打造出自己版本的科福透析器，到了一九五〇年，他們已在二十六位患者身上，做過三十三次血液透析了。休姆的工作是找到這些患者的血管通路——每次透析，他便得幫忙插管（意即插到血管上的針）找出一條適當的動脈與靜脈，那不是一件輕鬆的工作。直到一九六〇年，醫學界才發展出較永久性的透析技術，在這之前，醫生得在病人的手臂和腿部東尋西找，找出能插入粗大透析針的大條靜脈與動脈，有時還得割開皮膚才能找到它們。病人經過幾個星期的折騰後，往往便找不出適用的血管，無法繼續做透析了。如果他們的腎臟還尚未復元，病人就只有死路一條。

由於休姆和邁瑞爾在血液透析上的成功，尋求治療的腎衰竭年輕患者爆增，但除了為他們洗幾次腎外，實在沒別的方法能提供患者了。一九四八年，三十五歲的法朗西斯D．莫爾（Francis D. Moore，又稱法朗尼 Franny）擔任布萊根的外科主任。莫爾當時已是知名外科醫師，曾在規模更大、聲譽更高的ＭＧＨ（麻塞諸塞綜合醫院）主持過燒燙傷研究及電解質調控。他堅信應將科學應用於臨床治療，且不畏懼做風險性的手術或其他治療來改善對患者的醫治。莫爾也是這組勇於嘗試治療腎病末期患者的特殊醫療團隊中的靈魂人物。

一九五一年，大衛．休姆完成訓練，莫爾任命他擔任布萊根腎移植小組組長，他開始幫最迫切的患者做腎移植。在醫學界，大衛．休姆這位外科醫生就像詹姆斯．迪恩這位流行文化偶像一樣，激勵一整個世代的移植外科醫師。他個性鮮明熱血，儘管困難重重，大眾又不認同他想做的事，但休姆絕對不向這些阻擋他完成夢想的障礙妥協。他是出了名的拚命三郎，白天幫病人開刀，晚上則像「人肉電鋸」似的在實驗室裡拿動物開刀。

休姆被指派為腎移植小組組長不久後，約瑟夫．默里[16]加入團隊，接手動物實驗，休姆則繼續負責人體移植。到了這時，布萊根醫院已備齊成功的關鍵要素了，上有梭恩和莫爾兩位優秀的領導，有一部運作良好的透析機器，和約翰．邁瑞爾這位專家處理腎衰竭醫學方面的問題。但布萊根並非唯一涉足腎移植的醫院。

尤其是法國有兩個團隊，已經展開自己的移植計畫了。一隊由優雅博學的泌尿科醫師惹內．庫思（René Küss，一九一三至二〇〇六）負責，另一組由腎科專家約翰．漢堡格（Jean Hamburger）領軍。找人捐腎並非易事，腦死在當時尚未被定義，也沒人使用過活體捐腎，因為當時沒有理由相信移植能成功。群醫必須等待有患者去世，然後才能速速取得同意，將腎臟摘取出來，並希望附近有適合做腎移植的病人。

法國初期做移植的這兩個團隊，決定使用斷頭台死刑犯的腎臟，捐贈者雖然同意了，但參與的外科醫師或任何人並不因此覺得更自在。按庫思的說法：「雖然在地上，藉著火炬的光，很不方便的進行『手術』，但這些腎臟的摘取極為審慎，且大多沖洗過，並在用特殊設計的盒子運送的過程中，注以林格氏液（Ringer's solution，類似生理食鹽的溶液）。」典型的

16 譯注：Joseph Murray，一九一九至二〇一二。於一九九〇年榮獲諾貝爾獎。

活體捐贈者，多半是因某些因素而做腎切除術的患者。

法國團隊這些移植手術都沒有成果，大部分移植的腎臟會製造一段時間的尿液，但最後都停擺，患者死於腎衰竭。不過還是有些重要的進展：首先，庫思和其他法國外科醫師將腎臟植在腹腔右側（意即，放在腹膜外），把腎動脈和靜脈縫到髂血管上，並將輸尿管插到膀胱，與我們今日的手法雷同。這種作法比把腎臟植到舊腎所在的地點容易許多，而且也比將腎臟放到手臂或腿裡務實多了。

另一項進展來自漢堡格團隊所做的一次移植。一九五二年十二月，一名叫馬里歐的十六歲木匠從梯子上摔下來，右側著地。最後他在巴黎郊外一家小醫院，把受傷的右腎摘掉。手術不久後，他便不再有尿了。馬里歐被轉到巴黎的尼克特醫院（Necker Hospital），由漢堡格醫治，院方很快的確認病人天生缺乏左腎，馬里歐等於被判了死刑。孩子的母親懇求醫師取下她一顆腎臟，植入年少的兒子身上，這在當時是相當驚世駭俗的要求——之前不曾從健康的捐贈者身上取得腎臟，用在維持不了多久的器官移植上，且捐贈者並無法從手術中獲得任何醫療的好處。漢堡格團隊確定這對母子的血型相符——當時這點是知道的。漢堡格寫道：「可以想像我們有多麼遲疑，可是最後我們決定，對家屬的哀求充耳不聞跟同意手術一樣，橫豎都會受到譴責。」於是他們在聖誕夜摘下母親的左腎，放到馬里歐的右髂窩裡，與庫斯之前的移植手法相似。腎臟立即開始運作，團隊的希望高漲。馬里歐的病情好轉，檢查結果漸轉正常，可是移植二十二天後，腎臟卻不再運作了。漢堡格寫道：「也許此事自始就是一場移植的災難……應該能用更適當的治療來反轉病情，可惜那是未來才會知道的事了。」這顆移植的器官確實比預期維持得久，或許是因為母子間的基因關連，但馬里歐仍在術後不久死於腎衰竭。

一九五一至一九五四，波士頓

大衛·休姆在《臨床調查期刊》上撰寫的波士頓移植系列，對於在沒有免疫抑制劑下人類的腎移植經驗，依舊有著精彩而全面性的概述。休姆在三年裡參與的九起病例中，有八例將移植的腎臟放在受贈者的右大腿裡，因為休姆認為那樣患者會稍微好過點，也較易於監看腎臟與輸尿管，早些辨識並移植除衰敗的腎臟。休姆知道這些腎臟無法用很久；當時在大型動物身上的移植經驗已經足夠，對人類的器官移植也略有所知，已經可以預期得到了。

取得捐贈的腎臟也是一大挑戰，由於移植手術十分新穎，一般大眾對移植的觀念並不熟悉，甚至不知道有這種可能。休姆必須找到健康的腎臟來源，計算摘取的時間，才能讓受贈者做好準備。後來他學會布萊根一位叫唐納・馬泰森（Donald Matson）的外科醫生發展出來的療法。馬泰森是專治水腦症（腦中累積過多的脊髓液，造成腫脹與壓力）的專家，他想出一種療法，把管子一端放入腦室，將管子另一端縫到一條切開的輸尿管裡，讓脊髓液流入膀胱。休姆發現，馬泰森會把與輸尿管相接的腎臟摘除丟掉，而這些丟棄的腎臟，便成為腎移植的絕佳來源——直至最後馬泰森再也不用這種療法。

休姆執刀的九起病例，有五例失敗，但另外四例，則讓他稍微享受到一些成就，並從中得到人體腎臟移植的重要資訊。首先，休姆知道已故捐贈者的腎臟會經過一段無尿期，約八天半到十九天之間，無法製尿。休姆能繼續追蹤這些受贈者身上的腎臟，未將其視為失敗品而予以移除，實在非常重要，且令人印象深刻。直至今日，我們還常遇到無尿期——我們稱之為移植腎臟腎功能延遲恢復（delayed graft function，DGF）或「睡著的腎臟」，已故捐贈者的腎臟有30％會經歷這個過程，即便使用了我們改良過的保存液。

休姆記錄了腎臟排斥的病理反應，甚至在一例移植中辨識出一種復發性的腎疾。他指出，腎臟在人體中維持的時間，比動物實驗的腎臟長久。這顯示血型相符的重要性（因為他動刀的兩起失敗腎移植，就是血型不符）。雖然休姆所有移植最後都告失敗，病人也都死了，但其中有一位患者格外突出。

被休姆稱做第九號病人的患者，是患有布萊特氏病或慢性腎炎的二十六歲美國非洲裔醫師。他在做腎移植的前一年，出現高血壓及腿部水腫問題，手術前幾個月，血壓問題惡化，且伴隨頭痛及視力的改變。等患者來到布萊根時，已出現肉眼可見的血尿了；他面色蒼白，貧血，水腫，而且會嘔吐。一位年輕女子因主動脈瓣狹窄，在手術時死於台上，於是有了捐腎。

就像休姆動刀的其他八例腎移植一樣，這顆左腎被植入患者的大腿裡。可是休姆在移植這顆腎臟時想到一個點子，他用無菌的聚乙烯袋包住腎臟，把動脈、靜脈和輸尿管從帶子上的小洞拉出來。為什麼？休姆顯然認為，也許造成其他八顆腎臟排斥的血清和血液，無法滲透這個袋子吧。等腎臟灌注完畢，他用灼燒器將袋子的開口封死。雖然休姆已用肌肉和皮瓣蓋住傷口了，但還是需要移植皮膚將傷口覆住。手術本身十分成功，但術後則波折迭起。病人大量失血，在八天內輸了七個單位的血液。他的腿變得異常腫大，最後終於在第八天因「狀況不穩」而重回手術室。他的新腎沒有排尿，雖然他原本的腎臟排了一些；大量的血從他大腿流出，但新腎看起來健康而飽滿。

這顆腎有十一天沒排尿了，可是就在第十二天，排出約五CC的尿液，然後排尿量逐漸轉好，到了第三十七天，排出整整一公升了。自此之後，那顆腎每天繼續產出一至三公升的尿液，時間長達六個月，是正常、可以活命的量。手術後的第八十一日，病人出院回家，感覺這幾年來身體沒那麼好過。他每兩、三個星期仍需回醫院做追蹤檢查，可惜過快六個月後，他碰巧在回布萊根做追蹤時又不舒服了。院方不是很清楚他究竟是死於感染、肺栓塞，或可能移植器官的慢性排斥。休姆在科學報告中寫到這次經驗時，並未表現出這次失敗可能造成的情緒影響，但法朗尼．莫爾對於此事帶給他們年輕醫生團隊的影響，則有更明確的描述：

五個月後患者回來了，他的腎臟衰敗中，他知道自己即將死去，但正如同許多受惠於最新手術的病人一樣，雖然並未完全成功，卻很感激能多活這六個月。這些患者的寬容，總是令每位見過他們的人心生佩服。他有一種冷靜的篤定，相信自己的例子能幫助別人。他（或我們）並不知道，他當時真的一語成讖，不久他的預測就要實現了……在他去世後一年多，我們對這位患者的醫治經驗，加上其他的要素，使得腎臟移植有了初步的成功。

雖然休姆一連串的移植手術最後都宣告失敗，但這一件相對成功的病例，使那些參與的人員相信總有一天會成功。在一個命中注定要永遠改變移植界的事件中，休姆卻在韓戰近尾聲時被徵召去海軍服役。對他來說，這時機實在糟到不能再糟了。休姆離開在即，法朗尼．莫爾轉而請約瑟夫．默里接掌臨床移植計畫。

一九四四年十二月二十三日，印度庫米多拉，駝峰航線（Kurmitola，the Hump）

查爾斯．伍茲（Charles Woods）準備飛駝峰航線，該航線越過越喜馬拉雅山，二次大戰時，飛行員走此線支援蔣介石麾下的中國軍隊，以及在中國抗日的美軍。伍茲在十二月二十三日以前已經飛過無數次了，但這回他要訓練另一名飛行員，看他是否已能自己單飛。結果當飛機在跑道上加速準備起飛時，伍茲發現對方根本還沒做好準備。飛機還未離開地面，菜鳥飛行員卻突然踩煞車，飛機失控朝跑道盡頭斜衝，伍茲搶過控制桿，拚命掙扎——卻徒勞無功。機尾左搖右擺，最後撞到樹才停下來。伍茲知道機上裝滿兩萬八千磅的燃料，飛機就要爆炸了。

我感覺到第一波震來的熱氣，接著我的神經末稍八成燒焦了，我失去了所有感覺。但我知道自己該怎麼做，予以貫徹。我保持冷靜，緊緊閉起眼睛，希望能保護它們。我摸到身邊的塑膠玻璃小窗，打開窗子，扭身鑽過去，從機身滑落而下。飛機斜倒在機翼上，我聽到老舊的大螺旋槳仍在滴答做響，我知道必須遠離飛機。我的雙手先著地，落在一灘起火的汽油上，然後拔腿狂奔，直至再也感覺不到從飛機散發出來的高熱。海軍人員衝出來幫忙滅去吞嗑我的火，我很後來才知道，他們順便拿走了我的手錶和皮夾，當做是幫忙的報酬。

賓州鳳凰村，佛吉谷綜合醫院（Valley Forge General Hospital, Phoenixville, Pennsylvania）。

六個星期後

「我第一眼見到年輕飛行員查爾斯．伍茲時，他沒有鼻子、眼皮或耳朵，而且他的嘴巴——如果還能算是嘴的話——整個是開的。」約瑟夫．默里在自傳一開始寫道。二十五歲的默里從哈佛醫學院畢業（一九四三），而且剛結束他在布萊根的外科實習，現正在佛吉谷服役，他會在這裡當三年外科醫師，然後再回布萊根完成外科訓練。默里從小便知道自己想當外科醫生，但除此之外，他並不清楚他受的訓練會將他導往何處。

伍茲出現在賓州時，真的離死亡只差一步了。他脫水、營養不良，還受到感染，渾身70%燒傷曝露在外。默里知道他們得設法覆蓋伍茲灼傷的區塊，便與他的團隊跟一名剛去世的患者親屬接洽，取得同意，使用死者的皮膚搶救一名受傷的飛行員。默里知道那些皮膚僅能維持十至十四天，到時便得再找新的捐贈者了。他們一邊慢慢用伍茲自己的皮膚，儘量幫他覆蓋，過程必須耗時數月，動多次手術，和許多不得不咬牙忍痛的敷料更換。

他們組成一個團隊來醫治伍茲，每個人負責伍茲身體和臉上的不同部位。「我們的作法就像在種種籽，儘量把『土壤』準備好，以便接受並『生長』得來不易的皮膚。」默里訝異的發現，捐贈者的皮膚竟然存活了一個多月，這對伍茲的醫治成果極為重要——他的身體和營養都有時間進步，讓接受移植的部位有時間癒合，以便生長新的皮膚。經過十八個月和二十四次手術後，伍茲終於復原得差不多，可以回家了。他雖然吃盡苦頭，卻依然保持清醒樂觀和熱情。他後來成為一名成功的商人、政治家，也成了默里的好友及支持者。默里對伍茲的病例寫道：「查里斯引領我，讓我用某個人身上的組織，去救另一個人的性命。」

一九五一年，默里完成他在布萊根的訓練，也在紐約花了一段時間學習美容外科。那時他知道自己想參與外科研究，也看出伍茲身上持久使用的移植皮膚，跟腎移植難以運作的問題間有什麼關連性了。他喜歡這種看似難以克服的挑戰，而且這些患者總需有人替他們做點**什麼**，否則就會死亡。默里加入休姆的團隊，背後有莫爾和梭恩的大力支持。他們選用狗來做實驗，最初三年，默里大部分的實驗是摘除狗的兩顆腎臟，然後把其中一顆植回同一條狗身上的各個部位，目的是要找出最適合移植腎臟的地點。慢慢的，默里確定了庫斯在一九五一年、以及不久之後漢保格小組所使用的同一個身體位置。

一九五四年秋天，麻塞諸塞州，波士頓

「與許多雙胞胎一樣，理查跟萊諾是彼此最要好的朋友。」默里提到海瑞克兄弟時（Richard and Ronald Herrick）表示，這兩位同卵雙胞胎將改變移植醫學界。理查和萊諾・海瑞克在麻塞諸塞州，拉特蘭（Rutland）的酪農場裡長大，一九五〇年韓戰爆發時，兩人一起從軍。萊諾在陸軍服役，理查則在海巡隊。一九五三年兩人退役後，原打算一起搬回麻州，但理查卻未現身，不久之後，萊諾接到一封信，說他的孿生兄弟因慢性腎疾在芝加哥接受治療。理查病情變重後，被轉到麻州的布萊頓（Brighton），以便在死前與家人更近。

這對雙胞胎的哥哥范恩在醫院詢問醫生，有沒有可能把自己的一顆腎臟捐給弟弟，醫生正想說不行時，卻發現自己望著另一個理查——他的同卵雙生兄弟萊諾就站在那邊——或許他真的能夠做點什麼。醫師知道布萊根有一群瘋狂的「傻子」正在做這類研究，醫生便與約翰・邁瑞爾聯絡，看他怎麼想，至少他們可以為理查・海瑞克做血液透析。

邁瑞爾聽到這對雙胞胎的情形後，很快的接受這次轉院申請，由於說要捐腎的人是范恩，不是萊諾，你大概能猜到萊諾當時心裡是怎麼想的。「我聽說過這種事，」他表示，「可是感覺上很像科幻小說裡的東西，雖然這是我們第一次有了一絲希望……我確實認真考慮很久。

但我的意思是，我才二十三歲，年輕又健康，而他們打算把我切開，摘掉我一顆臟器，光想就叫人驚呆了。我很天人交戰，我當然想幫我兄弟，可是我以前唯一動過的手術是割盲腸，而我一點都不喜歡。」一九五〇年代，人類（或動物）從未有過成功的腎移植案例，所以手術風險相當高。可是到最後，萊諾．海瑞克真的沒有選擇了。

默里和他的團隊知道他們想做的手術非常離經叛道，違背了外科醫生的誓言「首先，不能造成傷害」。他們找內科醫生、神職人員和法律專家諮商，這一大群人都支持他們放手一搏——但卻不是每一個人。亨利．佛克斯（Henry M. Fox），布萊根的精神病學主任被請去為萊諾諮詢，他在表格上寫道：「我認為我們應該謹慎，不該因急於想做出首例成功的腎移植而受到影響……重要的問題是，身為醫師的我們，是否有權讓這位健康的雙胞胎兄弟，面對願不願意犧牲的狀況。我不覺得我們有權利這麼做，因為健康的那一位面臨風險，患者的術後成果也並不明確。」

當時的情形與我們今日面對的十分不同，現在的腎衰竭患者能選擇做長期血液透析，如此一來，潛在的捐贈者若拒絕捐腎，也不會覺得病人是被他們害死的。還有，每位受贈者都有一個以上的潛在捐贈者；因為免疫抑制劑的發明，捐贈者與受贈者不再必須是同卵雙胞胎了。更重要的是，今天在談到潛在捐贈者時，我們能夠詳細的討論到許多手術中、手術後復元的細節，以及捐贈腎臟的長期風險。萊諾．海瑞克在做決定時，其實並沒有太多的資料，也不知道捐腎對人的壽命可能會有什麼影響。他問默里和團隊這個問題，結果被告知：「我們去找保險公司要他們的精算表，發現單靠一顆腎臟活命，並不會增加風險。」最後，萊諾只能咬牙「盲目的相信」了。手術前一晚，理查清醒時寫了張紙條給萊諾。「離開這裡，回家去吧。」但當時萊諾已經鐵了心，他把紙條扔開，不再多想。

不過首先，默里和他的團隊把每個能做的檢查全做了，確保理查和萊諾是同卵雙生無誤。包括送他們到警察局打手印（結果害他們身分曝光——一名在警察局的報社記者嗅出有蹊蹺，便刊登他們的故事，搞得手術團隊壓力超大）。默里還為兩人交換植皮，確定在四週之後移植的皮膚沒有排斥現象，完全被接受。

等一切就緒後，默里才想到，自己從來沒有**做過**人體的移植，在為雙胞胎開刀前，他得先做練習。默里聯絡所有城裡的病理學部門，在十二月二十日一個飄雪的夜晚，他和莫爾開了第一例美國的人體腎臟移植術，將腎臟植入髂窩中（iliac fossa，今天我們依舊把腎臟擺到這個地方）——只是捐贈者與受贈者都死了，因為他們是同一個人。

一九五四年十二月二十三日，波士頓

萊諾的手術由布萊根泌尿科主任哈德威．賀里遜（J. Hartwell Harrison）執刀，賀里遜是團隊中做腎臟切除術（把腎臟取出來）經驗最豐富的人，可是他也揹負最大的風險。賀里遜要負責幫那位從手術中得不到任何醫療好處的萊諾動刀。至於理查．海瑞克的手術，則由默里一肩挑起。他的老闆莫爾，在捐贈的腎臟摘取下來後，從賀里遜的手術室把腎臟送過去讓默里將它縫入，在一小時又五分鐘之內，把動脈和靜脈接上去（比我們現在稍長了些，但那可是第一次啊），在沒有血流的情況下，手術時間總共一小時又二十二分鐘。腎臟變成了美麗的粉紅色，不久尿液開始從輸尿管中排出。他們完成了。

理查．海瑞克後來又活了八年，他在那段期間與照顧他的一位護士結了婚，並生下孩子。最後理查死於腎衰竭，因為原本的腎疾，在移植的腎臟上復發了。

至於捐腎的萊諾．海瑞克，他在五十六年後以高齡七十九歲去世。

首起成功的移植案例引起巨大回響，相關報導刊登在世界各大報紙頭版，人人都在討論腎臟移植。約瑟夫．默里一炮而紅，更神奇的是，其中一人有腎衰竭的雙胞胎開始湧入布萊根醫院，包括一對十三歲和七歲的雙胞胎。

就免疫系統的學習上，同卵雙胞胎的移植並未帶來任何有用或令人驚喜的資訊，但他們對少數努力實現移植的外科醫師及科學家而言，卻極能振奮人心。

可是接下來呢？回到動物實驗室。彼特．梅達沃最近才在《科學》雜誌上發表文章，顯示如何在基因不合的老鼠身上成功移植皮膚，這項發現為默里及所有在移植領域工作的人注入一劑強心針。設法讓人體移植成功的時機到了。

波士頓，MGH（麻塞諸塞綜合醫院），查爾斯頓實驗室（Charlestown Labs）

我是新手，汗水沿著我的背部流下，我不懂自己為何如此緊張。我在巡診時做過很多患者報告，而且一向很享受，可是這裡就是不太一樣。

醫學院畢業後，我在芝加哥大學當外科住院醫師，但依舊掛念著那顆腎臟，不知道自己得做些什麼才能成為移植外科醫師。我簽了五年住院醫生的約聘，可是第二年已經累到懷疑自己能不能撐下去了。我獲悉在擔任住院醫生期間，若能專心投入研究工作幾年，有助增加我申請做移植研究醫生的機會。我是不小心跑到MGH的（或他們喜歡戲稱為Man's Greatest Hospital，人類最偉大的醫院）。老實講，我從來沒做過任何研究；我在大學主修俄語和文學，但我絕不會讓自己的欠缺技巧成為阻礙，我逮住機會，在美國最優秀的移植實驗室裡工作了好幾年。

此時我四下張望，覺得自己準備得實在遠遠不足。出席的有五位主治大夫，包括心臟移植外科主任、移植手術主任、感染疾病科負責人，骨髓移植負責人，當然了，還有院長大衛・薩奇思（David Sachs）。

「好了，下一位是誰？」大衛問：「約書亞，你要不要上去？」

我走到黑板邊，手指著代表我第一位患者的磁鐵，「這是〇二七八五號，」我說：「他接受了心臟和腎臟移植，捐贈者做過一千拉德（單位）的輻射（rad、radiation absorbed dose，輻射吸收劑量），病人是二級吻符，且服用十二天的他克莫司[17]。腎功能很完美，但他上次的切片顯示有輕微排斥。」

我看到大衛示意要我停下來。「好，這邊再補充一下，告訴我們捐贈者為什麼要做輻射？你的假設是什麼？」

我回答：「好的，我先說明一下背景。各位都知道，腎移植越過第一級的不吻合，就符

17 譯注：tacrolimus，免疫抑制劑的一種。

合第二級，在短期使用高劑量的他克莫司後，就會變得有耐受性。可是心臟並不會，我想證實腎臟——」

「停，」大衛說：「你不能去證實，而是去**測試**。你先做出假設，然後在控制的情況下收集資料，以實驗去測試。」

「是的，對不起。我想**測試**腎臟是否有一批放射敏感細胞跑到胸腺，使得心臟變得有耐受性。」好了，我說出來了。

接著骨髓移植負責人說話了：「你能跟我說明一下，人體腎移植的放射療法歷史嗎？我們以前用過嗎？以前有用這種方式來獲取耐受性嗎？」

我相當確定在某個時候用過放射線，至少是在治療排斥時。「我知道有用過，」我表示：「但我還得多讀些資料。」

「好，不錯。」

等所有病列報告完畢後，我們走過走廊，進入病房做巡床。我們先從那些剛做完移植的患者開始：心臟、腎臟，甚至有一位胸腺和一位脾臟移植的。我們檢查患者的心跳，看看他們的排尿，就像過去兩年剛做住院醫生時的無數次巡診，只是有兩點不同。許多資深主治醫師跟隨著我們，這點並不尋常，而且患者是四足動物：豬隻。它們的病床就是籠子。我們可以感覺到它們的心跳，因為我們剛做完異位心臟移植——我們把心臟植入豬仔的肚子，做為輔助心臟，我們可以監視排斥的狀況，不必摘除豬仔自身的心臟，只要把手擺到受贈者的肚皮上，就能感覺到心跳了。

我在波士頓的三年裡眼界大開，看到了我從不知道的世界。我們在豬的實驗室裡探索各種方法，誘騙受贈者的免疫系統，在不需要一直使用免疫抑制劑的情況下接受移植的器官。簡言之，就是耐受性——梅達沃爵士在一九五三年所提出的概念。耐受性高的受贈者，對其他刺激會做出正常的免疫反應，但就是不會對移植的組織起反應。我們在豬仔實驗室裡使用的很多策略都成功了，包括一起移植骨髓細胞和器官，以及把捐贈者的胸腺跟另一個器官一起移植——這使得捐贈者的胸腺重新教會受贈者的T細胞，阻止它們攻擊移植的器官。

一九五八年，俄亥俄州，法蘭克林，晚間

三更半夜的俄亥俄郊區，當一位外科醫師切除一份發炎腫脹的組織，以為那是盲腸時，人類異體移植的故事便如火如荼的展開了。他切下來的其實是一顆腎臟。葛蕾黛絲年僅三十一，是兩個男孩的母親，她嫁給年輕的屋頂修繕師約翰。有一天葛蕾黛絲腹痛如絞，先生送她到急診室。醫生幫她檢查時，訝異她竟如此容易被壓痛——她一定是受到感染，而且看起來像是盲腸炎。

若在今日，葛蕾黛絲一定會被送去做電腦斷層掃瞄，注射抗生素和打點滴，也許一切就沒事了。然而，這發生在一九五八年，電腦斷層掃瞄機要二十年後才會出現。沒有斷層掃瞄，那位外科醫生絕不會知道葛蕾黛絲天生只有一顆腎臟，而現在她已經沒有腎臟，再過幾天就要嗚呼哀哉了。醫生看過波士頓腎移植成功的消息，葛蕾黛絲的兄弟說服他們安科鋼鐵公司的老闆，用公司的飛機送她去波士頓，於是葛蕾黛絲來到布萊根醫院，由喬・默里醫治。

為海瑞克雙胞胎兄弟移植後的數年，默里致力於研究如何將成功的移植擴大到大部分沒有同卵雙胞胎手足的腎衰竭患者身上。當時除了類固醇，沒有其他能用的免疫抑制劑，但已知道有一種療法，可以改變免疫系統：輻射療法。有不少研究成功的使用輻射改變動物的細胞與癌症，這跟亞歷克西・卡雷爾在一次大戰前曾經考慮過、但從未能追續研究的發現一樣。有關輻射對免疫系統的潛在關連性研究，在一九四五年，原子彈投在廣島跟長崎後才加速進行。約翰・邁瑞爾是負責投下核彈的第五〇九混合航空大隊（509th composite group）的航空軍醫，他研究輻射對倖存者的影響，許多倖存者因免疫系統遭受破壞而死於感染。邁瑞爾總結，輻射或許能在腎臟移植中扮演一角。

葛蕾黛絲是十二例做全身性放射療法且非同卵雙胞胎腎移植病例中的第一例。放射能破壞免疫系統，使捐贈的腎臟有時間「適應」，然後再注入骨髓，恢復患者的免疫功能，以防感染。骨髓取自各種來源——外科醫生未必能從捐腎者身上取得骨髓，因此有時得取自受贈者的家人。葛蕾黛絲到院不久後，有個四歲小孩在做腰部脊髓腔輸尿管分流術時（Matson procedure）捐出了一顆腎臟。

葛蕾黛絲在術後恢復期間一直待在手術室裡，因為她是感染高風險群，而這裡是院方所能提供最無菌的環境。三個星期後，新的腎臟開始運作，葛蕾黛絲便不必繼續做透析了。她狀況好轉了一個月，醫療團隊和家人都抱持高度期待，可惜最後衰敗的是骨髓，而不是腎臟。葛蕾黛絲無可回天的因感染而去世。

默里深受打擊，他日以繼夜的陪伴葛蕾黛絲，這次的失敗令他挫折至極。然而，他的下一位患者似乎更加無望：一名十二歲的男孩。他跟葛蕾黛絲一樣，在接受器捐贈的骨髓之前也做了放射，可是他還沒等到腎臟，便死於感染了。

接著是第三個病例：約翰．萊德里斯（John Riteris）在一九五九年一月十四日接受捐腎。由於開頭的兩個病例嚴重失敗，兩位患者均死於感染，默里和他的團隊修改了治療的細部計畫，使用未達致死量的輻射。低劑量輻射，再加上捐贈者與受贈者之間為近親——異卵雙胞胎兄弟，且沒有使用骨髓，患了布萊特氏病而性命垂危的約翰・萊德里斯接受移植後，腎臟立即運作，一開始一切都很順利，術後第十一天，他原本的腎臟受到感染了，兩顆腎被摘除後，約翰也跟著慢慢復原。在接下來的幾個月，約翰接受追加的輻射和類固醇，最後恢復正常功能。他用這顆腎臟活了二十九年，不必服免疫抑制劑，而且腎功能完全正常。最後他死於心臟手術併發症。

他們做到了！一起克服免疫學的障礙，做到具有長期正常功能的腎臟移植。然而，除了這起令人振奮的成功案例，十二位剩下的實驗患者，全都很快死於排斥或感染了。

這段時期，對所有參與的護士、住院醫生及外科醫師而言都格外艱辛。默里雖不捨晝夜的陪伴患者，將他們沈重的故事永遠牢記於心，但他從沒想過放棄。「有些人覺得奇怪，為何我們在面對如此多次的失敗後，仍繼續嘗試。」他在《外科魂》(*Surgery of the Soul*)中寫道，「每次失敗，我們就對如何準備患者、治療排斥、掌握診斷檢測時間，多了解一分。大夥一心一意的幫助腎病末期患者，我從不氣餒，如果我們放棄，患者就毫無希望了……同卵雙胞胎的經驗——那時有十八例了——正是帶領我們走向目標的明燈。」

羅伊·康爾的加入
一九五八年，牛津

演講廳擠滿了學生與研究生，證明梅達沃在器官移植領域中的名氣和演說的巨大魅力。梅達沃走上講台，嗡嗡的竊語聲立刻安靜下來，梅達沃以他絕佳的口才和精彩的議題征服全場。演講結束後，一名學生問，能否把梅達沃的研究結果應用於病患的治療。梅達沃停頓一會兒後說：「絕對不行。」

他的回答激勵了其中一名觀眾，羅伊·康爾（Roy Calne）。別人認為沒有辦法解決的問題，往往會吸引他。康爾在倫敦蓋茲醫院（Guy's Hospital）當醫學院學生時，照顧過一名腎衰竭的年輕男孩。時值一九五〇年，康爾與他的團隊除了給病人開點嗎啡，給他一張臨終用的病床外，完全束手無策。這件事一直掛在康爾心上，他並不知道當時已經有人在研究如何翻轉此事了，尤其是波士頓的大衛·休姆和他的團隊。康爾在接下來的八年繼續接受外科訓練，他總是在思索移植的可能性，總是因不可行與無處求助而感到挫敗，至少當時在英國是如此。

一九五四年，約瑟夫·默里為同卵雙胞胎移植器官成功，那次及接下來在波士頓的研究，對康爾和他的老師們影響甚鉅。康爾一完成訓練，便到皇家慈善醫院（Royal Free Hospital）學習用狗和豬做腎臟移植。當時流行以放射療法做為免疫抑制，康爾找到一架鈷放射機，但他很快發現，放射療法對他的患者來說並不是務實的作法。康爾鑽研文獻，尋找其他抑制免疫系統的辦法時，在《自然》雜誌中找到一篇由兩位血液學家羅勃特・史瓦茲和威廉・戴蒙薛克（Robert Schwartz and William Dameshek）所寫的文章。文中談到在兔子身上使用6－硫醇嘌呤（Mercaptopurine，6－MP）抑制對人類血清的免疫反應，讓康爾決定在接受腎移植的犬隻身上試用，結果有效。他在一九六〇年的《刺胳針》（*The Lancet*）雜誌上發表這項重大發現，這是使用化學免疫抑制劑延長大型動物移植腎臟存活時間的首篇報告。該報告使康爾得以進入移植免疫學的世界，並與彼特・梅達沃建立重要關係。梅達沃堅持請康爾去波士頓與布萊根的團隊工作，他親自寫信給法朗尼・莫爾。不久之後，康爾便來到約瑟夫・默里的實驗室。

康爾才剛成家，和他的家人從紐約市伊莉莎白皇后號下來後，先繞道至紐約州塔卡荷的布羅斯威爾康實驗室（Burroughs Wellcome laboratories in Tuckahoe），與喬治・希欽斯和翠笛・埃里昂（George Hitchings and Trudy Elion）兩位科學家（也是未來的諾貝爾獎得主）會面。他們把6－MP跟其他相關化學物合成，做為治療癌症之用。兩位科學家對康爾的工作印象深刻，並表示某些更新的製劑效果或許更佳。他們給了康爾幾種不同的6-MP衍生物，讓他去試驗，然後康爾才繼續上路。

康爾在一九六〇年抵達約瑟夫．默里的實驗室後，問默里能否用一些他從希欽斯和埃里昂那裡得來的藥物。對放射療法未來性亦有疑慮的默里默許了，兩人測試了約二十種不同的藥物，然後決定B.W. 57-322為最佳制劑，後來稱之為硫唑嘌呤（azathioprine）或Imuran（移護寧，免疫抑制劑）。康爾回憶：「這些實驗的最高潮，是到布萊根呈現首例腎移植後存活的狗。我們對牠使用硫唑嘌呤，腎功能正常已達六個月。在朗讀完狗患者的病歷後，門打開了，我的狗兒棒棒糖躍入擁擠的觀眾席裡，跟前排的特聘教授們玩成一片。」這些實驗室裡的勝利，加上斷斷續續出現、移植成功的同卵雙胞胎案例，鼓舞那些投身移植研究的人繼續往前推進。梅達沃回憶：「那個時期是免疫學的黃金歲月，舉世同步出大量的發現，我們都覺得能活在那個年代真好。我們整群研究這些問題的人全都相互認識，並盡可能常會面，交換想法和實驗室的最新消息。」經過所有實驗室的成功後，大家決定把硫唑嘌呤用在臨床上。可惜康爾此時必須返回英格蘭，離去固然令他失望，但康爾知道自己在倫敦將會持續走這條路。

硫唑嘌呤接連三次使用失敗後，默里在一九六二年四月五日幫邁爾．多塞特（Mel

Doucette）做移植。二十三歲的會計師多塞特在布萊根做透析時，一位三十歲男子於心臟手術期間死於台上，便捐出腎臟了。多塞特在移植後，有過兩次排斥現象，都用類固醇脈衝治療（steroid pulses）治好了。多塞特的新腎臟維持了二十一個月，接著他做了第二次移植，又維持了六個月，直至他死於肝炎，很可能是因為受到移植器官的感染，或與輸血有關。這是在開始做肝炎病毒檢測之前多年的事，當時是一九六二年，腎臟來自已故器官捐者，而且還沒有做過放射。有這樣的結果，已被視為巨大的成功了。根據默里的說法：「在短短八年內，從一九五四年，海瑞克雙胞胎走進布萊根的大門開始，我們已達成我們的目標……成功從已故捐贈者身上移植器官——現在我們已經充份掌握住這項技巧了。」

這只是腎臟移植的開端。外科醫師終於找到以化學免疫抑制劑防止排斥的策略後，現在要展開更艱困的工作——把活體及已故器捐者的捐贈，化為臨床的事實。專做移植手術的醫學中心數量開始增長，那些對移植有興趣的醫生與科學家齊聚一堂，熱切的呈現各種成果，辯論治療的策略。除了布萊根醫院，以及人在倫敦的羅伊．康爾，還加入了幾位生力軍。

一九六一年末，托馬斯．史塔哲[18]——以其對肝臟移植的貢獻而聞名——來到科羅拉多大學，他全心投入腎臟移植的領域。史塔哲按照自己慣有的作風，實驗室及臨床雙管齊下，使用活體和已逝捐贈者做腎移植研究。到了一九六三年，史塔哲已呈現並發表了他在三十多例腎移植中的研究結果，成果比目前任何人的都好。他的主要貢獻是提高類固醇的劑量，並合併硫唑嘌呤使用，他以高劑量類固醇做脈衝治療，展現出極具說服力的抗排斥效力。

到了一九六〇年代中期，已有超過二十五個做腎臟移植的醫療計畫，而且長期存活者的人數也越來越多。及至此時，腎移植尚有許多失敗的例子。遲至一九七〇年代末，腎移植患者一年的存活率，還未超過50%，半數的移植患者在術後第一年失去移植的器官，更有許多人喪命。若說一九六〇年代是移植的興奮期，終於看到移植手術是可行的，那麼一九七〇年代，則曝露出令人沮喪的事實——失敗與成功一樣常見。

器官移植的盤尼西林

有一種藥改變了一切。一九五八年，瑞士山多茲藥廠（Sandoz，後來成為Novartis藥廠的一部分）的高層擬定一項計畫，要出差或渡假的員工採集土壤的樣本，以篩檢可能具有免疫抑制或抗癌特質的真菌代謝物（fungal metabolites），藥廠每個星期會檢測二十個樣本。

---

18 譯注：Thomas Starzl，一九二六至二〇一七。

一九七二年一月三十一日，一位到挪威渡假的員工採集的編號24-556樣本呈現出驚人的免疫抑制力。接下來的一年，他們將樣本（因其結晶構造及採自於真菌孢子，而將之命名為環孢靈A，cyclosporine A）予以精鍊並研究。山多茲藥廠的約翰·法朗柯·包瑞爾和哈德曼·史塔賀林（Jean-Francois Borel and Hartmann Stahelin）密集的測試環孢靈，確認環孢靈強大的免疫抑制性。

康爾過去二十年來一直在尋覓預防移植排斥的新複合藥劑。一九七七年，他與免疫學家大衛·懷特（David White）出席一場英國免疫學學會的演講，包瑞爾在會上呈現環孢靈A的各種發現，令康爾與懷特印象極深，他們設法取得少量的環孢靈，在老鼠的心臟移植上做了一些初步實驗。實驗結果好到不像真的，經過重複測試，獲得相似的結果後，康爾與史塔哲聯絡，以取得更多劑量的環孢靈A做大型動物測試。結果史塔哲告訴他，山多茲藥廠對這種藥物已經沒興趣了，但他可以把實驗室裡剩下的藥拿走。康爾用這些藥，在狗身上做腎臟移植，以豬隻做異位心臟移植——再次獲得了驚人的成果。康爾已準備進一步做人體移植了。

康爾飛到瑞士巴塞爾（Basel），想說服山多茲藥廠的董事們承諾生產環孢靈A。在經過許多討論後，藥廠「勉強同意，並認為研發環孢靈是一種道德及人道的作法，雖然或許會賠錢。他們壓根不知道這個合成藥劑將為器官移植帶來革命，創造出全新的廣大市場，並成為他們公司的搖錢樹」。

人體試驗最初始於一九七八年，結果有些不如人意；高劑量的藥物對腎臟有毒性，儘管如此，七位出院患者中有五位腎臟能夠運作。康爾接著又替三十四位患者做腎移植，只使用環孢靈，結果患者死亡率極高。五位患者死了，三位得了癌症，而且幾乎沒有人有正常的腎功能。

史塔哲一開始雖對康爾的成果抱持疑慮，但向來勇往直前的史塔哲還是試著使用環孢靈了。就像之前使用硫唑嘌呤一樣，史塔哲將環孢靈與類固醇合併使用，以減低對腎臟的毒性。一九七九年十二月至一九八〇年九月之間，史塔哲為六十六位患者做了非隨機試驗，不久之後，他搬到匹茲堡，結果一舉成功。一九八一年，史塔哲做了六十五例腎移植，使用prednisone類固醇加環孢靈，結果證實有效，器官移植患者存活一年的比例高達90％。

到了一九八三年，環孢靈通過ＦＤＡ（美國食品藥物管理局）認證，做為腎臟、肝臟和心臟的移植藥物。環孢靈的發現，使器官移植領域往前邁進一大步——或許與一九六〇年代的幾個重大先例同等重要。器官移植的時代終於來臨了。

第三部

跨出腎臟移植

只有那些願意冒險遠征的人，才可能知道一個人能走多遠。

——艾略特（T.S. Eliot）

6 心內直視手術：體外循環手術的發明

這堆用金屬、玻璃、電用馬達、水槽、電器開關、電磁體等拼湊出來的東西，看起來就像某種可笑的魯布·戈德堡機（Rube Goldberg apparatus，意指將簡單複雜化的機器）。雖說這部機器需要精心使用才能發揮功能，但我們非常以它為傲。今天我們所使用的心肺機，跟早期的機型幾乎無半點相似，就像現在的噴射機，跟一九〇五年萊特兄弟其中一位從奇帝浩克的沙丘開入空中，那架聚合了各種管線、支架與帆布的飛機，已無半點相似。

——《小約翰·吉本，心臟之夢》，哈里斯·蕭麥克著

（*John Gibbon Jr, In A Dream of The Heart*, by Harris B. Shumacker）

人體腎臟移植之路遵循著一份年表，從卡雷爾、科福、梅達沃到默里。在默里和他的同

事們解開腎移植之謎前的許多年，大部分外科醫生最討厭進入胸腔幫跳動的心臟開刀，因為病人必死無疑。腎外移植的故事，始於心臟。我們得再跳回過去，看看幾位自認也許能破解神祕心血管系統問題的英勇靈魂。

而我自己的故事，也得回溯到我的勇氣第一次遭受測試的時候。

芝加哥大學，實習與住院醫師

我的實習過程是一場災難。我雖然在紐約讀完四年醫學院，取得正式的「醫師」頭銜，但是除了採集死人皮膚，在手術室裡剪剪縫線外，並沒有真正的技能。醫學院除了給我一堆有關生理學和生化學的死知識外，對於幫我做好準備，迎接即將面臨的事，幾乎毫無作為。

身為實習醫師，我的第一項要務是取得照顧患者的經驗。我跟其他實習醫師得照料許多患者，及眾多的主治大夫，我們從來沒辦法把工作做好。我的工作效率越高，就越不把病人當人，像把他們視為工作清單上的一個項目。我在插針和管子、拔針和管子、切割、縫線和做引流時，把病人弄得好痛，我變得對他們的病痛麻木不仁。我會說：「放輕鬆，深吸一口氣，你會感覺到一些壓力。」可是我並未真正去聆聽或注意病人。我在幫病人做膿腫引流時，他們會扭動，而我只顧著繼續引流。事實上，我已嚴重到把病人視為阻擋我完成工作的妨礙了。記得有一次，我走進病房幫患者拔胸管，病人剛好坐在桌邊，前面放著餐盤，我並未讓他先躺回床上，直接幫坐在那裡的他拔管。工作完成。

這聽起來雖然冷漠，可是手術時一定得有某種程度的淡漠才行。一旦手術開始，我便跟台子上躺的、有生命、有家人的病人斷絕關係。是的，外科醫生的訓練之所以那麼長久又那麼艱難，部分原因是你必須練到能淡定去做每天該做的事，不能過於執著，為每位患者耗盡情感。

我在接受訓練兩個月時，弄死了第一位患者。當時我的任務是為一位需要點滴注射抗生素的老婦放置中央導管（central line），這種療法我之前做過許多次：放置中央導管，又稱中央靜脈導管置放術（central line cathetere），得將一根粗針插入患者頸部或胸膛的靜脈裡，然後讓插入十五到二十公分的插管靜置在心臟外側的靜脈裡，做為注射藥物、輸液，或抽血之用。這位患者已經八十多歲了，她長期使用呼吸器，而且脖子上做了氣管切開術。她無法說話或用任何可感知的方式與人互動，而且整個人蜷曲得有如麻花。這樣有什麼意義？我打電話到主治醫師家，他要我置入中央導管。我拿著工具箱和所有裝備，然後打電話給患者的兒子，解釋每種治療都會有風險，中央導管放置術的風險相對低，應該不是什麼大事。他跟我道謝。

我把碘酒倒到患者胸口，戴上消毒手套，然後取出針。接著我用大拇指按住她的鎖骨，把針刺入鎖骨下方的皮膚裡，針尖戳到鎖骨後，再往下推，好讓針能插到鎖骨下方，推向胸口，我不斷把針筒的活塞（plunger）往回抽。我把針推到底了，但抽不出任何的血。這表示我沒有打到靜脈，可是我也沒抽到任何空氣，所以我想應該沒有刺到她的肺臟，這是好事。我把針往回抽，改變角度，再次進針。這回我抽到很棒的黑紅色血液，針頭打進去了。我把活塞抽掉，讓血液慢慢回流，接著我把導線推進去，然後移去針頭。我把三腔靜脈導管（triple lumen catheter）套到導線上，確認抓穩了從導管末端退出來的導線，以免導線被流往心臟的負壓吸入病人體中。我把導管推進約十五公分，然後移除導線。所有腔管都注了血。

我正準備縫合固定導管時，監測病人氧飽合度的監視器卻開始發出警訊。我看著監視器：病人血液中的含氧程度僅有40%，那不是好現象，至少應該要有九十幾。我快手快腳的開始縫合導管，希望監視器發出的警報聲只是因為她手指上的感應器官滑掉了。然而，病人的氧飽合度持續下降，接著她的血壓袖袋的警告器也發出聲音了，監視器上顯示，她的心跳降到二十幾，病人就快掛了。

我驚覺自己一定是在第一次進針時戳到她的肺了。我結紮導管上的縫線，轉頭對目睹這一切的醫學院學生說：「打開書，翻到高張性氣胸（tension pneumothorax），然後告訴我要用多大規格的針刺入她胸口，還有要刺哪裡。」此時我拿著聽筒仔細聆聽患者的胸口，但我聽不到任何呼吸聲。糟了。

學生大喊說：「14或16 G針，第二肋骨間隙。」

我衝出房間搶到置物車旁，同時對護士大喊：「呼叫緊急救援！」我從推車裡抓起一大把粗針，奔回患者身邊，往她胸口又倒了些碘酒。接著我拔掉最粗針的蓋子，把針插進她胸口離鎖骨不遠的地方，一堆空氣跑了出來，但願這是個好現象，可是病人的氧氣飽合度卻絲毫不見起色。

我聽到背後上方廣播緊急救援，我知道幾分鐘內，便會有一群人湧入房裡，問我到底做了什麼。我把第二根針插到第一根針的旁邊，更多空氣跑出來了。監視器螢幕上沒有其他改變，當我開始做胸部按壓時，一群人進入病房中。

他們在屋裡站了一會兒，不知道我到底在做什麼。接著其中一名住院醫生走到床頭，開始用人工急救甦醒球（Ambu bag）把氣灌到病人的氣管裡。

我聽到我的總住院醫師查理在我身後問：「出了什麼事？」

「我想我在放導管時，刺破她的肺了。」

「靠。我們插一條粗的胸管進去，看看有沒有用。」

我們都知道不會有用，查理把他一向隨身放在口袋裡的刀子拿給我——別擔心，是消毒過的——他帶領我做完插管，因為這是我第一次做。我們在第五肋之間的地方下刀，我用一個大鉗子推開她肋骨間的肌肉，更多空氣跑了出來，我們把管子插到她的肋骨和肺部之間。這段期間裡，醫療團隊忙著做CPR。我們把管子接到護士準備好的抽吸罐裡，但全都不見改善。

緊急救援約二十分鐘後，大夥全都同意該停止搶救了。她死了，是我殺的，我們稱這種死法為「死得乾淨」（clean kill），誰該負責，是再明顯不過的了。

查理用一手攬住我說：「別擔心，說不定這樣反而最好。」一位剛巧在附近的主治醫生也進房對我說：「也許她早已經死了。」

我知道她並沒有，我打電話給她的主治大夫，讓他知道發生何事，他對我表示感謝並致歉，我表示要打電話給家屬，他說那是個好主意。

我打電話給一個小時前，同意我動手術的患者兒子。「嗨，我是馬茲里奇醫師，之前與您談過中央導管置放術的那位？我有一些與令堂相關的壞消息，令堂很不幸的發生併發症，肺部承受極大壓力，肺臟被導管刺破了——」

他打斷我，問：「她去世了嗎？」

「是的，我很遺憾。」

他沈默幾秒鐘後說：「好的，謝謝。我們很快會趕到，謝謝你的努力，她現在可以安息了。」他想讓我好過一點。我很氣自己被推入這種困境，可是又覺得極度罪惡。我剛剛殺了一個人，你不可能很快適應那種感覺。

我當住院醫生的第二年尾聲，替一位特別惡質的總醫師工作──那傢伙叫查理（可是跟幫我插胸管的查理不是同一個人）。這時，我已被視為醫院裡面最傑出的住院醫生之一了，可是卻沒有人知道，我什麼刀都不會開。我是個挺得人緣的傢伙，總能自在的講笑話，跟大家互動。一般來說，主治醫生負責主刀，我在一旁協助，並讓大家笑聲不斷。沒有人真正注意到我缺乏進步，我以為船到橋頭自然直，等時候到了，我自然會明白怎麼做。但實際上，那樣是行不通的。

有一天，其中一位老師要查理指導我治療一個病例，一個像腹股溝疝氣之類的小刀。等病人準備就緒，蓋好布，準備動刀時，查理只是站在那裡說：「開吧。」可是我還沒研讀開刀步驟，根本不知從何下手。

接下來的兩個鐘頭對我而言，簡直生不如死──每一個步驟，查理都在對我示範，我根本不懂如何開刀。接著他粗率直白的評語，改變了我接下來十年的訓練方向。這位老兄說：「哇，馬茲里奇，原來你完全不懂你在這裡幹嘛啊，每個人都以為你是很棒的住院醫生，可是我不覺得過去兩年你有學到半分手術的技術，你在你們班上根本是吊車尾嘛。」

我知道他說得沒錯，他的話令我極度不安，我銘記於心。自此之後，無論我多晚回家，或第二天得多早起床，我都會為次日的病例做準備。我帶著手術圖譜，把每個病例的步驟走一遍，試著在心裡開每一台刀，並且設法更積極的進手術室，進去之後也不再亂開玩笑了。另外，我老實評估開完刀後自己對病例的了解程度。外科學習必須主動，我（還有其他每個人）雖然畏懼查理，但我實在欠他一份感謝，他點醒我如何才能學習當一位外科醫師。查理，如果你有在看這本書，我要謝謝你，雖然你還是個爛人。

回想我在當住院醫師時，所有輪訓過的工作中大概沒有比心臟移植更瘋狂或難忘的。我常拿心臟外科醫師開玩笑，說他們的手術區塊太小，心臟構造又太簡單，事實上，我差點就選擇當心臟外科醫師了。

對我而言，心臟外科是一翻兩瞪眼的事。手術若做得好，病人就沒事，否則患者便一命嗚呼。我們以前總說，刀若開得好，就算把病人扔出醫院，他們也不會有事；可萬一出了差錯，無論你再怎麼努力，也無力回天。這麼說雖過於簡化，但我心裡確實這麼認為。我在當住院醫生第二年，第一次受心臟科訓練時，本來應該跟我在一起的另一位住院醫辭職了，所以我自己去受訓，一週工作達一三〇個鐘頭。

那段分不清是白天或晚上的日子裡，我遇到太多瘋狂的故事：在半夜打開胸腔，放置粗大的線管，輸好幾個單位的血液。說到自力更生，我在心臟科受訓時，比在其他地方練得更自立自強。

有位外科醫師格外令我難忘——鮑伯．卡爾普（Bob Karp）。我從卡爾普身上學到的生理學、患者照護、責任心及忍受力，比受訓期間其他人身上學到的都多。卡爾普是位嚴格訓練出來的優秀心臟外科醫師，他在一九五八年取得醫學學位。卡爾普對嬰兒及兒童的先天性心臟疾病手術尤其感興趣，在芝加哥籌辦了一個大型計畫。通常像卡爾普這樣聲威顯赫的外科醫生，都會有研究醫師陪著他開刀，可是卡爾普醫生沒有收研究醫生，因此刷手進去的是住院醫生，即使他開的是難度極高的嬰兒，重建他們的心臟，讓他們使用維生幫浦。卡爾普的開刀房很安靜，僅有幾乎聽不到的古典樂和他輕聲命令技術師打開體外循環幫浦的聲音。卡爾普在手術室裡相當冷靜，可是你若惹到他，他絕對可以把你摧毀。

每天晚上九點鐘及每天早上六點，我們住院醫生就得來個「卡爾普通話時間」，跟他說明患者的狀況。晚上電話沒打之前，絕對不能回家，而且第二天早上，老早就得在通話之前回醫院。通話前二十分鐘，我們便在病房奔走，收集列在大牆圖表上的病人狀況，他們的生命徵象、檢驗報告、輸入與排出、加壓反應和服藥。護士都知道「卡爾普通話時間」，如果她們喜歡你，就會幫忙把病歷表準備好，填妥，甚至疊好，你只要拿走即可。萬一落掉一份病歷，肯定會被削慘。每次我撥打卡爾普的號碼時，心跳都會加快。

「哈囉。」他會靜靜的說，彷彿不知道是誰打來的。

一開始我還想先哈啦一下，但很快就發現他不來這套。

「生命徵象！排出量！」他會大聲尖叫，他才懶得聽我發表個人意見。

我開始報告病人的各種數據：血壓、心率、胸管排出、尿液、加壓反應、檢驗報告。

聽到一個程度後，他會打斷我：「給這個，做那個，把他轉出去，輸血。下一個。」然後我再往下報告。

隨著時間過去，卡爾普很了解我了，約莫一個月後，他甚至讓我表達自己的意見。

「史密斯先生看起來很好，我不擔心他。」

「下一個。」

能獲得卡爾普的信賴，是我這一生中最驕傲的成就之一。跟他工作近兩個月，我便想專攻心臟外科了。讓心臟停止，然後再次搏動，重建小寶寶畸形的心臟幫浦，純粹的技巧要求、一翻兩瞪眼的結果──這些都令我深深著迷。卡爾普一發現我對這個領域感興趣，便把我叫進他的辦公室教導，我們會一起談論各種文章、討論生理學，或者他會問我有什麼問題。他對心臟無一不曉，知道為何有些手術成功，有些失敗，而且當他犯錯時會坦然承認。

雖然最終我並未選擇心臟外科，但我依舊對這科十分著迷，而這種迷戀，泰半來自那些使心內直視手術變成事實的人。沒有什麼比啟動體外循環與心臟切停之間，這樣完美的協調與配合更酷、更美的事了。當你打開胸膛，露出運轉一切、乍看下有如一袋狂亂擠動的蟲子，但其實這是合協運作的心臟；當你插入各種注滿鮮血的導管，聆聽心臟外科醫師與幫浦技術人員間來回的對話，他們天衣無縫的往返配合，似乎簡單無比；當心臟外科醫師說出那句名台詞：「打開循環機」，然後注入心臟麻醉灌液，使心臟停跳；當你除了機器接管心肺功能咻咻的轉動聲外，什麼都聽不到時──神祕的心臟便不見了；現在它只是一袋裝著血液，十分容易操弄的東西。

當然了，事情並非總是那麼容易。外科醫師能走到這個地步，在一天之內輕易的讓心臟開始跳動又停止這麼多次，也許是二十世紀醫學最偉大的成就之一。有了這個必要的步驟，才能夢想外科最不凡的一項成就：心臟移植。如同科福的血液透析器是腎臟移植的成功條件一樣，體外循環機的發明絕對是心臟移植的必備條件，由於那些勇於採用的人，使得體外循環機顯得更加不凡。

一九三〇年十月，某日早晨，麻塞諸塞綜合醫院，手術室

每隔十五分鐘，傑克．吉本（Jack Gibbon）便會為患者臂上的血壓帶充氣。他一邊慢慢放掉臂帶裡的氣，一邊仔細以聽筒聆聽她的脈搏。吉本從昨天下午三點就一直在量血壓——連續十七個小時，監看患者的心跳、血壓和呼吸頻率。這位年輕女子躺在手術台上，已做好準備，覆上鋪布，一雙手臂從消毒布塊下伸出來。前幾分鐘，吉本注意到她的呼吸變得更侷促了，患者脈搏微弱，越來越難量到血壓。大約在早晨八點鐘，病人停止呼吸了。

他們通知邱契爾醫生（Churchill），醫生衝進手術室。「邱契爾醫生在六分三十秒內打開患者胸腔，割開肺動脈，取出一大塊肺栓塞，然後用一根側鉗夾住肺動脈的切口。」這種手術稱為崔氏療法（Trendelenburg procedure），以二十三年前首度採用這種手術的醫師命名。當時美國尚無成功使用崔式療法的病例，這個早晨也不例外。

所有吉本、邱契爾及其他參與者的努力全都白費了，但許多年之後，吉本想出一個點子，

因此解救任何人都沒想像過的人數。「在那個漫長的夜裡，我無助的望著患者掙扎求存，看著她的血液越變越黑，靜脈越來越擴張時，自然而然的想到，若能將一部分發藍的血液，從患者腫大的靜脈裡移出來，把氧打入血液中，讓二氧化碳從血中排出，然後不斷把變紅的血液輸回病人的動脈裡，說不定能救她一命。我們可以繞過阻礙的栓塞，在體外替代患者一部分的心肺功能。」

吉本再細想，發現實際上也許更簡單，只要他能試著繞過肺臟，為血液打氧，執行心臟的功能就成了。他還發現要竅在於，不是要做一個能代替心臟功能的幫浦，而是要設計一個能為血液輸氧的充氧器（oxygenator）。

吉本在MGH實驗室工作期間，還有另一樣收穫：嬌妻一個。邱契爾的實驗室主要技師媚比琳花了一年的時間幫忙吉本，兩人最後陷入愛河。這對夫妻回到費城待了三年，吉本在費城開刀執業，兩人共組家庭。不知為何，吉本對心肺機的點子十分執著，他試著參與研究，可是開業需投注的時間根本不可能讓他有任何實質成果。他詢問前老闆邱契爾，自己能否跟媚比琳一起回MGH一年，繼續研究這項計畫。邱契爾雖然覺得那無濟於事，但還是同意了。

一九三四年，吉本回MGH做了一年研究，他所有的薪水和用品均來自哈佛和MGH，財務上確實吃緊。吉本花了兩塊美元，從二手店買了一架空氣幫浦，用他身邊能找到的便宜零件自己動手打造。他決定專心以貓做為動物試驗的對象，因為貓很嬌小，且容易取得，是最適合的選擇。「記得我拿鮪魚當誘餌，拎著麻袋在夜裡的比肯丘（Beacon Hill）四處亂走，捕抓當時波士頓氾濫成災的野貓。當時數目之多，SPCA（防止動物虐待學會）一年就要撲殺三萬隻！」他接受附近大學許多教授的建議，包括麻省理工學院在內。吉本夫婦一早來到實驗室，工作至深夜，力求他們的發明能夠完善。他們計畫把插管從貓的頸內靜脈伸入心臟的上腔靜脈，抽取靜脈血液；上腔靜脈是將缺氧血輸回心臟的大條靜脈之一，血液通常會被輸入肺部，吸收氧氣，然後送回身體裡。吉本夫婦接著讓血液通過他們的幫浦系統，分散二氧化碳，把氧氣打進去。接著再把血液打回插在貓腿股動脈的插管中，導回大動脈裡，血液再把氧循環輸送到各個臟器，供其存活。在MGH那一年的尾聲，吉本夫婦成功在貓身上做出維生的體外循環機。吉本回憶：

我永遠忘不了那天，我們竟能一路使用鉗子徹底阻斷肺動脈，在手術中使用體外血液循環機，而動物的血壓絲毫沒有改變！老婆和我彼此相擁，在實驗室裡跳起舞來……我知道，雖然現在每天全世界都有人在做心臟手術，讓我很有成就感，但我這輩子，從來不曾像三十二年前在MGH的舊巴佛芬奇大樓實驗室裡跳舞時那麼的快樂。

一年結束了，吉本回到費城重新看診，同時也比以往更全心的繼續研究。他把循環器做了許多改善。一九三九年，吉本提出報告，貓在執行長時間的心肺體外循環後，仍能存活很久。到了一九四一年，就機器的大小、穩定性及功能性而言，吉本已把機器改造得相當不錯了。吉本改以較大的狗隻做實驗，再次提出成功的報告。吉本在加入二次大戰美軍陣營時，依然不忘製出人類體外循環機的目標。他先是當外科醫師，後來也成了優秀的醫療和軍事人才。吉本萬分不捨的延後他的研究，在軍隊中渡過接下來的四年，主要待在太平洋戰區。幸好他熬過戰爭了，吉本的心從未遠離那份在家鄉等他的工作。

芝加哥大學

我俯視著跳動的心臟，覺得很不自在。打開腹腔時，當然會看到脈動的小血管，還有輕輕對你咕嚕嚕蠕動的腸子，可是生猛跳動的心臟似乎在對你尖叫：「滾開！」這位患者才十七歲，也是令我苦惱的原因。身為第四年的外科住院醫生，我還沒練成可以在手術中完全把自己與患者抽離開來的功力。我們要摘取男孩的左肺，他之前做過好幾次肺部楔形切除術，切除一顆不斷長回來的罕見腫瘤，現在腫瘤又回來報復了。手術到目前為止都很順利，我們小心翼翼的在他的左邊肺動脈四周切著，並繞一個大結。現在我們準備把血管吻合器（vascular stapler）的釘口放上去，然後打釘。吻合器會在兩側各打三根釘，並從中間切斷。那是白色釘槍，所以釘針大小為二點五毫米。我知道應該沒問題，可是有件事頗令我緊張。肺動脈是條很大的血管，但血管壁看起來好薄——我可以看到血液隨著患者的每記心跳流過血管。還有，患者的血管十分擴張，我拿著吻合器在血管四周滑動。

「釘吧。」主治大夫信心滿滿的對我說。我跟他一起動過幾十次刀了，知道他經驗老練——讓我覺得較為冷靜了。

我握緊手把，閉上吻合器；它緊緊密合。接著我打開按鈕加熱，按壓手把三次，往前釘合、切開。我鬆開吻合器，把它交還給刷手技師。一切看起來都很好，可是接著吻合線上滲出一點血了，在靠心臟的那一側。一開始只滲了一點，幾乎難以察覺。我把手探下去，稍微擠壓一下做測試，結果血管突然爆開了——我原本探著身仔細察看，血管竟在心臟全力壓縮下爆開。我幾乎跟瞎子一樣的用兩手重重按住心臟，想將血止住。我說「跟瞎子一樣」，是因為我的臉上噴滿了溫暖黏稠的血液，我可以感覺額頭上全是血，嚐得到浸透我的口罩、從臉上淌下、帶點金屬味的鹹血。我費盡吃奶的力氣，用雙手壓緊那團扭動的肌肉，把噴發的血液減至每次心跳僅剩兩、三道細小的血流——有點像用大拇指按住水管一端，用更集中而強勁的水流去沖你的朋友。我抬眼隔著凝在眼鏡上的鮮血，望向刷手技師，她的兩隻手就壓在我旁邊，拚命減少沒被我擋住的血。我發現鮮血從她的臉和口罩上滴落，我還注意到我的主治醫師已經沒站在那兒了。我扭頭看見他倒在我後方的地板上。

我回頭垂眼看著手術區塊，不知道自己還能做什麼。我舉起右手一根指頭，想看清洞口大小，結果又被溫暖黏稠的血液噴得滿頭滿臉。我再次緊壓回去，對助手[19]大喊：「叫心臟小組過來！廣播叫他們來！」我跟技師站在那裡，她的手緊按在我手上，感覺像已過了好幾百年。

廣播傳出去後，一堆人湧入小小的手術房。等他們看到我們兩人噴滿血液的臉後，全驚恐的縮成一團。其中一名心臟外科醫生和他的研究醫生終於進來了。外科醫生看看我們，又低頭看看傷口，然後說：「哇咧！別動。」我可以看到他臉上露出淡淡的笑意。

我的手顫抖酸痛，但我努力甩開腦中的那份痛楚。我們還沒完全控制出血，每次我試著更動手指的位置，就會噴出更多血。我們繼續抓緊心臟，讓心臟小組刷手站到我們身邊。他們讓病人露出鼠蹊部，在上面倒滿碘酒，然後劃開腿與身體交接之處。他們很快切斷他的股血管，我可以聽到身後有許多動靜，小組人員把體外循環機推進來。心臟外科醫生等插管都就定位後，一場技師與心臟外科醫生之間的美妙對話於焉展開。

醫生：「準備開幫浦了嗎？」

灌注師：「準備好了。」

醫師：「打開。等達到全流（full flow）再告訴我。設定七十毫米汞柱……引流狀況如何？」

灌注師：「很好。全流。」

然後謝天謝地，最後的：「啟動體外循環。」

血液注滿通往循環器的塑膠管子，在短短幾秒，將管子從透明變成了紅色。患者身上流出的血液看起來顏色很深，回流時成了更明亮的紅，滿載著氧氣，少了二氧化碳。

「好了，你們現在沒事了。」心臟外科醫師淡定的說：「我們會接手。」他又咯咯笑說：「你最好去洗個臉。」

我把手從胸腔裡抽出來，雖然心臟仍在跳動，但現在幾乎沒有血液流出來，血液全流進機器裡了。那一瞬間，我心想，**我一定要學心臟外科，這些傢伙簡直就是神**。如果你能把心臟停掉，再按照自己的意思讓它重新跳動，你還有什麼**做不到**？

---

19 譯注：circulator，負責增補器械、對外聯絡手術室及相關文書工作等的人員。

傑克・吉本（Jack Gibbon）從戰爭回來之後，對他的體外循環機依舊熱情不減，甚至比以往企圖更盛。雖然無法讓心臟停止跳動，但是勇敢的外科醫生們已開始努力鑽研非體外循環手術[20]，以處理他們在戰爭期間遇到的心臟損傷；基本上，就是盲目的把手指插入彈片在心臟造成的孔洞裡，設法在患者噴血死亡之前把傷口縫起來。戰爭結束後，同一批勇敢的外科醫生，也試圖治療被風溼熱損毀的異常心臟瓣膜，雖有少數成功例子，但死亡率非常高。

吉本知道一定有更好的辦法，可是他需要有時間把設計圖搞定，做出效率足以支持人體的機器。他剛當上費城傑佛遜醫學院（Jefferson Medical College）的外科教授及外科研究主任，學院裡有個醫科一年級生正好對他的研究有興趣，而這位學生的未婚妻父親剛巧是ＩＢＭ董事會主席湯瑪士・華生（Thomas Watson）的好友。於是他們安排見面。事後吉本描述：

我永遠不會忘記在紐約市第一次與華生先生在他辦公室會面的情形，他走到我所坐的接待室，手裡拿著我發表的文章影本，搖搖頭坐到我旁邊。他說這點子很有意思，然後問我，他能幫什麼忙。我記得自己相當直白的表示，我並不希望他藉這個構思賺任何的錢，也不希望自己從中發財。他說：「這點你不必擔心。」接著我解釋在工程設計上需要的協助，以打造一個能用在病人身上，夠大、夠有效率的心肺機器。「沒問題。時間和地點由你來定，我會派工程師過去與你討論。」從此之後，我們不僅隨時有工程上的協助，而且ＩＢＭ還支付接下來七年我們持續研究而打造各種機器的費用。

吉本與ＩＢＭ都信守他們的承諾，沒有用這個努力的成果去賺錢。

吉本和他新找到的工程師團隊聯手合作，大幅改善他們的發明，尤其是血流量效率和加氧功能。工程師們發現，製造攪動的血流能大幅提升血中含氧量，這是好現象，因為在發現此事之前，吉本原以為得把幫浦架到七層樓高。後來他們設計讓血液流經大的膜板，造成攪動，並增加氧氣滲入血液細胞的表面積。設計每次經過改良後，便以狗做大量的測試。一開始狗隻折損甚多，但每次折損都進一步帶來改善。到了一九五二年，吉本認為可以準備用人體測試他的發明。

20　譯注：closed heart surgery，指未用到體外循環孢靈機的心臟手術。

明尼蘇達大學

要討論心內直視手術或心臟移植的起源，就不可能不談到明尼蘇達大學。當時明尼蘇達大學裡沒有什麼外科計畫，直到歐文．溫哈斯坦（Owen H. Wangensteen，一八九八至一九八一）到來；他在一九三〇年擔任院長，一九六七年退休。溫哈斯坦相信大手術，認為外科醫師也必須是科學家，他要求所有住院醫師做研究，並在他們受訓期間取得博士學位，這在當時是很不尋常的事。他還要求住院醫生在畢業前至少學會兩種外語。溫哈斯坦擔任院長的三十七年間，將明尼蘇達外科部從郊區的一個小部門變成美國最優秀的學院之一。

溫哈斯坦具有挑選千里馬的慧眼，以及幫助他們挑選科目的天分，並擅於籌措募款，貫徹實驗。不知是何原因，溫哈斯坦把心臟外科界可能出現過的頂尖好手全聚集到一個學院裡。也許因為當時心臟外科還是新的前線，而溫哈斯坦又是少數願意支持這群瘋狂好手的人吧。一九五〇年代，明尼蘇達心臟外科醫師的故事可以寫滿好幾本書（也確實寫了），但其中一位特別值得一提：沃爾頓．李拉海（C. Walton Lillehei，一九一八至一九九九）。在外科所有先驅者中，李拉海是最精彩、大膽、富啟發性的複雜人物。他在明尼蘇達受外科訓練，成為溫哈斯坦的愛徒。（而且他在擔任住院醫生尾聲時被診斷出患了淋巴肉瘤，有幸接受溫哈斯坦開刀——包含切開脖子和胸骨切開術（打開胸膛），切除一些淋巴結。溫哈斯坦對癌症的強攻猛擊，加上做了好幾次放射治療，李拉海終於痊癒。）

李拉海認為吉本正在發展的循環機太過複雜，不切實際，因為涉及太多人手，有太多移動的零件，團隊操作機器時很容易出錯。李拉海有個不同的構思，他在一些住院醫師的協助下，先在動物實驗室裡做實驗。何不利用另一隻動物做為循環機？他們可以外接另一隻狗，以插入動脈和靜脈的插管接上跟靜脈相連的管子，把血液從「患者」身上（意即心臟做體外循環的狗），抽到「幫浦」裡（第二隻狗），然後再用另一組管子，把含氧的血液從「幫浦狗」的動脈抽出來，輸回「患者」身上。李拉海和他的團隊花了一年的時間，在許多組狗身上做實驗，找出適合的血流量，製造並修補他們在這些動物的心臟上造成的、更加複雜的問題。一旦等他們把細節都解決後，他們發現用這種交叉循環的方式，能輕易的讓心臟打開超過三十分鐘，而狗兒仍能夠醒來，正常運作。

一九五四年初，李拉海已經準備在人體試水溫了——或者應說是兩個人。他並不想醫治像心房中隔缺損（atrial septal defect，ＡＳＤ）這樣的小問題，當時已有太多人成功治癒這種疾病了——外科醫生以低溫法，將病人包上冰塊，讓心跳減緩幾分鐘的時間。李拉海想挑戰難度更高的病，某種還沒有別人做成功的手術。他開始尋找患有心室中隔缺損，或ＶＳＤ的小孩[21]。心室比心房更厚實複雜，也更具挑戰性。

李拉海挺擔心這場手術會變成讓不需開刀的人曝露於風險之中的首例——這是美國試做第一起活體捐贈腎移植之前不久的事。至於捐贈者的風險，則不明確。捐贈者只會在大腿上方開一個小口，把插管插進他的股動脈和股靜脈。等手術完畢，這些血管就會修復，讓傷口癒合，但是得注射肝素[22]防止循環時出現血塊。手術的過程中，插管有可能隨時移位而造成流血。還有，捐贈者會曝露在「受贈者」的感染源下——不過這些患者都是嬰兒或幼兒，所以李拉海希望那種風險很低。最大的風險也許是可能跑進循環裡的空氣，他和他的團隊必須非常小心。

一九五四年三月，李拉海找到他的第一位患者，戈果利．葛雷登（Gregory Glidden）。這個一歲大的男孩心跳粗重，且心臟肥大。等李拉海看到戈果利的血管攝影時，發現這孩子顯然有心室中隔缺損，所剩時間不多。李拉海把自己的計畫告訴戈果利的父母里曼與法蘭西絲，他得檢查他們的血型，若是相符，就讓他們其中一位到手術室與戈果利接血，他說得很清楚，不能保證什麼，而且他以前從未在人體上做過這種手術。戈果利的父母立即同意——為了救兒子，他們什麼都願意做。

戈果利睡著後，團隊打開他的胸腔，直視他的心臟，一切都可以開始了，他們在孩子的大動脈和上腔靜脈各放了一根插管。男孩的父親里曼被推入房中，有些昏沈，但還醒著。他看著自己兒子，李拉海告訴他，一切看起來都很好。他們將里曼麻醉後，切開他的大腿，露出血管。等一切都接妥，所有管線檢查過後，李拉海給了信號：「打開幫浦。」小架的滾軸式幫浦嗡嗡響起，血液流過管線，沒有任何滲漏。李拉海把止血帶放在下腔靜脈、上腔靜脈上和肺動脈上，然後收緊帶子。戈果利的心臟持續跳動，但得不到任何血液。李拉海切開心室，進入心室時，心室還在流血，且出血量比他預期還多，但他們可以用抽吸的方式跟上出血量。李拉海小心而精確的用間斷縫合術（interrupted sutures）縫合缺損的部位，接著他用生理食鹽水灌注心臟，以排除空氣，然後縫合心壁。當他鬆開止血帶時，詢問共花了多少時間：十五分又二十秒。他們完成了！

可惜這次手術中的成功並未帶來絕佳的結果。戈果利一開始狀況很好，但後來感染術後肺炎。李拉海和他的團隊雖勇往嘗試，但患者在術後第十一天死亡了。李拉海說服孩子的父母讓他驗屍，檢驗過程中，至少看到他修復的地方十分完好，略感欣慰。

21　譯注：ventricular septal defect，一種小兒常見的先天性心臟病。

22　譯注：heparin，一種天然糖胺聚糖抗凝血劑。

李拉海繼續推動交叉循環手術，總共開了四十五台刀：這些孩子有二十八人存活下來，其他則死了，這對李拉海壓力極大，但他依舊堅持不輟。每次有病人去世，他總是親口通知患者家屬——在當年，並不是所有心臟外科醫生都會那麼做。一開始，李拉海僅限於開VSD手術，但等他更上手後，便率先去修正更複雜的先天異常症狀，包括一次法洛四聯症（tetralogy of Fallot）和一次房室中隔缺損（atrioventricular canal）。修補這些心臟缺損極為費力，且需要豐富的想像力，因為世上從來沒有人做過。

也許這一連串的手術中最戲劇性的一例，要屬李海哈修復的第一起法洛四聯症了。患者是十歲的男孩、血型AB型，他的家人都沒有同樣的血型。紅十字會翻遍紀錄，找到二十九歲的公路工人賀洛．霍茲（Howard Holtz），霍茲是三個孩子的父親。他們聯絡霍茲，看他是否有意願解救這名他從沒見過的小男生，霍茲同意了。「我的孩子若是個藍寶寶，我也會希望有人能這麼做。」手術非常成功。

在李拉海的病例中，也有一例相當災難。年輕婦人葛瑞珍．湯普森（Geraldine Thompson）為她八歲大、患有VSD快要死去的女兒蕾絲莉當「幫浦」。蕾絲莉的胸口打開後，醫生們準備幫葛瑞珍動刀，結果一條為蕾絲莉注射麻醉的點滴管不小心跑進空氣了，把一大塊血栓擠進葛瑞珍的腦子裡。醫師們立刻發現錯誤，放棄手術。李拉海把蕾絲莉的胸口縫起來，沒有幫她修補缺損，女孩幾年後死於VSD，且葛瑞珍後半生成了重度殘障，需要仰賴長照設備（雖然她活到八十八歲）。雖然這個錯誤不是李拉海自己造成的，但他覺得有責任，便敦促家屬對他提告，以補助葛瑞珍的照護費用。（他們真的去告了——結果敗訴。）

李拉海在少數重大會議中呈現自己的成果，但反應不一。截至此時，世上唯一做心內直視手術的李拉海被某些業內人士奉為英雄，但其他人卻覺得他很缺德。他確實不清楚他的「捐贈者」要面對何種風險，但話又說回來，默里或休姆或其他開始做移植手術的人也並不清楚。他們的患者已經沒有其他選擇了，李拉海的手術給了他們超過50%的生存機會。換作是我們，若有這種選擇，誰不會為了救自己的寶貝和孩子而孤注一擲？

一九五二年，回到費城

「我相信，我們快要可以安全的把心肺型的體外血液回路（extracorporeal blood circuits），應用在治療人類患者身上了。」這是傑克·吉本在美國胸腔外科學會年會上所說的話。此時吉本和他的團隊已經用他們改良的吉本-IBM機器取得巨大成功了。他們在狗身上做了無數次成功的循環，團隊讓狗接上循環器，然後切開狗的右心房，甚至是難度更高的右心室。他們探索心臟瓣膜，造成並修復整個心臟的損傷。他們做過多次長達三十分鐘的體外循環，要修復當時所知的重大心臟損傷，三十分鐘應該相當充裕了，術後狗兒醒過來，也都完好無恙。

一九五二年二月，吉本在賓州醫院首次執行人體的完整體外循環術，患者是名十五個月大的女孩，病情嚴重，體重十一磅，且大部分是過量的體液重量（fluid overload）。術前的診斷判定是ＡＳＤ，可是做心導管檢查並未成功，可能是因為孩子心臟大小的問題。吉本把孩子帶到手術室，接上他的機器，她的心臟嚴重肥大，且心跳很差。吉本打開孩子的右心房，發現心中隔並沒有缺損。他將心臟縫回去，可是心臟不肯恢復功能，讓她脫離機器。孩子死在手術台上，驗屍結果出現不同的診斷：開放性動脈導管（patent ductus arteriosus），這是一種心臟**外**的先天性畸型發育，無須用循環機就能夠矯正了。如果術前知道的話，誰知道女孩能否存活。

次年，一九五三年五月，吉本醫治十八歲、念大一的西西莉亞．貝佛雷克（Cecilia Bavolek）。西西莉亞在襁褓時，醫師曾告訴她父母，因為孩子心跳有雜音，可能有心臟缺陷，但孩子依舊長大茁壯，也無須治療。然而，西西莉亞在十五歲時開始生病，接下來的三年因喘不過氣、疲倦、體液過量及相關症狀而進出醫院。最後西西莉亞被診斷出可能是ＡＳＤ，但也有可能是ＶＳＤ。吉本也認同這種診斷，西西莉亞被送入開刀房，接上全循環機。吉本打開她腫大心臟的右心房，確實看到心中隔缺損；他檢視她的心室，發現沒有缺損。吉本小心翼翼的縫合她的心房，然後縫合心臟。循環機取代西西莉亞的心肺達二十六分鐘。

那個七月，吉本又開了兩起病例，兩個都是五歲大的女孩。第一位是確診的ＡＳＤ患者，但她的心臟修復後太過羸弱，吉本無法拆下她身上的循環器，歷經四個小時嘗試後，吉本放棄了，女孩去世。當吉本打開下一名小女孩的心臟時，也確實發現ＡＳＤ，但也合併ＶＳＤ及開放性動脈導管。吉本想縫合缺損，可是出血太過嚴重，孩子因失血過量死在手術台上。

吉本就這樣——他不幹了。他宣布暫停使用循環機，且永遠不再回到心臟外科。這個消息震驚了當時的心臟外科界，一個人在這架機器上投注二十多個年頭，眼看就要攀上頂峰了，怎麼會在四十九歲英年毅然決然的放下一切？吉本並沒有把循環機從概念性的成功奮力推向臨床的實現，他真的能被稱為心肺循環器之父嗎？更別說是心內直視手術之父了？

同時，吉本繼續在傑佛遜擔任外科主任，繼續做胸腔及腹腔手術，直至六十三歲退休。他有許多其他興趣，包括寫詩、繪畫、旅行，當然還有他心愛的家人。他把心肺循環機和心內直視手術的發展留待他人——主要是李拉海及梅約診所的約翰．柯林（John Kirlin，Mayo Clinic）。柯林在一九五二年拜訪吉本，想打造出自己版本的幫浦。吉本把藍圖寄到梅約診所，加上ＩＢＭ工程師的協助，在梅約打造出改良版的機器。柯林再上一層，在一九五五年，報告他在八名患者身上，算是成功的成果——其中有四位存活下來。

到這個時候，李拉海已看出交叉循環的方法等循環機變得更能掌握後一定會被淘汰。他痛恨那部機器的複雜性與造價。接著在一九五四年，曾經參與他團隊的理查德‧狄沃（Richard DeWall）著手設計一架更簡單便宜的循環機。他的血液加氧策略是為血液打造一個儲槽，讓氧氣泡從底處進入。這個方法簡單有效，李拉海在一九五五年五月首次成功的使用這部機器。

同年間，偉大的威廉‧科福也加入體外循環的領域。科福在研發他的洗腎機時，發現血液從香腸腸衣透析後，紅色似乎變淡了。他想到，若用高壓氧圍繞在透析膜的四周，或許有益於助血液滲透薄膜，並為血液加氧。等他到了克利夫蘭（Cleveland）便與當地人士合作，讓這項稱為膜式氧合器（membrane oxygenator）的發明更臻完善。

接下來的十年，有越來越多的心臟外科醫生取得使用這三種技術的機器，且越來越擅於操作它們。明尼蘇達的機型只賣幾百美元，複雜的吉本型動輒數千元。雖然每種機型都成功了，但膜式氧合器還是逐漸遭到淘汰。雖然如此，這三種機器和這些人的努力，使得心內直視手術得以成真。到了一九五〇年代末，心內直視手術已相當普遍，醫生們嘗試去做更加複雜的手術。心臟外科手術，究竟能走多遠？

7 救心：實現心臟移植

我們最大的榮耀並非永不失敗，而是每次跌倒，都能再站起來。

——奧利佛．哥德斯密斯（Oliver Goldsmithen，英國詩人）

對一名垂死的人而言，接受心臟移植並不是困難的決定，因為他知道自己已無退路。假若獅子將你追至一條布滿鱷魚的河岸，你若相信自己有機會游到彼岸，便會躍入水中；但若後無追獅，你絕對不會接受這種渺小的機會。

——克里斯蒂安．巴納德（Christiaan Barnard, One Life，世界首例人類心臟移植手術醫師）

二〇〇六年十月

她先是覺得右臂有些疼痛發麻，一開始似乎不是什麼大問題，也許跟她今天很忙有關：她走了很長的路，打掃家裡，當然還有新生寶寶帶來的、做不完的工作。兩個月前蒂娜剛生下兒子（她的第三個小孩），或許有些勞累，不過感覺身體還是怪怪的，雖然說不上究竟是什麼問題，但蒂娜不斷試著擺脫腦中的畫面：她的三個孩子失去了母親。

蒂娜在半夜醒來時，症狀已十分明顯了，她的手臂還在痛，而且覺得頭暈，還拉肚子。她先生叫了救護車——他不打算冒任何風險。到達醫院不久，蒂娜覺得好多了。護士告訴她，等最後一個驗血報告出來後，她便能回家了。聽起來不錯，蒂娜差點為自己因為微不足道的臂痛和反胃就衝到醫院，而感到不好意思了。然而，護士回到房間，表示有消息要說：她的血檢，也就是他們所做的最後一項檢測發現有異常，蒂娜得了心臟病。什麼？她又沒有任何胸痛，而且一向健健康康的，也從不抽菸，他們一定是弄錯什麼了。他們告訴蒂娜，現在得將她轉到拉夸思（Lacrosse）一家更大的醫院。院方打了幾通電話通知蒂娜的家人後，蒂娜就收拾行李坐上另一輛救護車，被送出院了。

蒂娜在拉夸思的醫院病房坐定後，告訴那邊護士她想去上廁所。蒂娜清楚的記得自己站起來，再次覺得身體不對勁——然後便倒下去了。嚴重的心臟病讓她陣陣劇痛，之後她便迷迷糊糊了。他們告訴她，她被搶救回來兩次，但蒂娜只記得清醒後，看見家人擔心的圍在她床邊；記得她搭乘直升機到麥迪遜，而且有兩位護士拉著她的手。

蒂娜的病情發展非常快速，她診斷出有週產期心肌病（peripartum cardiomyopathy，或PPCM），這是一種罕見疾病，孕婦在懷孕期間心臟伸拉擴張，心肌變弱，而出現心臟衰竭的症狀，包括腿部水腫、氣喘、疲倦、中風，甚至心臟病發作。外科團隊在她的心臟裝上LVAD（left ventricular assist device，左心室輔助器，也就是植入左心室的機器幫浦）。輔助器連結她腹部的導線，導線連接電池組，最後蒂娜得將電池背在背包裡。

蒂娜在醫院住了約一個月，但在LVAD的輔助下，她康復了。蒂娜出院前，醫師們教她如何照護LVAD：如何更換電池，萬一電池沒電，如何手壓輔助器的幫浦。蒂娜相信自己絕不會遇到那種事。

但她還是遇到了，最後被送回麥迪遜。蒂娜撐著，心臟逐漸衰竭，而且還多了一個剛出生的寶寶。她被擺到心臟移植名單上，得在被另一次意外奪去性命、或在LVAD感染之前獲得心臟。這是在跟時間賽跑，但蒂娜拚盡一切力氣，雖然她日夜幾乎都在睡覺。

「我兒子雖然才一歲半，卻知道無論我們何時離開家，他都要抓起那個裝滿電池的袋子。」她說。蒂娜在候補名單上等了十四個月，到了第十四個月底，她的LVAD受到感染，可能致死，也將她的順位往前挪了。

十二月五日早晨，蒂娜的電話響了。她正在打點孩子，準備讓他們上學，當時是早上七點，外頭下著大風雪。她沒料到有人會那麼早打電話來，而且更訝異的是聽到一個陌生的聲音。那是來自威斯康辛大學、心臟移植計畫的協調師打來的。他們有顆心臟要給她，她可準備好了？

蒂娜覺得既興奮又罪惡，這是所有患者都會有的經驗。他們等待通知如此之久，祈願電話不會來得太遲，而與此同時，他們也知道自己是在等待別人的死亡，某個他們永遠見不著卻將有更親密連結的人，這份親密超過他們與父母、孩子或情人的——且終其餘生。蒂娜記得當時自己看著外頭，發現暴風雪將使開往麥迪遜的漫漫長路變得更加險峻。

後來我們才知道，正是這場當年最大的暴風雪奪走凱蒂的命。年僅二十四歲的凱蒂有四個年紀不到六歲的孩子，她駕著車，卻在不該轉彎時轉了彎，當時一輛鏟雪車從另一個方向開過來，跟在鏟雪車後方的車子滑出車道，跟凱蒂的車子撞個正著。這場悲劇唯一可喜之處，就是凱蒂在幾天前的夜裡剛好與她母親談到，萬一自己死了，希望能把器官捐出去。她還沒有時間去簽署，當然也沒料到要趕緊去簽。結果她的心願成為她母親與蒂娜的禮物。

蒂娜在等候名單的十四個月裡表現得如此堅強。她總是保持正面思考，但在手術前，她被推到開刀房的等候區時終於崩潰了。她開始想到死亡，想到她的家人——以及捐贈者。她的外科醫生河本卓治（Takushi Kohmoto）拉著她的手，用鎮定平靜的聲音告訴她一切都會很順利。

她的手術進行了很久，加上那副放置一年多的LVAD，情況又更加複雜。不過一切仍進行得相當順利，蒂娜的復原狀況平順到不能再好了。她不到一週便出院，自此一直活得非常健康。她是三個孩子的母親，連她的小兒子現在都已經不小了，她稱他是她的「小奇蹟」。因為懷孕造成的心肌病變，使她做了奇蹟般的心臟移植，那真的是奇蹟無誤。患者進醫院接受這個簡單的手術後，生活便在旦夕之間從黑白轉成彩色了。

「我珍惜每一天。我的意思是，我本來就是個正向、樂觀的人。」她強調自己現在更是。「我滿懷感激。」她說：「我不再因小事而不高興……我真的好珍惜現在擁有的一切。」她的長子十月就要結婚了，蒂娜說：「我還能在這裡親眼看到。」蒂娜見過凱蒂的照片——她的心臟前任擁有者——也認識了凱蒂的母親。她跟凱蒂的孩子成了臉友，希望有一天能與他們會面。她知道跟凱蒂家人的關係對她而言是種療癒，也希望他們心有同感。她每年都會為凱蒂慶生，就當是她自己的生日一樣。在我們談話結尾，我問蒂娜是否知道心臟移植的歷史，她告訴我不是很清楚，但很想知道。

一九四九年，回到明尼蘇達

諾曼・沙姆韋（Norman Shumway，一九二三至二〇〇六）幾乎是誤打誤撞跑到明尼蘇達大學當外科實習醫生。他在芝加哥長大，並進入密西根大學就讀，想成為律師。然而，當時可是一九四三年大戰時期，世界另有不同的安排。沙姆韋僅讀了一年大學，便投筆從戎了。由於智商測驗拿下高分，被派去工程學院，不過六個月之後，軍方覺得短缺醫生，便讓沙姆韋做了醫學的性向測驗。沙姆韋表現得極為出眾，不久就被送到范德堡醫學院（Vandervilt Medical School）。

沙姆韋在明尼蘇達時把時間花在實驗室，以狗做低溫實驗。寒冷能減緩心跳，減少身體及腦對生理的要求，這點令他十分著迷。經過兩年訓練後，沙姆韋於韓戰期間在空軍待了兩年。他回到明尼蘇達後，李拉海正在實驗室裡做交叉循環實驗，當他準備用這項技術為戈果利・葛雷登開刀時，沙姆韋正在當住院醫生助手。他也出席了狄沃－李拉海泡泡氧合器的介紹會，並參與無數次使用循環機的心內直視手術。等他在一九五七年完成訓練後，沙姆韋已經準備在真實世界裡展開一套心臟外科手術的計畫了。他思索過要如何結合低溫法及心肺循環機，讓整個手術更加安全。這就是他的計畫。

沙姆韋還擔任住院醫生時，另一名年輕實習生也來到明尼蘇達。他不是中西部的人，甚至不是北美人，這位醫生從不曾在沙姆韋習以為常的凍原地帶渡過冬天。他名叫克里斯蒂安．巴納德，來自開普敦。巴納德聽聞明尼蘇達的種種傳奇計畫，知道自己土生土長的南非並不存在這樣的訓練。

巴納德在一九五五年十二月抵達美國，溫哈斯坦讓他到自己的實驗室研究食道，食道的手術難度極高。隔壁的實驗室裡，李拉海的住院醫生正在用他的心肺循環機研究一項計畫，這是巴納德第一次看到這台機器，他立刻迷上了。他開始幫忙那項計畫，不久之後，那位住院醫生便問巴納德，下次他們把幫浦用在病人身上時想不想過來幫忙。多年之後，巴納德回憶那一天：「即使現在，我都能想起那天早上的種種細節，這是我第一次目睹一個人的生命被握在一卷塑膠管和旋轉的幫浦裡。」他對那第一次心內直視手術的描述，聽起來就像一次宗教經驗。

循環機打開了，巴納德看著黑紅色的血液流入冒著氧氣的小箱子裡，然後流出顏色鮮亮的血液。他後來寫道，「機器跑的時間越久，我的興趣便越大，這豈僅是一部機器而已，那是一扇大門哪，通往了尚未可知的手術境界。在機器替代心肺的期間，我們可以在體中做大量修複，可以為心臟裝上新的瓣膜，說不定甚至裝上整顆心臟。」

在這一刻，巴納德知道自己這一生想做什麼了。第二天，他跟溫哈斯坦碰面，告訴他，自己想在明尼蘇達完成整個訓練計畫，並想致力於心臟外科。溫哈斯坦聽了十分高興，他告訴巴納德那得花六年時間。可是巴納德的家人在開普敦，又沒什麼錢，巴納德急著想快點完成學業。他告訴溫哈斯坦，自己可以用兩年完成，溫哈斯坦認為不可能——因為必須做兩年的臨床服務，除此之外，還得做各種實驗、寫論文，另外除了英文，還要能流利使用兩種語言。巴納德向他保證自己可以辦得到，他已經做完許多研究，可做為將來部分工作的基礎。他會南非語，因此覺得自己能很快學會荷語和德語。他的計畫是，白天在病房工作，晚間在實驗室工作，然後抽空學習語言和寫論文。

「你什麼時候睡覺？」溫哈斯坦問。

「我不需要睡太久。」巴納德告訴他。

「好吧，咱們看看情況如何。」

接下來兩年，巴納德工作得像條狗似的。他在診所工作，在實驗室做研究，而且家人都在開普敦的巴納德，竟然還能夠找出時間跟一群護士私通款曲。為了節省時間，巴納德在午夜過後回到公寓，直接穿著衣服走進淋浴間沖澡，然後把衣服掛起來晾乾，早上就可以穿上了。他受的訓練包括在李拉海手下工作十一個月，對巴納德的職涯而言，那也許是最重要的經驗。溫哈斯坦是個很棒的主任，但他在手術室裡，除了叫助理拿著牽引器外，很少讓他們做任何事；李拉海不然，他會放手讓手下的住院醫生動手，但他們也得擔負巨大的責任。

巴納德講到自己受訓初期，有一天幫一名年輕男孩開胸，準備讓病人做體外循環。男孩患有VSD，家人從南美老遠跑來，讓孩子接受聞名世界的李拉海手術。男孩的父親從上方的手術觀察區觀看，巴納德和他的助手打開胸膛，開始切開下腔靜脈，問題就從這時開始。他們在切下靜脈前方的一些組織時，不慎割到心臟。當鮮血開始噴出時，巴納德慌了，他試著用鉗子把受傷的地方夾緊，但組織被心臟不斷收縮的強大力量撐裂了。巴納德拚盡一切力量，設法止血，同時大聲叫護士去找李拉海醫師。小男生的心臟停止跳動時，巴納德開始按壓心臟，乞求心臟再次跳動，他記得當時男孩的父親正俯望著他。

李拉海終於趕到了，他輕鬆無比的讓男孩接上體外循環機，將VSD修補好，然後縫合巴納德和他的助手在右心房捅出來的洞。可是當他們試著關掉機器時，心臟卻不為所動，他已經死了。李拉海留下巴納德去縫合胸口，這一切就發生在男孩父親傷心欲絕的眼底下。

手術之後，巴納德漫無目標的在醫院四處遊盪，不知如何面對他剛才所做的事。他終於走到李拉海的辦公室，為害死他的患者而道歉。

「克里斯，」李拉海告訴他：「我們都會出這種害患者喪命的錯，這次你就犯了這種錯，你唯一能做的，就是從錯誤中記取教訓。下回遇到出血，切記可以把手指插到洞口止血。那樣你便會有時間去準備，並讓自己冷靜下來，思索該怎麼做……所以，明天你還是去打開下一位患者的胸膛，我們還是做同樣的事。你進手術房，把腔靜脈接上循環機，我會等你。」

第二天，李拉海醫生果然在手術室外等待，直到最後一刻。巴納德寫道：「接著他走進來，掀著頭燈，垂眼看向胸腔。他說，『做得好。』。我說，『謝謝你。』然後心想，『謝謝你賜給我復原的機會，謝謝你理解失敗的痛，以及擁有自己能贏的幻覺有多麼重要。』」巴納德接著寫道，「男孩的死如此讓人難過，是因為他可以不必死——這根本是個明顯的錯誤。」

沙姆韋和巴納德雖然都在明尼蘇達，但他們從來沒成為朋友，而且打死也猜想不到，他們的未來會以許多有趣的方式交疊在一起。他們的個性截然不同，沙姆韋輕鬆、自信、安靜、幽默，自在自適，每個人都喜愛他。巴納德野心勃勃而傲慢，他很清楚自己為何要來明尼蘇達，任何事都阻擋不了他達成目的。他十分粗暴激烈，許多同事都不喜歡他。

當這兩人的訓練快要結束時，他們的道路顯然也各自分歧。巴納德成功的在兩年內完成所有必修事項，令溫哈斯坦印象極深，並請他留下來，但巴納德知道自己得返回南非。

巴納德似乎注定要成就偉業。他有絕佳的工作道德、強烈的企圖心、深信自己的能力，並渴望有超凡的表現。沙姆韋的故事則不同，他很想留在明尼蘇達，但卻未收到任何留用。

他當時並不算是真正的研究員，也沒有意願像巴納德那樣工作得像條狗。他對心臟外科中的低溫處理法依舊感興趣，認為或許能對心臟做局部低溫處理，以保護心臟，甚至使心跳停止，而身體則藉著體外循環來維生。最後，他接受了一份夜間的工作，在舊金山經營科福設計的透析機，並在白天設立一個以狗為研究對象的心臟實驗室。不久之後，史丹佛醫學院遷到帕羅奧圖（Palo Alto），沙姆韋也跟著搬過去了。此舉使他有更多空間在實驗室及心臟外科工作。他在那裡被分配給一位叫里查·羅爾（Richard Lower）的住院醫師，在實驗室裡幫他的忙。

沙姆韋和羅爾把狗接上循環機後，會在心臟上面倒冰塊，看心臟能降溫到什麼程度，降溫多久後，依然可恢復跳動。一九五八年，他們成功了，死亡率為零，在經過一小時體外循環，沒有心跳的情況後，他們讓心臟重新搏動了。想像一下這對心臟外科領域造就了多少可能性，當時大部分的心臟外科醫師，只能做相對較小的心臟手術（ASD和VSD的修復）。早期做體外循環時（用機器或交叉循環），心臟仍在跳動，但其中含血量甚少，而且這段過程中，醫生即使僅是縫合心臟內一個簡單的漏洞，死亡率也高達50%。只有頂尖的外科醫師，才能成功完成這類手術。然而，有了局部冷卻及心搏停止——讓心臟真正停止跳動的技術——便有可能實現極端複雜的手術了。

不過沙姆韋當時壓根還未想到心臟移植的事。一九五八年，除了同卵雙胞胎之外，腎移植根本尚未實現。

沙姆韋談到他跟羅爾的實驗性手術時表示：「我們站在那裡，跟一隻靠加氧器維生、大動脈被鉗住、心臟被冷卻的狗耗了一個小時。我們兩個快無聊死了，於是我便對羅爾說，『咱們可以把心臟拿出來，放到冷的生理食鹽水裡。』我們用生理食鹽水來冷卻心臟，『然後再把心臟縫回去。』」可是他們發現，用當時還相當粗糙的工具和針很難做到這點，因此便想到一個點子，他們弄來第二隻狗，取出它的心臟，並保留心臟上更多的組織，以便把心臟縫到第一隻狗身上時能有更多的支撐。在這種相當狼狽的狀況下，通往心臟移植的旅程於焉展開。

沙姆韋和他的團隊在往後十年，幾乎都在研究狗和其他動物的心臟移植細節，他們聚焦於開刀、術後的照護、免疫抑制及排斥問題。他們在全美各地的外科會議上呈現成果，並在許多期刊上發表各種發現。一開始，他們的表現僅吸引一小撮人，而且一般認為他們的成果相當怪異且不相干。可是隨著成就越來越高，醫學界和媒體的興趣也隨之增加。同時間，沙姆韋在史丹佛發展的人體心臟外科計畫，被號稱具有世界最佳的成果。

沙姆韋是位天生的外科好手，總是冷靜自若，即便遇到最艱難，挑戰最嚴竣的病例，也總能發揮幽默。他與粗暴、野心十足，以及在許多方面挺悲劇的巴納德恰恰相反。巴納德對許多身邊的人極為苛刻，把過錯和不良的成果全怪罪在他們頭上。那些為他工作的人雖認可他的優秀與毅力，卻覺得他討厭又霸道，而且有些虛偽。還有，巴納德不像沙姆韋是天生的外科好手——他十分笨拙，在開刀房若出了問題，往往會易怒緊張，而且雙手因類風溼性關節炎經常疼痛發抖。

但除去所有這些缺點，巴納德還是值得稱許。當他從明尼蘇達回到南非時，真的是孤身一人，全國沒有其他合法的心臟外科醫生了，開普敦的格羅特舒爾醫院（Groote Schuur Hospital）做過一次心內直視手術，結果奇慘。外科醫師之前並沒有為人體使用幫浦的經驗，等接上機器後，他的病人在手術地板上流滿了血。外科主任宣布，在這位浪子從明尼蘇達回來之前，不再做任何心臟手術了。

巴納德回去後，等著他的狄沃—李拉海氣泡加氧器船運過來（溫哈斯坦的贈禮），並組織一個協助他的團隊。他們以狗做練習，模擬手術，並演練所有可能因機器故障而造成的災難。巴納德對手術絕不含糊打混，且絕未輕估成功所須做的事。

巴納德訓練團隊幾個月後，攜手開了第一個病例，幫一名十五歲的病患做瓣膜性肺動脈狹窄的小手術（瓣膜變窄）。巴納德覺得他們只需做短暫的體外循環即可，結果在手術室裡差點出大事。團隊沒注意夾住腿裡股動脈的鉗子鬆脫了，患者差點失血死亡，但團隊設法讓她撐過去了。術後巴納德在她病床邊陪坐了好幾天，直到確定病人脫離險境。

他還做了其他幾個成功的小手術，然後才擴展到較難的病症，成功以複雜的手術修復先天性缺損，如大血管轉位（transposition of the great vessels）及法洛四聯症（tetralogy of Fallot）。他在實驗室發展出自己的人工瓣膜，用來取代成人身上病損的瓣膜。他以當時較差的各種技術，幫血管栓塞的心臟開刀。巴納德用他術後對病人的照顧，彌補自己所缺乏的渾然天成的技巧，以及在手術室裡的焦躁。他做事非常仔細、龜毛，天生有預測問題並排解問題的能力。他會花好幾個小時，甚至好幾天，陪在病人床側，因為他不相信有人能像他那樣悉心照顧病患。對於自己這麼做的原因，他直言無諱的表示：「我無法把病人交到別人手裡……我曾在患者去世時站在他們床邊，我對身邊每個人發脾氣……其實真正刺傷我的，不是病人的死——而是我的自尊。尤其是這類型的手術，我太擅長了，不能犯錯……我會不惜一切維護自己的聲譽，同時也會為了救病人而豁出去。」不過巴納德確實從他做的複雜手術中享受到世上的一些最佳成果，在他整個職涯中，一直都是這樣。

巴納德就是在那幾年裡，開始思索將心臟整顆置換的可能性，而不是試著去修復它。他在跟醫學院學生的談話中談到，心臟移植是心臟外科的未來。一九六六年，巴納德受到腎移植進展的激勵，決定去學習這項學科。他休了假，到維吉尼亞州的里奇蒙（Richmond,

Virginia）找大衛．休姆醫師，當時休姆在里奇蒙主持世上最重要的移植計畫之一。巴納德可能並不曉得，休姆最近才把沙姆韋的門生羅爾找來，準備展開一項心臟移植計畫。結果此事給巴納德帶來出乎意料的好處。

一九六六年秋季，巴納德開始在里奇蒙放短期學術休假，目的是要學習腎臟移植患者的照護，包括手術細節和術後免疫抑制的事項。他告訴休姆，他打算在南非展開腎臟移植計畫。這並非謊言，巴納德認為腎移植是通往心臟移植的墊腳石，而且在他跟休姆學習結束後，也確實開了一台腎臟移植的刀，且大大的成功。他的患者在二十多年後，仍帶著運作良好的腎臟活著。

巴納德超愛在里奇蒙的那段時間，他和休姆一拍即合，這兩個人幾乎從不睡覺，巴納德在手術室當休姆助手，跟著他和他的團隊巡診，並立即顯示出他的分量。休姆的無窮精力和慓悍十分吸引他。

在里奇蒙時還發生了別的事。巴納德獲邀加入以狗做心臟移植的羅爾團隊實驗室裡，巴納德默默站著觀看羅爾取出捐贈狗的心臟和心房袖口（atrial cuff），然後輕鬆的縫到受贈者的胸腔裡。巴納德對羅爾游刃有餘的技術，可能感到十分驚異，但他大可不必如此，畢竟羅爾過去十年幾乎都在做狗的心臟移植（巴納德自己所花的時間，則大大不如他）。羅爾還沒把手術應用到人體身上，這點也令巴納德感到震驚。

巴納德深受啟發的離開里奇蒙，打算專心做心臟移植，或許是因為他認為自己很有機會成為史上第一人吧。他明白羅爾與沙姆韋所做的努力，讀過他們自一九五八年後發表的文章，知道雖然已經過去八年了，但他們因某種理由，而遲遲不敢對人體開刀。巴納德很可能知道原因何在，當時美國尚未對腦死做出定義，但這在南非並不成問題。南非法律明確規定，當兩名醫生宣布病人死亡的那一刻，死亡便成立了。

到了這個時候，巴納德、羅爾和沙姆韋全都選出心臟移植的潛在受贈者了。

一九六七年十二月二日，南非開普敦

這天對戴爾沃一家來說，與其他日子似乎並無不同，他們獲邀到朋友家喝下午茶，然後決定到市中心的烘培坊買蛋糕。愛德華．戴爾沃和他的十四歲兒子凱西在車子裡，等愛德華的妻子瑪托和二十四歲的女兒黛妮絲跑進店裡買蛋糕。瑪托和黛妮絲離開烘培店，朝家裡的車子走去，準備過街，她們在過街時左右都看了看，卻被一輛大卡車擋去視線，沒看到一輛由酒醉的三十六歲銷售員開的車子。一心只想超越卡車的這名駕駛直接撞上兩名女子，瑪托當場死亡，黛妮絲被撞飛出去，頭部著地，鮮血從她的口鼻湧出。愛德華看到瑪托動也不動的躺在路上，知道她已經走了，但黛妮絲似乎還活著；至少她還在呼吸。

電話響時，巴納德正在午睡。時值週六，他才剛剛從醫院回來，巴納德最近一直沒睡好，滿腦子想著他五十三歲的患者路易斯．華坎斯基（Louis Washkansky），病人在多次心臟病發後，造成嚴重心臟衰竭，於九月入院。華坎斯基渾身又腫又藍，呼吸短淺。他有腎臟衰竭，且肝臟功能嚴重失調，情況僅次於幾乎不太能跳動的肥腫心臟了。不過華坎斯基還一息尚存，巴納德兩個月前看見他時，把心臟移植的想法告訴這位患者，華坎斯基簡短的答道：「沒什麼好顧慮的，只要有可能，我願意一試。」說罷，他就懶得理會巴納德接下來說的話，逕自回去看他的書了。

華坎斯基很喜歡巴納德，視他為救命恩人，並稱他是「有黃金手的男子」。華坎斯基的妻子並無同感，她不信任這位外科大夫，對移植的事甚為緊張，而且對於巴納德說有80％的把握能讓他先生術後存活一事不表樂觀。我不知道巴納德是從哪裡得出這個數字，因為心臟移植手術從不曾在人類身上施作。

巴納德接到電話時，立即知道那代表什麼意思——有顆心臟能用了。黛妮絲．戴沃爾，二十四歲的白人女孩，O型，已經腦死。巴納德曾經答應他的團隊，他的第一位捐贈者會是白人——當時南非還在種族隔離時代，而且他們光是做移植就已經游走在道德極限邊緣了；他們不希望第一例腦死捐贈者是黑人，造成負面報導。黛妮絲．戴沃爾非常完美，就是她了，巴納德準備動刀了。

愛德華．戴沃爾在他生命中最重要的兩個女人為了買蛋糕這樣的蠢事而雙雙離世後，同意器捐。「你如果無法救我女兒，那麼你一定要努力去救救這個男的。」他說，他也許知道自己的女兒可能成為第一位人類心臟移植的捐贈者，對他來說是種撫慰吧。

巴納德知道摘取這名年輕女子的心臟，自己將會遭受批評，但他也知道，這麼做是對的：

黛妮絲．戴沃爾進入了介於生死之間的無人之境——一個由現代科學和機器所創造出來的區域。她藉著刺激性藥物、輸血，以及最重要的自動人工呼吸器，而懸繫不去。她要多久才能跨入徹底死亡的境界，端看我們讓呼吸器運轉多久而定了。開關一關，呼吸便會立即中斷，她的心臟將繼續跳動三、四，也許五分鐘——然後便會停止。

這時我們會以醫生們數百年來所用的三個標準，來決定患者是否死亡：沒有心跳、沒有呼吸，以及沒有腦部功能。在醫學定義上已經死亡的黛妮絲．戴沃爾，將在法律上死亡。我們可以讓她安葬——或按我們打算的，打開她的胸膛，摘取她的心臟。換言之，如果我們立即重新打開呼吸器，同時對她的心臟施予電擊，我們極有可能再次恢復剛才終止的昏矇存在。讓患者從合法死亡的狀態，回到剛才的無人之境——而她可以在那邊以植物人的樣態，繼續存續不知多久的時間。

凌晨兩點二十分，黛妮絲的呼吸器關掉了，她被接上插管，循環幫浦一按便能打開，接著小組人員坐下來等待。由於黛妮絲已經腦死，無法自主呼吸，沒有呼吸，氧氣進入不了她的肺，滲過毛細管膜，進入血管，與血液中的血紅素結合，送往她的臟器，包括她的心臟。因此這些臟器的細胞會開始死亡，使器官失去功能。到了一定時間，心臟便會停止跳動，那會花多久時間？很可能只有幾分鐘；磨人的幾分鐘，每過一秒鐘，就表示有更多的心臟肌肉死去。

巴納德有**不等待**的權利，如果他鉗住心臟血管，將心臟摘取出來，南非法律是會支持他的。所以，他要怎麼做？以下是巴納德的報告：「於是我們在心臟掙扎跳動的時候等待著——五、十、十五分鐘。終於，心臟開始進入最後階段，尖高的波圖慢慢降為疲弱的波浪，且越拉越長，直至最後終於變成橫過螢幕上的一條直線——死亡。『現在嗎？』馬里歐斯（Marius）問我，我說，『不行，咱們得確定不會再有心跳。』」

那場等待對巴納德和協助他摘取心臟的弟弟馬里歐斯來說，一定非常難熬。至少，如果真的是那樣的話，應該是很難熬的。約莫四十年後，馬里歐斯在巴納德過世後，於訪談中告訴作家唐納．麥克雷（Donald McRae），當時在巴納德的同意下，他們一關掉黛妮絲的人工呼吸器後，便注射大量的鉀，讓心跳停止。接著他們打開她的胸腔，小心翼翼的在右心房插管引流，並在大動脈插入導回導管，然後打開循環機，使心臟回復粉紅色。接著他們讓黛妮絲冷卻下來，然後巴納德到隔壁間去檢查受贈者華坎斯基。

巴納德的團隊已經幫華坎斯基打開胸，露出那顆（十分勉強）維護他生命的超級肥大心臟。巴納德和他的團隊讓華坎斯基接上心肺循環機，由於幫浦在手術期間發生技術失誤，他們差點失去病人，幸好他們克服了這項難關。但此事提醒巴納德，循環幫浦可以多麼危險。

巴納德回到黛妮絲的房間，開始摘取她的心臟。他或許不像沙姆韋和其他人那樣擁有十年對狗動刀的經驗，但他知道自己需要做什麼。他謹慎的環著心臟切割，確保用特定的角度割開血管，以便能縝密的與華坎斯基較大的血管接合上。接著他捧著裝盛這份神奇禮物的金屬盆，回到華坎斯基的房間，然後取下華坎斯基碩大無用的心臟，並保留一片心房的頂片，以便接上所有血管。巴納德的心臟在動刀時也在劇烈跳動。他知道自己沒有犯錯的空間，他一摘掉華坎斯基的心臟——神奇的是，巴納德將它放到另一個金屬盆時，心臟仍在顫動——使拿起黛妮絲嬌小美麗的心臟了。

後來巴納德寫道：「我凝視那顆心臟片刻，不知它是否能夠跳動，感覺它似乎小得微不足道——嬌小得無法應付所有加諸它的要求。女人的心臟比男人的心臟小20%，而華坎斯基的心臟又已擴張到正常的兩倍大。在那麼大的空間裡，那麼小顆孤單的心臟，看起來如此纖小——而且非常寂寞。」

巴納德接著工作——先是縫上左心房，然後是右心房，看起來很完美，然後他和團隊接著縫上肺動脈。由於他剪在分岔處，意即他剪在分岔成兩條動脈的腔孔上，孔洞較大，可與華坎斯基的血管完美吻合。捐贈者的血管，跟受贈者的血管，無懈可擊的吻合了。現在輪到大動脈。

巴納德用更斜的角度去剪黛妮絲的動脈，增加腔孔的大小，使之配合垂掛在華坎斯基胸腔外的大動脈。他邊做邊叫團隊開始讓華坎斯基回暖，五點十五分，他們開始縫合大動脈，五點三十四分便縫好了。心臟移植進去了——但呈現藍色。它會跳動嗎？

巴納德鬆開腔靜脈上的套圈，讓血液流過心臟。溫暖的血液使心臟膨脹起來，開始顫動。巴納德和他的團隊觀察著，希望心臟能出現協調一致的律動，他們好擔心不會出現。巴納德至少在狗身上開過五十次這種刀了，但並不是每次都成功。他動用電擊板，給心臟一次二十焦耳的電擊。心臟僵了一秒鐘，然後緩緩的開始抽縮，先從心房開始，接著是心室。然後它們開始慢慢加速，直到每分鐘跳達一百二十次。病人有心跳了，但這心臟足夠強大到支撐這麼大一個男人嗎？

巴納德準備撤掉華坎斯基的循環機，等一切就緒後，他下令「拔除幫浦」，可是華坎斯基的血壓開始往下降了，其中一名護士報出血壓數字：「八十五……八十……七十五……」心臟看起來有些擴張，不太妙。「六十五。」巴納德要團隊再打開幫浦，他們透過點滴幫華坎斯基打了些藥，修正一些電解質，然後檢查他的體溫。他們又試了一遍——結果發生同樣的情況。

巴納德努力把持音穩，但內心都快崩潰了。「我怕死了。」事後他坦承說，但他不肯放棄，試到第三次，早上六點十三分，有用了。他們最後一次關掉機器。

巴納德刷手出來，走到茶水間，他弟弟也跟過來了。華坎斯基的新心臟每分鐘穩定的跳動一百二十下。巴納德量量自己的脈搏：一四〇。他又在醫院待了幾個小時，確保華坎斯基妥善的安置在加護病房，情況穩定。到了中午，他終於回家了，不久之後，他的小宇宙便爆炸了。

先是地方廣播電台簡短播報說，有一例心臟移植手術完成了——連巴納德的名字都沒提到。然而在接下來的一個小時，新聞擴散開來，電話也在這時開始響起。全世界的電話蜂擁而入，其中最早的一通是倫敦某記者打來的，他的第一個問題是，患者是否為黑人。

那天晚上，巴納德無法入眠，於是便回到醫院。接下來的十八天，他基本上都陪在華坎斯基的床側。在那十八天裡，華坎斯基逐漸恢復，能撤下呼吸管，走路，坐輪椅在醫院四處繞，並逐漸康復。不幸的是，兩個禮拜後，他開始發燒了。他患了嚴重的術後肺炎，雖然心臟功能運作良好，卻被感染擊敗，很可能是因為打了免疫抑制劑的緣故。

華坎斯基的死，對巴納德打擊甚鉅，但世上其他人似乎並不在乎。巴納德是位國際巨星，他即將在美國展開巡迴，包括與總統共渡一個下午，在《面對全國》、《今天》等電視節目上露臉，並登上《時代》、《生活》及《新聞周刊》等雜誌的封面故事。

一九六八年一月二日，巴納德開了第二例移植手術。患者是菲利普．布雷伯格（Philip Blaiberg），這位五十八歲的退休牙醫心臟衰竭。華坎斯基死後，巴納德和布雷伯格夫婦會面，告訴他們這項消息，看菲利普是否仍有意做移植。「教授，我想當個健康的人，如果我沒了健康，寧可死掉。」布雷伯格的捐贈者是二十四歲的黑人，他在海灘上突然腦出血，被宣判腦死，他和布雷伯格雙雙被送入手術間準備移植。

巴納德再次遇到循環幫浦的問題，但終究克服了。更神奇的也許是，就在他準備卸去移植心臟上的幫浦時，醫院停電了。他們一群人站在黑暗中，沒有電力輸入循環幫浦裡。巴納德很快的命令團隊拔掉靜脈管，用手動曲柄去壓幫浦，並下令快速讓病人回溫。巴納德停掉幫浦時，心臟顫動著，慢慢恢復了生機。等恢復電力時，心臟已經開始跳著穩定的節律了。

術後一天，布雷伯格拔了管，他在十個星期後出院，又神奇的多活了十九個月；從那段時間的照片，可看到他享受沙灘和其他各種活動。巴納德以華坎斯基的例子，證實了人類可以做心臟移植，以布雷伯格證明心臟移植將成為無藥可醫的心臟病患者的活命選項。

美國人的機會

一九六八年一月六日，沙姆韋在加州獲得了首次移植手術的機會。捐贈者是四十三歲、腦出血的女子；受贈者是重度心臟病的五十四歲煉鋼工人。手術本身進行得很順利，但受贈者染上所有能知道的併發症，沙姆韋拚盡一切力量，包含重新開了數次刀，但受贈者在術後第十四天還是去世了。

羅爾終於在一九六八年五月二十五日加入戰局。捐贈者是布魯斯．塔克（Bruce Tucker），在雞蛋包裝廠工作的五十六歲黑人男子。那晚他下班後跟朋友喝酒，在踉蹌起身回家時，不小心摔倒而一頭撞在人行道上。他在晚間六點被送到醫院，頭傷嚴重，昏迷不醒。當晚深夜，神經外科大夫將他送到手術室，可是到了第二天早晨，負責檢查的內科醫生寫了張紙條：「預計無法康復，即將死亡。」到了下午一點，從腦波上已看不出任何顱內腦部活動後，神經科醫生同意內科的評估。

休姆和羅爾接獲通知後，休姆聯絡警方，請他們去找死者的家屬。我們很難得知警方有多積極去尋找，總之到了下午兩點半，他們告訴休姆找不到死者的家屬。休姆從州體檢醫師那邊取得允許，催促羅爾開始動作。塔克的呼吸器於下午三點三十分拔除，幾分鐘後，塔克的心臟停止跳動，羅爾開始打開他的胸膛，摘除他的心臟與兩顆腎臟，然後羅爾開始做他的第一例人類心臟移植。羅爾也許是當時世界上經驗最豐富的心臟移植外科醫生了，他在數百條狗身上做過這項手術。果不其然，手術大大的成功，受贈者約瑟夫．克雷特（Joseph Klett）享受這份得自布魯斯．塔克的禮物整整一個星期，直至最後死於排斥。

移植過後幾天，終於聯絡到布魯斯．塔克的兄弟們了，他們來到太平間認領兄弟的遺體。但直到那時，他們才發現他的心臟和腎臟被摘去做移植。塔克家族悲慟極了，他們的兄弟不僅獨自在醫院中死去，而且他的器官還在家屬不知情或同意的狀況下，從身體中被摘走了，還是在心臟仍舊跳動的狀況下被送入手術室的。沒錯，神經學家認為塔克已經腦死，但是腦死的定義，要三個月後才會出現在美國的文獻裡，而且還要十幾年後，才會在法律上被視為死亡。我僅能想像，此事對塔克家族的影響，畢竟這是在一九六〇年代維吉尼亞州的里奇蒙，一個對黑人並不友善的美國地區。

雖然沒有刑事指控的檔案，但塔克家族確實對休姆和羅爾提出告訴，並在民事法庭做為期七天的審訊。道格拉斯．威爾德（Douglas Wilder）代表塔克家族，威爾德後來成為參議員，在一九〇〇年擔任維吉尼亞州州長，是美國首位當上州長的非裔人士。威爾德辯稱：「移植團隊參與一次有系統的邪惡陰謀，使用布魯斯．塔克的心臟，並關掉維生系統機器，加速他的死亡。」他同時闡明一點，塔克是「無人認領的死屍」，就屬於「整體黑人社群」。

審案初期，法官指示陪審團要謹守「死亡的法律觀念，拒絕讓辯方以神經死亡的醫學概念，意圖建立法律的規則。」此舉很可能對休姆和羅爾案敲響了喪鐘，但事實上，卻幫助到兩人——因為移植手術後，有一篇定義腦死的重要文章在《美國醫學學會雜誌》（*The Journal of the American Medical Association*）上發表，獲得當時幾位主要領袖的支持。休姆和羅爾的團隊極力辯護，塔克腦死後便是真正的死亡，因此摘取他的心臟並非他的死因。他們的專業目擊證人名單包括約瑟夫．佛雷切醫生（Joseph Fletcher）——一位備受尊敬的教授與生物倫理學家。佛雷切極具說服力的總結了塔克在捐贈器官時的狀態：「腦部失去功能後，頂多僅剩生理現象，其他則一絲不存。即使他的肉體還在，甚至某些重要功能仍持續著，但病人已經死亡。也許在技術層面上，他還『活著』，卻再也不是活人了。身為一個人，他已無庸置疑的死亡了。」

經過七十七分鐘的審議後，陪審團回來宣判「無責」，摘取塔克的心臟做為器捐之用並未造成或加速他的死亡。審判後，休姆充滿自信的對媒體談到他們的勝訴：「這使法律與醫學的看法相符……我認為腦死的問題必須有所決定，也認為它將對醫學界有長遠的影響。」這點他倒說對了。

這次審判結果，對布魯斯．塔克和他的家人傷害極大。休姆和羅爾一心想進入心臟移植的領域，他們在做移植時，並未顧及此事可能對塔克家的影響。這與我對器官移植的信念相違：我認為捐贈者（和他們的家屬）也是我們的患者。他們是使一切成為可能的英雄，應該也能從中獲益。休姆與羅爾一心只想到他們的受贈者，因而剝奪了塔克家族從中受益之處。塔克雖死（或至少沒有活著），並不表示他的身體就不屬於他和他的家人了，即使他的靈魂已經離去。休姆和羅爾沒有尊重那一點。

巴納德首次移植心臟之後的過程，跟萊特兄弟在一九〇三年證實飛行的潛能時引爆的沸議是相似的。在他們成功之前，絕少有人想像能飛行成功，但在他們成功後的一年內，許多飛行員前撲後繼的完成了一百多次飛航。心臟移植亦然。一九六八年，全世界二十六個國家共進行了一〇一例的移植手術，每個大醫院都成立計畫，全世界頂尖的心臟外科醫師都搭上這班列車。

休士頓的丹頓・庫里（Denton Cooley）便是一個絕佳的例子，他可能是世上技術最拔尖的心臟外科醫生。庫里聽到巴納德第一起成功移植的消息後，發了以下電報：「恭喜你首例造捷，克里斯，我很快會完成我的第一百台刀。」他並沒有開玩笑，幾個月後，他在一九六八年四月做了第一次移植，花了三十五分鐘便把心臟縫進去了，他的病人出院後還回去工作（雖然他在七個月後仍去世）。庫里在一九六八年結束前完成了十七台刀，但僅有兩位患者存活超過六個月。庫里是位外科大師，但並不是移植醫生，當時沒幾個心臟外科醫師是。到了一九六九年中，庫里結束掉心臟移植計畫，美國其他計畫的主導者也幾乎如此。由於移植成果不佳，大家很討厭醫師勸人器捐，而同意捐贈的比率也很低。

羅伊・凱恩描述當時的現象：

在媒體的眼中，移植手術的這場戲，似乎比病人長期的安康更加重要，但那應該才是移植的重點……手術結果通常是令人滿意的，可是大部分心臟外科醫生對移植免疫學或免疫抑制劑都沒有經驗，也不懂得預防，或控制破壞性排斥所需要的基本動作。這些可憐的患者，在滿足他們外科大夫的雄圖壯志後全都去世了。一連串的失敗，對移植界的形象破壞極大，結果反過來造成心臟移植的暫歇，只有少數一些能以適當設備做手術的醫學中心例外。

一九七一年，全世界僅做了十七例心臟移植。

最後，在環孢靈發現之前，手術結果一直未有真正的改進。就像所有移植的病例一樣，一九七〇年代是相當艱困的，相信移植的人仍在苦撐，雖然結果不盡人意，直到出現更好的免疫抑制劑情況才有了轉寰。沙姆韋是主要的相信者，這位實至名歸的移植外科醫師高舉著火炬穿越七〇年代的荒地，進入終於成功的八〇年代。雖說巴納德是第一人，但諾曼·沙姆韋無疑才是心臟移植之父。

腎臟移植帶來了諾貝爾獎，由一小群知名外科醫生參與其中，而舞台中央是世上最棒的醫院；心臟移植掀起了國際熱潮，卻也帶來了混亂；肝臟移植（我會在第九章中討論）由移植界最知名人物托馬斯·史塔哲拔得頭籌，他也許是移植外科界最響噹噹的人物。可是有誰知道，是誰動了第一次的肺移植？大部分人的答案都是不知道。

事實上，人類第一起肺移植的主刀者，與做第一例心臟移植的是同一個人。錯了，不是克里斯蒂安・巴納德，而是在傑克遜，密西西比大學醫學中心的詹姆斯・哈帝（James Hardy, University of Mississippi Medical Center, in Jackson）。一九六四年，巴納德在兩位患者間做第一起心臟移植的三年前，哈帝就已經在一隻黑猩猩和人類之間，做出第一起心臟移植了。他在一名心臟漸歇，四肢瀕死，性命垂危，可能活不過幾個小時的六十八歲老者身上，縫入一顆黑猩猩的心臟。手術本身很順利，心臟確實立即開始跳動，可是哈帝無法卸除病人的循環幫浦。黑猩猩的小心臟跳得不夠有力，無法維繫受贈者的血壓。最後證實，這顆心臟對患者來說太小了，患者死在手術台上。哈帝在媒體和移植界中再無立錐之地。

也許是這樣可怕的一天掩蓋掉七個月前哈帝的一項重大成就。一九六三年，哈帝已做了近乎四百例狗的肺移植，手術技術沒話說，但基於當時免疫抑制劑的品質，大部分受贈者在術後四週便死亡了。儘管如此，哈帝依舊認為，是該為人類做器官移植的時候了。

他在一九六三年四月十五日找到一位完美的受贈者。約翰・里查・羅素（John Richard Russell），五十八歲，病入膏肓的白人男子，他正是哈帝在尋找的完美患者，不會有什麼風險——也許只有兩個：他是老菸槍，有一大顆腫瘤，完全阻塞他左邊的主要支氣管，而且腫瘤四周化膿，另一邊的肺部也病了。患者合併慢性腎衰竭，瀕臨洗腎。噢，還有另一件小事：

他在一九五七年因殺害一名十四歲男孩被判終生監禁。羅素雖抗辯說是出於意外，但仍獲判有罪。

反正羅素快死了，哈帝找他商談做肺移植的可能。哈帝在事後寫到這起病例時，釐清當時如何做出決定：「患者雖因死刑而終身監禁，但我並未與他討論到改變判刑的可能。我私下聯繫州政府，他們表示，如果患者以這種方式對人類進步做出貢獻，或許能網開一面。」

六個星期後，一名男子因顱內大量出血被送進醫院。他們幫他做CPR，確定男子無法存活後，便詢問家屬是否同意器捐。哈帝摘掉羅素的左肺，然後縫入捐贈者的左肺，接上供血系統和呼吸道，如同實驗室裡數百次的狗隻手術那樣。開刀十分順利，肺臟立即開始運作。可惜羅素術後腎臟衰竭，他臨死前，某大報刊登了報導，密西西比州長羅斯·巴尼特（Ross Barnett）對羅素勇於協助人類表示感激。羅素在當了十九天世上第一位做肺移植的病人後，至少死時是自由之身。

哈帝為犯人做了失敗的移植，繼之的黑猩猩移植又難為眾人接受，使他只能保持低調，讓其他人去跟整個一九七〇年代器官移植所帶來的慘痛成果奮戰。因此肺臟移植的發展非常緩慢，且幾乎無人留意，有將近二十年的時間，沒有真正成功的例子。

在一九六三至一九八一年之間，約有四十例單一肺臟移植的案例，所有受贈者全死於感染或技術性併發症。肺移植最大的挑戰是呼吸道的接合，最後總是會滲漏到患者的胸腔，引發大片感染與死亡。這很可能是免疫抑制處理不當，造成的早期排斥所引起。在那些年中，僅有一例成功的移植：一九六八年，比利時一名二十三歲患者因肺矽病接受單片肺臟移植（他是噴沙工人）。他雖然出現些微的早期排斥現象，但活了十個月後才死於肺炎。患者的驗屍結果顯示，移植的肺臟看來相當健康，也沒有排斥的狀況。

哈帝跟一長串的外科醫師在爭搶頭香時，諾曼．沙姆韋卻只想做對的事。一九七〇年代末期，他建立起國際心臟移植外科，擁有第一把交椅聲名的沙姆韋，深為自己無法幫助的一群患者苦惱不已：那些需要做心臟移植，卻有嚴重肺部疾病的患者。這些患者許多都有先天性心臟病，但未獲治療，而慢慢的損害到肺部。他何不一起摘取心臟**以及**肺臟，將它們都縫到病人體中？可是首先，他得知道自己是否有合理的成功機會。

時間點對布魯斯．雷茨（Bruce Reitz）來說，不能再好了。雷茨在史丹佛讀大學時主修生理學，在研究心臟免疫反應時對心臟興趣日深。他以醫學學生的身分，在沙姆韋的實驗室工作（那是在沙姆韋團隊做完人類第一起心臟移植手術後的十八個月）。等他在史丹佛當完住院醫生及心胸研究醫生後，又回到了實驗室。沙姆韋要雷茨專心研究結合心臟與雙肺的移植，雷茨開始做猴子的自體移植，摘下接了體外循環的猴子心肺，然後將之縫合回去。雷茨藉這種方式，跟他的團隊先把技術打磨到完美，無需去應付排斥的問題。等技術成熟後，才開始做同種異體的移植，摘下器捐猴子身上相同的器官，移植到受贈猴子體中。可惜成果不佳，因為免疫抑制療法還不夠完善。

一九七八年夏天，當雷茨和他的團隊取得環孢靈做研究後，事態有了改變。這個新的神奇藥品改變了一切，環孢靈成為猴子的抗排斥治療中的一部分後，呼吸道的吻合術便能癒合，猴子們活下來了。

到了一九八〇年秋季，雷茨和沙姆韋認為他們在實驗室的研究成果已經夠成熟，可以考慮做人類的心肺移植術了。瑪莉．果科（Mary Gohlke），一位四十五歲的婦人，肺部高壓造成她心肺衰竭。果科自知無法再多等，她與亞利桑那州的參議員取得聯絡，參議員敦促FDA給予史丹佛許可，在心肺移植手術中使用環孢靈。一九八一年三月九日，雷茨和沙姆韋摘去了果科的心與肺臟，按雷茨自己的話：「瑪莉．果科的胸腔完全空掉的模樣，實在是極戲劇性的一刻。我心想，『手術真的能奏效嗎？』但移植進行得很順利，心臟很快的復甦了，肺臟功能亦立即運作。」果科又繼續活了五年多，她死時，器官依舊是好的，從驗屍中看不出排斥現象。

一九八三年，果科移植的兩年後，喬爾．庫柏（Joel Cooper）在多倫多大學成功完成了第一起單純的肺移植手術。病人名叫湯姆．霍爾（Tom Hall），五十八歲的肺纖維化患者（肺部組織結疤）。庫柏在一九七〇代末，曾參與過四十四次失敗的手術，知道當時即使再做更多的移植手術，也是枉然。於是他遵循所有偉大先驅者會走的傳統路線——回到實驗室。庫柏知道所有患者均死於呼吸道的無法復癒，於是他專注研究傷口的癒合，發現高劑量的類固醇是元凶。他跟沙姆韋、雷茨一樣，了解自己必須做點不一樣的事。等環孢靈能為人類所用時，庫柏已經練好一種縫合呼吸道的創新技術了，並以腹中找到的網膜、血管化的組織去支撐呼吸道。雖然他覺得重拾人類器官移植的時機已經到來，但他不確定自己能期待什麼樣的結果。庫柏回憶自己在手術前與湯姆．霍爾的談話：「我說，『湯姆，到目前為止，我們做過四十四次嘗試了，但沒有人活下來，你確定你要開刀嗎？』他說，『我很感激能成為第四十五位。』最後霍爾又活了六年多，真正回復了正常的生活。」

庫柏接著在一九八六年成功完成第一例雙肺移植，肺臟移植有其特殊的挑戰（就像在第八章討論的胰臟移植）。它不像心、肝臟和腎臟移植，在有了環孢靈之後便相對安全了。即使到了一九九〇年代初期，肺病患者能活著走出醫院的機率也才只有一半。感染一向是主要問題，一九九〇年據報有二九〇起開刀病例，一年的存活率是65％，兩年為54％。但由於雷茨和庫柏等先驅者的努力不懈，今天的患者活著離開醫院的可能性已接近97％了。目前一年存活率約為80%，五年存活率則稍稍高過50%。由於某些不明原因，肺臟似乎很容易感染一種特殊類型的慢性排斥，使得成果無法持久。許多研究人員正在努力了解這項問題，希望結果能持續改善。

8 可憐的胰臟：糖尿病的治療

當有個孩子診斷出第一型糖尿病時，等於全家都患了這個病症。

——第一型母親聯盟（type1moms，WWW.TYPE1MOMS.ORG）

胰島素並不能治癒糖尿病；它是一種治療方式，使糖尿病患者能燃燒足夠的碳水化合物，在飲食中攝取足量的蛋白質和脂肪，提供生命所需的能量。

——一九二五年九月十五日，費德里克·班廷，諾貝爾演說，《糖尿病與胰島素》（Frederick Banting,"*Diabetes and Insulin*"）

外科界有句老話：「有空就吃，有空就睡，還有別把胰臟搞砸。」我想每位外科大夫都至少有過一次與胰臟滲漏交手的經驗，其中可能包括各種引流、開放性傷口，和一位受盡折磨的患者。然而，開這種刀的外科醫師多少都要有些名氣。因為癌症或良性病變而切除胰頭十二指腸的惠普式手術（the Whipple），是最知名的傳奇手術。開這種刀的醫生，都被視為腹腔外科的權威人物。諷刺的是，這項手術極為複雜，併發症的風險又高（光這兩點，便嚇跑大部分最勇敢的外科醫師了），而且手術效果並不怎麼好。雖然有些醫師的報告，顯示五年存活率達20%，但大部分活下來的患者，一開始所患的都不是癌症，而是發炎或癌症前期的病變。我了解病人盡他們最大的努力求生，可是這種最知名的外科手術就好比屠龍，患者最後往往反被巨龍吞噬。

我們在做器官移植時，絕不會亂動胰臟；我們會小心將它捲起，壓一壓，整個移植給患有糖尿病的患者。

我在芝加哥當完住院醫師後，想到最頂尖的移植中心繼續受訓。我對學習肝臟移植極感興趣（那是腹腔的超級盃），可是我也希望有機會試試胰臟移植。我在威斯康辛找到機會——果然不負所望。

我在麥迪遜的最初兩個月，開了十六台胰臟移植的刀，大部分與漢斯·索林格（Hans Sollinger）一起合作，他也許是全美胰臟移植的第一把交椅。漢斯在一九八〇年初開始做胰臟移植，當時的術後結果還很差，主要原因是胰臟與腸子之間的連結斷開所致。全美各地的醫療計畫都放棄開這種刀了，有些外科醫師讓胰管隨意引流到腹腔裡，或將胰管從皮膚裡拉出來，用袋子收集液體。那段時期，威斯康辛大學外科主任福科特・貝茲（Folkert Belzer）告訴索林格，最好設法讓胰臟移植成功，否則他要關閉這項計畫了。漢斯・索林格氣到大喊：「我乾脆把胰臟縫到他媽的膀胱上好了！」雖然索林格是在絕望的情境下說出來的話，但他和貝茲突然發現，這或許是個不錯的點子，麥迪遜的胰臟移植計畫也因此獲救。

時值一九八三年。接下來的十五年，索林格的點子（他先以狗為實驗）成了全球外科大夫使用的主要技術。一九九〇年代中期左右，索林格記錄患者因為做了胰液引流而受到長期尿道併發症之苦（因免疫抑制劑改良了，患者能癒合得更好），於是索林格改回把引流導入腸子。我認為這是他最輝煌的時刻之一——即使他已發表膀胱引流術了，但這是胰臟移植成功的關鍵要素，索林格也是最早針對這項問題提出報告和演說的人。他鼓勵外科醫生改回腸引流，那是需要極大勇氣的！

我沒有資格去批評被我評估的患者，但我認為許多疾病有一部分原因得歸責於我們所做的選擇。如果我們能讓每個人戒菸、戒酒、戒毒，吃得好一點，把環境打掃乾淨，那麼醫生能做的大概也不多了。

當然了，以上所言，皆不適用於第一型的糖尿病患者，這種可怕的疾病並非病人自己造成的。第一型糖尿病通常發生在小孩身上，他們應該去享受身邊的世界，而無須瞻前顧後，然而糖尿病的後果是很殘酷的：截肢、眼盲、心臟疾病、腎臟衰竭，也許最殘酷的是不育。第一型糖尿病的患者通常長得十分清瘦，且整體看來相當健康。他們往往十分活躍，愛運動，在學校表現良好，但我們看不到的是他們的生活與其他孩子有多麼不同。他們每次吃東西，都得思考自己該打多少胰島素，他們的手指因為扎過太多針而變得發硬。對許多小患者而言，這種病在他們的人格形塑上扮演了重要的角色，當所有參加生日派對的小朋友衝去吃蛋糕和冰淇淋時，第一型糖尿病的孩子則衝過去問爸媽可不可以吃，因為他們知道爸媽不會允許。第一型的孩子每晚會被搖醒兩次，檢查他們的血糖值，確保不會在他們睡著時降得過低或飆得太高。這些孩子被迫井然有序、做好萬全準備，且著重細節。診所評估他們時，他們總會提出各種問題，把一切寫下來，然後把所有思緒想過一遍（或他們的父母會這麼做）。

總體而言，就活命這件事，胰臟移植實在看不出重大好處（不像腎移植明顯的能延長壽命），但是沒有比接受胰臟移植更心懷感激的患者了。他們這輩子第一次不必受到糖尿病的限制，隨心所欲的吃東西，徹夜睡覺，不必擔心自己不會醒來，且不必再說自己是糖尿病患者了。

最近我幫瑪莉做了胰臟移植的評估。這位挺得人緣的四十五歲婦人，帶著她四個從兩歲到十四歲不等孩子來看診。她看起來非常健康，害我一時間無法確定她在這裡做什麼。一般來說，我們不會為第一型的糖尿病患者做胰臟移植，除非患者有腎衰竭，因為抗排斥藥有許多副作用，不必打胰島素的優點也許會被服用免疫抑制劑的缺點掩蓋過去。不過我們會考慮替有不自覺低血糖（一種危險的併發症，患者對血糖值突降毫無所覺，可能導致癲癇或死亡）情況的脆弱性糖尿病患者（brittle diabetes，一種嚴重的類型，包括無法預期的血糖值擺盪，以及難以控制的血糖）做單純的胰臟移植。

瑪莉就是那種患者，她有很多狀況，幾乎每隔一天就會突然昏倒，可能是在工作、在雜貨店或在睡覺時。有一次她甚至在開車載孩子們時昏過去了，瑪莉被迫辭掉工作，且需要有人幫忙照顧她的孩子。瑪莉的糖尿病極難控制，她的血糖值不是飆上天，就是沈過了底，低到足以造成癲癇。但她不像大部分糖尿病患者，瑪莉感覺不到自己的血糖降低，她的身體不會發出警訊，沒有盜汗或頭暈，她的葡萄糖值起伏太大，胰島素幫浦也幫不了忙。瑪莉的生活被搞得亂七八糟。

胰臟移植將導正這一切。（也許她還有另一種選擇：我們最近有位患者的愛犬，能憑藉患者的氣味和舔她時的味道，偵測患者是否血糖過低。假若她的血糖在睡覺時過低，狗狗就會將她弄醒，讓她吃點糖或打胰島素。我們幫她做了胰臟移植，效果極佳，但狗狗卻失業了。）

一九〇〇年代初期，仍無法成功治療第一型糖尿病患，得了這種病的孩子會被迫斷食，直到尿液中不再測出糖分，同時希望有人能在他們餓死之前找出治療他們的辦法。十九、二十世紀交接時，醫學界發現負責調節血糖的荷爾蒙（後來被稱為胰島素）來自胰臟，但無數的研究員都無法將這種蛋白質抽離出來。一九二二年一月，終於有一位壓根不被看好的研究員菲笛里克．班廷（Frederick Banting）把胰島素分離出來，並注射到患者體內了。這位外科醫生並無實際的外科經驗或研究背景，但他的堅持或固執（可能還合併一次大戰服役後的創傷後壓力症候群），加上兩位真正的科學家麥克勞德和科利普（J.J.R. Macleod and James Bertram Collip），以及一位孜孜不倦的多倫多大學醫學院學生貝斯特（Charles Best）的協助，終於分離出胰島素，並用它來解救成千上萬患有此疾的孩童。一九二〇及三〇年代，人們希望胰島素能使糖尿病患者恢復正常的生活（而不是每天要注射好幾次胰島素）。到了二十世紀中葉，第一型糖尿病患者已經可以活到四、五十歲了，但這時候卻要面對剛才提及的各種可怕併發症，包括腎臟衰竭。雖然胰島素的發現延長了這些患者的壽命，但是測量血糖，知道胰島素的使用時間和劑量的難度，以及無法嚴格把控日夜的血糖值，依舊是主要問題。移植整個胰臟似乎才能解決所有的問題。

一九五〇年代曾經用狗試做胰臟移植，可是絕大部分的移植手術都因為極具破壞的胰消化酵素（pancreatic enzymes）滲漏，而造成嚴重的併發症。他們以各種技術防堵這種情形，從結紮胰管（結果造成沾黏，損壞了胰臟），到讓胰管穿出皮膚，用袋子收集胰消化酵素。有些研究人員試著為胰臟做放射，以破壞產生消化液的組織主質（parenchyma，希望也能藉此破壞分泌消化酵素的胰島細胞），但也失敗了。其他方法包括在吻合術中納入十二指腸的袖口而不單只是使用胰管，用以收集流出胰管的胰液。原本腸子是附接到受贈者的小腸段上，讓這些液體流入腸子的（那也是液體通常流向的地方）。

到了一九六〇年代末，有些實驗的犬隻存活率達一年半或以上，少數幾位研究人員覺得已經夠好了，可以在人體身上動刀。一九六六年十二月十七日，包括醫學碩士威廉．凱利（William Kelly）和里查德．李拉海（Richard Lillehei，沃爾頓．李拉海的弟弟）在內的明尼蘇達大學醫療團隊，為一名二十八歲的女子做了第一例的人類胰臟移植，他們同時為患者做腎移植，以治癒因糖尿病引起的腎疾。他們在手術過程中選擇不放入捐贈者的十二指腸，而是結紮胰管。他們以類似腎移植的技法，把通往胰臟的血管接到髂骨的血管上。胰臟立即開始運作，患者終於能擺脫胰島素，不管她吃什麼，都能有正常的血糖值了。可惜患者兩個月後，因器官排斥最終死於感染。

這次移植的小成功令團隊大受鼓舞，他們在接下來的七年裡，又做了十三例胰臟移植，其中九例也包含腎移植，而且大部分病例在移植時，都把十二指腸袖口縫到相接的小腸上。雖然有位移植患者活了一年，其餘患者的存活時間卻短了許多，因為後來皆發生感染或腎臟衰竭。可以這麼說，胰臟移植在當年並不被當成非做不可的選擇，因為有胰島素，而且糖尿病患者光做腎臟移植效果就很不錯了。不過仍有少數幾位研究員不離不棄，主要由明尼蘇達團隊領軍。一九七七年有五十七例胰臟移植，但僅有一位長期存活者，其中許多胰臟壞掉，皆因十二指腸與小腸接合處滲漏造成。導致醫師後來廢去了十二指腸袖口，僅只移植胰臟。直到一九八〇年代環孢靈出現後，胰臟移植的結果才真正開始改善，環孢靈巨幅減少器官的排斥現象。

胰臟移植在器官移植中十分獨特，它不像心臟、肝臟和腎臟，對病人的存活不可或缺。胰臟主要是提供更好的生活品質，患者可以單靠胰島素活下來，雖然活得像自身血糖的奴隸一樣。我自己在目睹幾次胰臟移植後的恐怕併發症後（臟器的滲漏與引流，還有開放性傷口，病人得回好幾次手術房），開始懷疑移植手術是否值得。若用胰島素幫浦輔助，必要時換顆腎，是否會更好一些？

這是我原本的想法，直到我認識一些胰臟受贈者，並聽到他們的故事。我可以分享很多成功的病例，但有時越複雜的病例，反而越發人深省。

El Diablo

大約八年前，我第一次看到 El Diablo 的病例，當時我正要去實驗室，這時電話響了，螢幕上是一位夥伴的名字，珍妮特。

「嘿，我今天被整慘了。」她說：「你能快速做個剖腹探查手術嗎？有個之前做過移植的患者，腹腔裡有積氣，也許是結腸穿孔或十二指腸潰瘍。」

我甩開腦子裡的各種藉口——想做的實驗工作，自己快得恐怖病症——答道：「當然，沒問題。」

然而，十二個小時後，我竟然還在手術房裡。快你媽的頭啦！患者多年前做過胰腎同時移植，最近才做過排斥治療，已經復原。他的胰臟還有功能，雖然不若以前好。他的血糖在臨界點，快需要注射胰島素了。他的腎功能也不太優——他還不需要洗腎，但離洗腎不遠矣。

本週稍早，患者ＪＢ在家裡屋頂上工作，結果從梯子上摔下來撞到腹部。幾天過後，一開始的微痛變成了劇痛，最後終於進醫院。電腦斷層掃瞄看出有積氣，表示他的腸子有穿孔，一般得緊急開刀。

我們打開腹腔後，卻發現到處都有沾黏——也就是說，可能是之前手術造成的結疤組織，使得ＪＢ的腸子全沾黏住了。我們花了好幾個鐘頭切除各種組織，過程中得小心翼翼不去傷害到任何腸子。幾個小時之後，我們推測胃、十二指腸或結腸裡並沒有破洞，等我們來到移植的胰臟時，卻在多年前腎胰移植、十二指腸與小腸接合的地方找到了破洞。破洞滲出胰液和小腸裡的東西（我們通常使用 succu 一詞，或 succus entericus〔腸液〕，來形容小腸的內容物）滲得到處都是。依照滲漏的量和患者的病情嚴重度，我知道我們得摘除ＪＢ的胰臟，反正它的功能已經不好了，我若硬把胰臟留在體內，反而會害死他。我得切除與十二脂腸縫合的那一段腸子，然後再把腸子接回去，手術應該不難。我還得找到供血給胰臟的動脈和靜脈，這兩條血管原本縫到往右腿伸下去的髂血管上了。最後，我得撈出胰臟與胰尾。

結果，很難把血管找出來，因為所有東西都黏成一團，就像在雕鑿一塊堅硬的大理石。結痂組織（scar tissue）就是那樣，你永遠不知道結痂會變成多厚，有多麼難割除，除非你親手處理。通常移植患者比做過其他手術的病人結痂組織更少——因為免疫抑制劑會抑制結痂的形成，但未必總是如此。最後我終於過關斬將，把血管分離出來了。

我幫病人把腸子重新接回去後，試著將胰臟剝下來。胰臟沾黏嚴重，四周很多地方都發炎了，老實說，我根本分不清哪個是胰臟，哪些是需要保留下來的周圍組織。等我切除一把黃色的組織後，我放了引流，然後縫合起來。我在與ＪＢ的家人談過話後，在午夜左右回到家。

第二天我跟ＪＢ談話時，還沒有人跟他說我已經摘除他的胰臟了。他在術後打了很多鎮定劑，因此我想等巡房看到他時再讓他知道。ＪＢ難過極了，我告訴他，我們別無選擇，只好摘下胰臟，救他一命。

「呃，我多久才能再得到另一個胰臟？」他問。

我表示現在談論這個還太早，「我們先專心渡過眼前的難關。」我離開前，看著我放在他體中的引流管，袋子裡裝著粉紅色的液體，我發現引流量頗多——幾乎要半公升了。**嗯，應該要乾掉了才……**

第二天早晨六點左右，我翻閱ＪＢ的病歷，他的檢驗結果看起來還好，但我再次注意到，他一晚又引流出近一公升的液體。我是不是留了一部分的胰臟在他體內？我發簡訊給我的研究醫生約翰，請他驗測引流液，看有無澱粉酶——一種胰臟分泌的酶。早上十點我看到結果了：超過一千（遠遠超標，正常體液值應低於一百）。他的體內顯然還有部分胰腺在滲漏澱粉酶。我想，滲漏最終會枯竭。畢竟那該死的器官，沒有任何血液去供應，必死無疑。可是那個僵屍胰臟就是不肯死。接下來幾天，JB繼續源源不斷的流出胰液。我考慮送他回開刀房，甚至跟他談到此事。

「我就知道你不該摘除我的胰臟。」他說。

我還在發愁該怎麼做時，收到了研究醫生約翰的簡訊。「你絕不會相信，JB現在的引流液裡流出什麼。腸液。」JB的滲漏處，正是我把腸子接回去的地方。那並不奇怪，他的吻合術已經泡在胰腋裡邊三天了。

這趟去手術房的過程，僅比上一次順利一點點。自從我上次幫他開刀後，JB的腹腔彷彿引爆了炸彈，我一路慢慢剝到小腸，摸到吻合術的接合處，再次縫回去，然後至少花一小時，試圖找到並割除任何看起來像胰臟的組織。我請一位具多年胰臟手術經驗的夥伴，兩人一起剝掉更多組織。等我再也想不出有任何可能遺漏的地方後，我將JB縫合起來，留下一條引流管。

第二天早晨，我看著引流管──它回瞪著我，還哈哈的笑。同樣的體液，同樣的份量。我送JB去做電腦斷層掃瞄，果然，我看到禍因了：一小片比高爾夫球還小的胰臟被留在腹中。當我把掃瞄拿給我的夥伴們看時，索林格醫生喃喃低聲說：「El Diablo。」

索林格去南美開會時聽到這個名稱，形容胰管完全斷裂，使得一部分胰臟與其他胰臟斷開，造成殘餘的胰臟繼續滲出胰液。索林格告訴我，我得再回手術室。

我收到約翰的另一封簡訊後，決定再等幾天。「你猜現在引流液裡出現什麼麼了？」他問。

我只能想像。

「大便。」他說：「引流液裡有糞便。」

我們第三度回開刀房。這回 El Diablo 的毒液噴穿了結腸壁。我們截掉一大段結腸，然後在結腸上造口。我們取出更多看起來像胰臟的組織，我再次找一位夥伴來幫忙。現在應該都清乾淨了，我留了條引流管。我們在縫合時，發現ＪＢ的筋膜狀況很差，肌肉四周負責維護手術傷口不會受損的強勁筋膜層，因多次開刀加上滲出的糞便和有毒的胰液，已經被蝕毀了。他的傷口一定會出問題。

第二天。雖然面對ＪＢ、引流、El Diablo 等問題，我還是回到自己的辦公室，放上滾石的《同情惡魔》（*Sympathy for the Devil*）。我聽著歌詞，覺得越來越無助。

很高興見到你，

希望你猜著我的名字。

但令你困惑的，
是我的遊戲本質。

我究竟要如何解決這件事？

幾天後：我們把ＪＢ送回手術室，他的滲漏體液更多了。這回我甚至無法進入他的腹腔，所有東西全黏在一起。最後我們在殘餘胰臟可能所在之處，鑽出一條小道。我已經快瘋了，我抽出組織送往病理化驗，心裡想，**去死吧，你這天殺的僵屍，去死！**第三個樣本的組織檢測結果終於送回來了，有胰臟。我們繼續送組織去病理化驗，直到結果再次成為負。現在一**定**沒有胰臟了。結果確實如此。

第二天的引流液裡沒有胰液，那真是好消息。可是ＪＢ的腎臟衰竭了，又回去洗腎了。他有褥瘡，無法行走，不過經過幾個月後，他慢慢復原，終於能住進療養院了。ＪＢ在療養院時，腳上長了個無法癒合的潰瘍，結果做了膝部以下的截肢。然而，他還是熬過這一切，回家去了。雖然他的腎功能不佳，但無須洗腎。六個月後，我聽到他想來看我門診的消息。ＪＢ出現時我差點認不出他。他瘦得跟竹竿一樣，看起來像有九十歲（他才六十），而且少了條腿，但他面帶笑容，感謝我救了他的命。

接著他問我：「我何時能再移植另一個胰臟？」那個惡魔差點害死他，他怎麼還會想再換一個？我告訴他，他並不適合當候選者（年紀太大，且動過太多次刀），而且不會有人想幫他開刀。

他說他並不訝異，可是他接著又說：「我希望你當初能留下那片胰臟，我不想再當糖尿病患者了，我寧可當時就死掉。」果然，他在約莫六個月後去世了。

沒有比接受過新胰臟、再也不用受第一型糖尿病折磨的患者更心懷感激的病人了。無論那該死的惡魔會造成什麼併發症，患者幾乎總會想再換個胰臟。沒錯，腎臟才是真正的救命臟器；讓患者不再困陷於洗腎的活地獄裡。當然了，腎移植患者也很心存感念，可是胰臟就是特別不同，它真的是一個令人頭疼的器官。

胰臟移植的未來

拜更好的免疫抑制劑之賜，以及一小批研究人員的堅持，胰臟移植的成果有了戲劇性的改善。明尼蘇達大學和我所在的威斯康辛大學的計畫各做了一千多起這樣的病例。移植一年的存活率可媲美腎移植，而我們有許多患者術後二十年都還活得很好。

話說回來，在這個領域中，技術無疑超越了器官移植的挑戰與好處。最初的閉路式幫浦系統——每五分鐘監控患者的血糖，然後因應低血糖降低胰島素的基礎代謝率——最近有了改良。幫浦的感應器裝到了皮下，但我相信不久的將來，會有透過皮膚式感應器持續監控葡萄糖的裝置（或用其他非侵入性方式，例如有人正在發展透過隱形眼鏡來監控）。這些裝置最終將能不斷調整病人的胰島素劑量，使患者在一整天中維持近乎完美的葡萄糖值。我猜它們會以智慧型手機來控制，因此若有患者想片蛋糕，便可用手機拍下蛋糕，然後計算需要的胰島素量，邊吃蛋糕邊打胰島素。至於那樣能否防止糖尿病所帶來的慢性併發症，則有待數年的時間來決定。

在這段時間裡，胰臟移植仍是我們在器官移植中所做過最棒的一件事。病人們接受新胰臟後，對疾病的如釋重負簡直不可言喻。經過一輩子痛苦的觀察自己的葡萄糖值，擔心自己會昏倒或突然癲癇，每兩個小時就得醒來檢查血糖的病人來說，新的胰臟使他們獲得其他器官移植患者所沒有的自由。

9 普羅米修斯的神話：肝臟移植與托馬斯·史塔哲

普羅米修斯的神話，意味著人間一切痛苦都聚積於肝臟，只有勇者才能面對如此可怕的事實。

——弗朗索瓦·莫里卡（Francois Maurica），
《蝮蛇結》（*Le noeud de Viperes*，一九三二）

要冷靜、堅強有耐心，帶著勇氣面對失敗與失望，超越生命的試難，絕不屈從於無助或沮喪。在危難與逆境中，堅守自己的原則與理想。以靜制動！

——威廉·奧斯勒（William Osler，約翰·霍普金斯醫院創建人之一）

威斯康辛，麥迪遜，凌晨兩點三十分

「小心，鮑比，那些血管會出很多血。」

我伸長脖子，看我的研究醫生鮑比小心翼翼的將肝臟從腔靜脈上切下來。我沒法幫他，因為我雙手捧著一大片硬化的肝臟，好讓他能在底下工作。我的背快痛死了，而且左臂發麻。我們已經在手術室裡待三個小時了，前方尚有漫長的路要走。我們已經切下上邊袖口、分開流入肝臟的血管和膽管，現在正把肝臟從腔靜脈上剝離下來。

腔靜脈是條把全身血液運回心臟的巨大血管，肝臟緊抱著腔靜脈，許多充血的血管直接從肝臟把血液輸進腔靜脈。有時進入肝臟的血管可達五十條，撕裂任何一條血管都可能造成大出血。當然了，我們幹這行的都得習慣這種事，所以我們才會隨時準備兩個吸引器。

即將結束研究醫生的鮑比漂亮的把肝臟剝下來，此時我們已經快要準備取出肝臟了；唯一還將肝臟繫在腹腔裡的，是三大條形成上袖口（upper cuff）的肝靜脈。這副肝臟有TIPS管——肝內門靜脈分流術的簡寫（transjugular intrahepatic portosystemic shunt）——是放射醫生插進去的一根大管子。管子穿過右肝臟靜脈，以減低硬化的肝臟阻擋血流。TIPS使血液流過肝臟，排乾所有積聚在患者腹中的腹水，讓病人等待捐贈的肝臟。

我鉗住腔靜脈，不過我能感覺到鉗子有一部分夾住了TIPS管，因此管子拔不出來。我切進右肝靜脈，TIPS就在那兒瞪著我們。我把管子多露出一點，然後鮑比拿鉗子夾住管子。

「準備好了嗎，鮑比？」

我們在手術前演練過了，鮑比緊握住鉗子。我請麻醉師垂下患者的頭，萬一有空氣栓塞，可避免空氣跑進肺動脈或腦部。雖然這種要人命的併發症十分罕見，但在切割像肝靜脈這樣的大靜脈時，若血管外的壓力高過流回心臟的血流壓力，便會在肝臟手術中發生這種情況。把頭部放低，能使氣泡升至心臟，而不會從肺靜脈中流出去。

「來吧。」我淡定的說，鬆開上方的鉗子。當血流開始流入手術區，鮑比用力拉住鉗子，TIPS從心臟裡露出來，我重新鉗住腔靜脈。可惜我還來不及高興，便聽到麻醉小組有人在舖布外說：「哇咧，心臟裡有個大栓塞」——他們透過超音波探頭看到了——「他被卡住了，最好開始做CPR。」

媽的，也許我做事太魯莽了。我們把牽引器拉下來，鮑比開始做CPR，與此同時，我只能想到得去跟患者的妻子和孩子們說。我可以想像，他們得知病人沒能熬過去時的表情。

我心裡雖這麼想，感覺卻異常平靜淡定。經過約十分鐘後，我們全部人已渾身汗溼，患者的心臟終於恢復跳動，血壓也回來了。

我們站在那裡渾身發抖的站了一分鐘，不確定該怎麼做。**我們是否該取來捐贈的肝臟縫**

進去？他的腦還有功能嗎？或者那樣會浪費這副本來可以給別人用的肝臟？

鮑比先打破沈默：「打開新肝臟，給我一根針。」

「好，咱們動手。」我說。

別擔心，結果一切順利，患者是位退伍軍人，老兵是殺不死的。

二〇一六年，匹茲堡

我的鬧鐘設在早上六點，但我五點就醒了，不是因為失眠，只是太興奮罷了。你不是每天都有機會遇到心目中的英雄，我起床打開我的背包，拿出我那本破舊的《拼圖人》（*The Puzzle People*），然後翻到第一章。這本書我讀過許多遍，但我想確定我已讀到滾瓜爛熟，也許我越了解托馬斯・史塔哲醫生，他就越有可能對我敞開心懷。過去一年，我跟他通信多次，但他很久之後才同意讓我去拜訪。他更樂意寄他以前寫過的移植相關作品，以及醫學文獻既有的、關於移植界幾位創建之父的概論，但我想從他那邊得到不同的東西。我想了解他如何成就他所做的事：在一個無人看好的領域裡堅持下去——史塔哲最早的許多患者皆為孩童，而他們全死在手術台上了——並扛下種種阻礙和磨難，將肝臟移植變成醫學的事實。他義無反顧，不甩各種抗拒和研究醫生們簽署請願將他革職，大罵他是凶手。你大可說，那些患者反正難逃一死，所以不是什麼天大的事，但我不相信有那麼容易。當病人死在自己手裡；當你走出手術室時，每個人都默默站著盯住你，病人冰冷的躺在那裡，鮮血從刀口湧落在地板；你必須告訴家屬，他們心愛的人死了——就算知道病人會死，我也不覺得有任何幫助。

托馬斯．史塔哲跟我同樣是用血肉做的嗎？長久以來，我都以為他不是。後來我在他的回憶錄，發現一段令人驚訝而迷人的話，悄悄躲在第五十九到六十頁：

實際狀況比任何人想像的還糟。過去六年，我磨練自己的外科技巧，卻將焦慮壓在心裡，無法公然討論，直到三十多年後我不再動刀，才如願以償。我好害怕讓那些將他們的健康或生命託付在我手中的病人失望……即使只是簡單的手術，我會溫習書本，確定自己不會犯錯……然後憂心忡忡的走到手術室，幾乎無法運作直至開始動刀。

他接著又寫：

我在晚年告訴好友說，我並不喜歡手術，他們都不相信，或以為我在開玩笑。我認識的外科醫師，大部分都懂得保護自己，不是把自己犯的錯合理化，就是即時消除不愉快的回憶。我辦不到，我無法抹去失敗，我會永遠記得。我越來越覺得，自己在感情上根本不適合當外科醫生，或對付外科的殘酷。

一個有這種感受的人，怎會選擇了史塔哲所走的路？他為何要選擇練成這項別人都做不來的手術，這種一定會導致手術患者死亡的刀？而且不僅是死亡，更像是像開膛手傑克犯案後，血流滿地的那種刀？我想多了解這點，但史塔哲會讓我登門拜訪嗎？還有，他最近剛滿九十歲，他會記得移植醫學初期發生的事嗎？他能記得所有自己當初的感受嗎？

那天稍晚，我站在一大片建築工地對街的一棟建築外，看著匹茲堡第五大道上，一道灰溜溜、夾在校園書店和印度王子餐廳之間的門。我不知道自己在幻想什麼，也許是一道有雕花手把、亮晶晶的金色大門吧？至少移植學院的側翼應該要有個玻璃門吧。媽的，匹茲堡大學整個移植學院就是以這傢伙命名的，而他人就在裡頭，在這棟破舊的建築裡。呃，這就是學術醫學的生活。

我按了門鈴進去，爬樓梯到二樓。站在樓梯頂端的，是一位面帶微笑，穿休閒外套，打著領帶的老者。再走幾步，我踩到一坨溼溼的嘔吐物，史塔哲說：「那是嘔吐物嗎？丘魯一定又有問題了。」

我走到樓梯頂端，看到肇事者——一條黃金獵犬。狗兒俯望著，看是誰來造訪。我想起史塔哲酷愛狗，雖然他在移植早期，為了讓手術完善而犧牲掉許多隻狗。

他一定猜到我在想什麼了。「有一件事我是知道的，我很愛狗。」他說。

我們走到他的辦公室，是一個地板咿呀作響的大房間，房中疏落的擺著家具：幾張折疊椅，一張靠牆的大桌子上面擺滿各種手稿和報告。這位移植巨人，卻是在角落那張汙漬斑斑的沙發上開始講述他的故事。

一九二六年三月十一日，托馬斯．史塔哲出生於愛荷華州的雷馬斯。他父親是地方報紙的老闆，也是位相當成功多產的科幻小說作家。史塔哲醫師的母親在他出生前曾擔任外科護士，這點對他決定當外科醫師顯然扮演一定分量的角色。成長於大蕭條時期的史塔哲養成了努力工作的信念，他能埋頭工作數小時，對家庭和周邊的人十分負責。史塔哲不是那種會怨懟機運的人，但他真的很想離開愛荷華的小鎮。

他在海軍工作了一段時間，性向測驗顯示他很適合當醫生，於是史塔哲醫師便於一九四七年進入芝加哥西北大學醫學院，然後在約翰．霍普金斯醫院待了四年。他覺得那邊的經驗相當殘酷，當時的外科計畫很菁英式，最後大部分的住院醫生都會被解聘。四年之後，史塔哲收到通知，無法在霍普金斯完成他的訓練——史塔哲覺得還好，反正他已準備離開巴爾的摩了。

接下來兩年，他待在邁阿密大學的傑克遜紀念醫院（Jackson Memorial Hospital），開了約兩千台刀，同時他仍設法建立自己的實驗室。史塔哲就是在這裡展開第一個檢視肝臟的研究計畫。

肝臟是個很特別的器官，受傷後能自我修復。它不像人體中其他結實的器官細胞，肝臟細胞可以長得很大或分裂，若是切掉一個人的一半肝臟，剩下的肝臟會在幾個星期到幾個月內再生。也許**再生**一詞不夠精確，因為它不會真的像蜥蜴尾巴或青蛙那樣重新長回來。不過透過細胞的生長（肥大，hypertrophy）與分裂，肝臟會重拾原本的大小與功能。這種現象真的非常神奇。

然而，如果受傷太重，時間太長，肝臟有可能會縮小，被結痂組織取代，並隨著結構逐漸受損而失去再生的能力。一旦肝臟達到末期狀態，便稱之為**肝硬化**。肝硬化的問題有兩個：第一，肝臟功能失調，再也無法製造本該合成的各種蛋白質和凝血因子，也無法排解各種毒素，或分解來自腸子的各種產物。這可能造成患者混亂（confusion）和自發性出血。肝臟也會失去製造及排出膽汁的功能，使患者發黃（變成黃疸）。第二，多瘤縮皺的肝臟（大部分硬化的肝臟都會變成這樣）會阻礙血流。正常肝臟血流量很大，硬化的肝臟靜脈會阻塞，無法讓血液通過這個阻力強大的器官。血流不順，導致原本已經很粗的靜脈脹大和肝臟血液逆流。發生這種情況時，許多從門靜脈系統分出去的小血管便會阻塞而曲張（即擴張的靜脈），包括沿著食道，進入食道的血管；這些血管會自發破裂，是非常險惡的狀況，而且可能非常駭人：患者到院時也許正大量吐血，直接就死在你面前。門靜脈血流阻塞的第二個併發症是腹水，或（非血液）積聚在患者腹部的液體，有時高達十公升或更多。這會造成患者出現肝臟衰竭的特徵：發黃、腫脹，而且往往看起來像懷胎九月。

在一九五五年，肝硬化及食道出血的病人並沒有太多選擇。有不少手術採用讓血液繞道肝臟，從腹部器官流回心臟的手法。史塔哲在邁阿密參與過一次這種手術，他驚訝的注意到，繞道肝臟後，患者的糖尿病竟也好了。這個病例令史塔哲興奮不已，他決定以動物做研究。但史塔哲失望的發現，邁阿密並沒有大型動物的實驗設備，他在醫院附近一個空車庫裡打造出一間實驗室，並跟醫院「借用」設備，還徵召他老婆和一位資淺的住院醫生幫忙照顧動物。他們到野狗拘留所找狗，對製造胰島素的胰臟細胞（beta 細胞）施打有毒的化學藥劑，使狗兒得糖尿病，然後以同樣的手術讓血液繞道肝臟。結果，糖尿病……變嚴重了。

史塔哲覺得若不整個摘除肝臟，他的假設便無法真正受到測試，於是他想出一種完整的肝切除技術。當然了，狗兒頂多只能活一天，但這是史塔哲踏上肝臟移植之路的第一步。「肝臟摘除術最重要的後果，就是了解到，新的肝臟可以置入（我認為還蠻容易的）正常肝臟取出之後空掉的腹腔裡。」後來他在《拼圖人》中寫道：「事實上，肝臟移植在肝臟切除的這一半手術上，技術已臻完美。另一半則是把新的肝臟縫進去。」此時的史塔哲，已深陷其中了。

史塔哲在邁阿密當完差後，在一九五八年回到西北大學。他決定多待一年，做胸腔外科的受訓研究醫師。他知道自己熱愛肝臟，可是他雖然極具外科天分，卻為執刀一事備受煎熬，他更喜歡的是做研究。史塔哲在西北大學擔任研究醫師期間，在實驗室以狗做肝臟移植（沒有助手），所有的狗兒都死了，此事比他預期的更加艱難。他在完成最後一年訓練時，同意留在西北繼續做研究，等取得兩個全國性的補助金後才離開。他不僅在狗身上發展出人類肝臟移植必要的技術，也終於在其他一小撮做肝臟移植的研究人員面前曝光了。

約莫同時期，布萊根醫院的法朗尼．莫爾也把注意力轉向肝臟。他召集一個團隊，做了無數次的犬隻肝臟移植，早期的嘗試也盡是失敗，因為狗無法忍受摘取肝臟時腔靜脈及門靜脈被鉗住。

史塔哲和莫爾對這個問題都提出相同的解決辦法，他們取來塑膠管，讓來自下肢的血液分流至脖子的靜脈，輸往心臟。如此一來，當他們鉗住腔靜脈時，血液便會繞過鉗住的靜脈，回到心臟。（今天有些手術仍使用他們的技術。）一旦這個問題解決了，兩個團隊就都能成功的替狗做肝臟移植，並看到慢慢改善的存活率了。當然了，兩組團隊都沒有使用免疫抑制劑，因為當時還沒有這種東西。可是即使所有肝臟都在一星期左右後排斥，但在那一週裡，檢測都變正常了，這表示肝臟有在運作，且狗的表現也很正常。

莫爾在美國外科學會年度會議上（American Surgical Association，以下簡稱ＡＳＡ）呈現布萊根醫院的資料，他對肝臟移植的描述，被視為開創先河——直到史塔哲上去討論莫爾的報告。史塔哲回憶：

> 我對門脈血（及胰島素）對肝臟的影響極感興趣，這份初心大大影響我的處理方式，將來也會持續如此。我在八十多次移植實驗中，系統性的測試各種不同方式，試圖恢復移植肝臟的供血。測試顯示，有肝臟門靜脈流入的肝臟，比那些沒有的肝臟表現更佳，然而，此時我們最重要成就是，已有十八條狗存活超過四天了，且有一隻活了二十一天半。我發現我們領先了波士頓團隊。

大家在這些全國性會議上分享各種想法，托馬斯．史塔哲慢慢但踏踏實實的贏得認可，成為肝臟移植的核心力量。史塔哲確實是在ASA會議上首次聽到，他們正在用一種叫6-Mercaptopurine（6－巰基嘌呤）的新化學免疫抑制劑進行實驗（里奇蒙的大衛．休姆，以及布萊根的團隊）。他發現，化學免疫抑制劑是移植的下一步，為了在人體身上落實肝臟移植，他得先掌握腎臟移植，然後用化學免疫抑制劑邁向下一步。

一九六一年十二月，史塔哲搬到丹佛，在丹佛退伍軍人事務部醫學中心擔任外科主任。他在抵達的三個月內做了第一例腎移植。這段時期的移植後果通常很不好，但史塔哲聰明的先為一對同卵雙胞胎做移植：他覺得得先對當地的醫生和醫界證實自己的價值，至少要先開好一次刀，然後才能投入一九六〇年代免疫抑制的瘋狂世界。

等史塔哲在一九六二年投入腎臟移植時，布萊根的約瑟夫．默里已成功為異卵雙胞胎做移植了，且剛剛將免疫抑制劑的硫唑嘌呤用在人體器官移植上。也就是在同一年，他做出第一例用已故捐贈者的臟器使病人存活的移植手術。

雖然默里已儘快加緊腳步，而休姆和羅伊．凱恩也在他們的醫學中心做移植手術，但史塔哲卻像貨運列車似的衝了進來。凱恩和默里已確認硫唑嘌呤對腎臟移植很有用了，但發現將硫唑嘌呤與高劑量的類固醇併用，比僅使用硫唑嘌呤效果更佳的人卻是史塔哲。移植發展初期，許多研究人員都有所貢獻，但開刀量極大；不斷突破界線、並不斷批評自己的成果的史塔哲，則具有舉足輕重的分量。

史塔哲成功完成腎移植後，知道嘗試臨床肝臟移植的時機到了。

普羅米修斯崛起

我很喜歡穿過腹膜，遇見幾公升啤酒色的腹水，一眼看到縐縮肝臟時的感覺。在進入腹腔之前，你永遠不會知道移植過程將如何，可是看到癟縮、在腹水中飄動的肝臟的那一刻，你就知道好戲要開始了。

「好了，各位，幹活了。如果我沒出錯，咱們應該最多四小時就能完工。」

十年前的肝臟移植過程就像這樣，當時我們的病人等換肝容易多了。現在由於分配的方式改變，因此鄰近地區分配肝臟的人數變多了，患者的病情須得更嚴重才能獲得這些珍貴的器官。我猜那樣才算公平吧，可是確實也增加了我工作上的難度。

「加油，艾略特。」我說——艾略特是第二年的研究醫生，已當完外科住院醫生了——「咱們把它挪走，我真想在今天內下班離開。」

我們才花一個多小時，就把肝臟摘下來了。「打開新的肝臟。」艾略特說著，兩人交換方位。艾略特是左撇子，所以我們得換位置，好讓他做上腔靜脈吻合術。

我們取出亮閃閃的完美新肝臟——跟我們剛才放到台子上，準備送去做病理化驗、凹凸不平的乾癟肝臟恰成強烈的對比。我拿住肝臟不讓它擋路，艾略特則開始縫上邊袖口。手術的這個階段，我們並不需要多說什麼，艾略特知道每一個步驟，清楚我希望怎麼做。這次手術進行得很完美，他先縫後壁，然後是前壁，他一針一針縫著，我則「跟隨」他拿著縫線，確保線不會纏在一起。等他縫到尾端後，他將兩端綁在一起，然後我們接著移往門靜脈，我再協助他用三條 6-0 Prolene 縫線做端端縫合（end to end）。縫入這副新的肝臟差不多花了三十五分鐘，肝臟變成漂亮的粉紅色，患者安然的接受這顆肝臟。接著我們把注意力轉到肝臟動脈，動脈也乖乖就定位了，簡直容易到爆。我抬頭看看時鐘，微微一笑，才下午六點三十分，我應該能在孩子們上床前趕回家（這是我每天的目標）。

「肝臟移植能有多難？」我對艾略特說：「真不懂當初史塔哲怎麼會有那麼多問題？」兩人哈哈大笑，想到上次花了十二個小時的那台刀。這種事誰也料不準。

一九六三年三月一日，托馬斯．史塔哲試著在人類身上做第一次肝移植，受贈者是班尼．

撒利思（Bennie Solis），這名三歲的男孩不幸有先天膽道閉鎖的問題，那些通常會合併成一般的膽管且讓膽汁流出肝臟進入腸子的小管子一直都沒有長成。對父母而言，這種疾病最糟的部分，也許是患有膽道閉鎖的漂亮寶寶在剛出生時看起來都十分正常——只是出生時，會有新生兒黃疸；或者在兩三個星期後，出現黃疸現象。由於有新生兒黃疸的孩子半數人最後都安然無事，所以別人很可能叫班尼的父母不必擔心。後來一定是問題變得很明顯了——也許是糞便顏色灰白，或尿色深黑；也許因為孩子老是身體癢而哭鬧不休；或者黃疸的顏色總也不退。檢驗結果，確認了每個人都最害怕的事。

當時，膽道閉鎖的確診等於宣判死刑。等史塔哲遇到年幼的班尼時，他已經三歲了，孩子全身發黃，腹水腫脹，而且因為門靜脈的血液無法流過硬化的肝臟，四周滿是曲張的靜脈，但這些似乎都還不夠糟糕。班尼的肝功能失調嚴重到血液裡沒有半點的凝血因子。通常我們在手術時，得仰賴這些因子來止血。

史塔哲看到班尼時，已經用類固醇和硫唑嘌呤在兩百隻狗身上做過肝臟移植了，並得到合理的短期存活率。他還用同樣的免疫抑制劑做過四例人類的異體腎臟移植，所有病例的腎臟在一九六三年之前，至少都運作了四個月。班尼似乎是位適合的肝移植候選人。史塔哲自己表示：

我們認為，手術本身就是最主要的障礙，這比腎臟移植要困難許多。我們事前所做的一切準備，都無法讓我們穩當的面對如此艱鉅的任務。我們光是切開並進入腹腔便花掉好幾個鐘頭，由於病壞的肝臟，門靜脈阻塞，導致每片切下的組織都有血壓極高的小血管。腹腔裡，班尼的肝臟包覆在結痂組織裡，因為他剛出生不久便做過幾次手術了。他的腸子和胃在這一大片充血的結痂中與肝臟黏在一起。更糟的是，班尼的血液不會凝塊，幾乎偵測不到凝血所需的幾項化學物質和其他因子。我們極力搶救出血的情形，但班尼還是死於失血了，手術根本無法完成。班尼才三歲，一輩子沒享受過無病無痛的一天，如今他的傷口縫起來了，啜泣不已的護士幫他洗淨後，用白布包住他，把他從這個無菌、無望的地方帶走，送到冰冷而不怎麼衛生的停屍間，即使幫他驗屍，也無法幫助我們更加了解失敗的原因。之後醫師團隊在手術間裡逗留很長一段時間，大家坐在四周的矮凳上，默默無語的望著地板。工人進來開始拖地，為下一台刀做準備。

「不妙，這真的很不妙。」我靜靜的說，但我相信房中每個人都聽到了。當手術室裡的情況真的很糟糕時，我會習慣性得壓低聲說話。我從不大吼，但房中每個人都知道，我不再開玩笑時，事情就大條了。他們會把音樂關小，試著聆聽我在喃喃說些什麼。

時間約凌晨兩點，保羅（第二年的移植研究醫生）和我剛剛為肝臟做再灌注，問題就是這時爆出來的。

當天稍早，我們剛認識這顆肝臟。肝臟來自一名七十出頭的年長男性捐贈者，他的肝臟做過切片，看起來很好。老人家的肝臟可以很不錯，但移植過程必須很順利——老的肝臟不喜歡被冰太久，要儘快恢復血流。

受贈者堤多在手術前一晚住院，我想在幫他接下那副肝臟之前先過去看看他。堤多坐在椅子上，戴著氧氣罩，膀胱插了根插管，他的女兒憂心忡忡但關愛的看顧著他。堤多看起來虛弱而疲憊，但他沒用呼吸器，自己坐起來，而且保羅和我走進去時還對我們微笑。幾句寒暄後，我告訴堤多，我們剛剛幫他收下一副肝臟。

房中爆出歡呼聲，每個人都知道這表示堤多有救了，而且來得正是時候。但我表示這會是個大手術，有許多風險，他有可能喪命——這種談話，我以前也做過很多次。

肝切除術進行得十分順利，門脈切割得頗為平順——我們沒費太多勁，便將動脈、門靜脈和膽管分開了。接著我們把肝臟從腔靜脈上取下，控制住腔靜脈周圍，上至肝臟上方橫隔膜，下至肝臟靠近腎臟的地方。我們準備把肝臟割下來了。

我注意到患者的腸子非常腫大，因為做靜脈引流——流經門靜脈——被鉗子鉗住了。我知道那樣可能會使新肝臟的縫合變得更加困難，因為能工作的空間不多，但現在我什麼都不能做。我鉗住腔靜脈，把肝臟切下。接著我們打開新肝臟（意指我們的循環護士將肝臟從保冷箱裡取出來，打開外層袋子，讓刷手技術員取出無菌的內袋，放到手術區；每個器官，我們都會用三層無菌袋子包裝，做好保護）。

肝臟比我預期的大很多，我們把肝臟拿到手術區，開始將它縫進去。我很擔心工作空間極為有限，因為肝臟很大，腸子腫脹，加上病人右胸積水（肝硬化常見的情況），橫隔膜往我們的手術區拱過來。**媽的，我還以為這次手術會比較容易**。不知道我們是否該停下來，把切口開大一點，或直接繼續往下做。我儘量用力把肝臟往下拉，保羅將捐贈的肝臟跟受贈者的腔靜脈縫合在一起。等我們完成吻合術後，我鉗住靠近肝臟一側的腔靜脈，鬆開我鉗子底下的腔靜脈，雖然出了一點血，但輕鬆被我們控制住了，看起來似乎沒問題。患者的腔靜脈鉗子拿掉後，狀況更加穩定了。我們恢復音樂聲量，把捐贈及受贈者間的門靜脈做縫合，然後準備再灌注。麻醉及護士團隊已經準備好了，我們用生理食鹽水灌注肝臟，然後是血，接著鬆開鉗子。

一切都很好，可是接下來——開始出血，大量的出血。保羅和我把吸引器放到腔靜脈吻合術的接縫旁，可是血流個不停，我們什麼都看不到，所以我才會悄聲說：「不妙，這真的很不妙。」

我靜靜的告訴麻醉師，我們遇上大麻煩了，並要求護士呼叫一位夥伴進來。我們設法把鉗子安回腔靜脈和門靜脈上，這下子捐贈的肝臟得不到血流了。

等一切都鉗住，不再出血後，我們見到的狀況……呃，並不好。新肝臟的腔靜脈上袖口已經碎裂了，有多重的線性撕裂（意指縫線整個扯開，造成靜脈上又長又直的撕裂傷），縫線之間的空氣比組織還要多。完蛋了。我大概得取出這副肝臟，拿到「後桌」努力修補，也許從血管庫裡找些血管來，然後再試著把肝臟縫回去。就在我考慮這麼做時，麻醉師瑟奇告訴我，我們的問題比想像得更嚴重，患者堤多隨時需要做心肺復甦術。我開始想到堤多的女兒，當我告訴她，我們幫她父親找到肝臟時，她是多麼開心啊。

我的夥伴大衛這時加進來了，他也被這情況嚇到。我們搜索枯腸，想著該怎麼辦，不能只愣愣站在那裡看著堤多死去。結果我們擠出一個可能有用的瘋狂點子，雖然我們之前從沒那樣幹過。

我在堤多肝臟下方的腔靜脈上放了一個側鉗，然後在鉗子上方的腔靜脈上割一個洞，把捐贈者的下腔靜脈縫到堤多的腔靜脈上，大約花了十分鐘時間。我們打開鉗子，讓血流通過，然後我抓起一把血管釘槍，釘過上袖口，腔靜脈手術的出血大部分止住了。成功了。我們基本上讓血路繞道，血液並非流過新肝臟從頂端出來，而是經過肝臟，從底部流出，最後還是流進受贈者的腔靜脈裡。

只是……我們依舊泡在血泊裡，現在已經凌晨五點，我們工作了一整夜，病人這兩個小時的狀況一直很糟。

「這招沒用。」瑟奇坦白說。

新肝臟看起來像坨狗屎——斑駁、腫大而蒼白，堤多的檢驗結果糟糕透頂，不管我們做什麼，他似乎都不可能活下來。這個新肝臟根本沒在運作嘛，我叫護士去找他家屬；我想告訴他們，堤多無法活著離開手術室了。感覺上，在手術結束之前就告訴他們，似乎十分重要，至少他現在還活著。

知道自己的病人即將死去，我走出手術室，感覺非常無助。我忍不住想，如果由別人來開這台刀——由東尼或大衛來開——也許就不會發生這種事了。我走到手術等候間；遠遠便看到堤多的女兒，奧琳達。我已經累到幾乎沒法走路了，但我很清楚，她正緊盯著我的臉想看出一些暗示，看我即將要說些什麼。

我坐到奧琳達身邊，「手術不太順利。我們原本把肝臟接進去了，但後來血管裂開，令尊失了很多血，狀況非常不穩定。我真的不認為他能活著離開手術室。」

我說出來了，我可以看到她眼中的淚水，但她強忍住。

「他還活著嗎？」

「是的。」我告訴她，「可是他的病況很嚴重，我不知道他的腦子是否還好的，肝臟已沒有功能了，我想妳最好現在就把家人叫來。」

她再三感謝我試盡一切辦法，接著說：「我知道您一定有盡全力搶救我父親。」

我回到手術室時，那句話仍在我耳邊迴響。也許至少我們可以爭取一點進展——讓堤多住進加護病房，說不定他能等到新的肝臟。

我要來縫針，積極的把針刺入腔靜脈的小洞裡。我又要了另一根針，然後再一根。**去他的，跟他拚了**。

大衛、保羅和我在接下來的三小時裡埋頭縫針，用氬氣刀（argon beam）的熱氣將組織灼燒止血，並陸陸續續填塞堤多的肚子。房中的氣氛漸漸變了，我們開始覺得也許還有機會，雖然只有一絲絲，但畢竟是機會。堤多流掉近一百公升的血，雖然還不到世界紀錄，但也算是天文數字了。我們還有很多事情要做，但我叫護士請堤多的家人到會議室，我想再跟他們報告最新狀況。

「好，現在狀況是這樣的。」我在稍後找到他們後說：「我們確實有一點進展，但堤多病得極重，我還是覺得他可能熬不過這個難關。我不知道他的腦部是否還OK，我們現在無法縫合他的肚子，而且他一定得再回手術房。老實說，最好的狀況就是儘量把他排到緊急名單上，讓他能取得另一副肝臟，即便如此，他的機會也不是太大。」

此時約有二十位家屬陪伴著奧琳達，他們似乎都能體諒，並表示非常感激。他們說堤多是位鬥士，我很高興至少他們能與堤多道別。

我回到手術室，東尼和路易斯已經刷手進來替代大衛，加入保羅那邊了。保羅現在只是勉強醒著而已（他進來很久了，這就是研究醫師的生活。），堤多在可以信任的人手裡。

我走到儲物櫃，坐在長椅上低頭看著我的手套，上頭滿滿是血。我脫掉手套丟到大籃子裡，幾乎不記得自己是怎麼開車回家的了。我一到家，便跌跌撞撞的走到自己房間，我的狗狗彿比似乎很困惑，她跑在我後邊，八成是希望我會帶她出去。我好嫉妒她，她超好命：想睡多久就睡多久，而且不會殺死任何人……也許松鼠或兔子例外。

我躺在床上，頭開始暈眩。我在陷入死睡時，仍能看到所有的血在堤多的肚子裡積聚。兩個小時後，我的手機上有則簡訊，告訴我得去診所看一位病人。

最近我在自己的辦公室裡見到堤多和他女兒奧琳達。堤多在那次移植手術後住進加護病房，病況極重。他的腎臟衰竭，插上呼吸器，移植的新肝臟幾乎無法讓他維生。經過一個禮拜左右，我們幫他移植另一副新的肝臟，二次移植好多了。他在加護病房待了一星期，然後住院住了好幾週才轉到療養院，現在已經回到家了。他的新肝臟很完美，腎臟功能恢復，而且可以回到家中，看起來很棒。（回想那場手術，我實在無法相信坐在我面前的是同一個人。）他跟我談他在波多黎各的童年，他目前在威斯康辛的生活，談他的大家庭，他有多愛家人。奧琳達笑容燦爛的坐在父親身邊，她是他的守護天使。

堤多的病例最令我震撼的一點是，我差點就放棄他了。記得當時我在手術室裡，心中盡是這些念頭：

我救不了他。

他沒機會了。

如果我們宣告放棄，就這樣放手，對他的家人也許更好。

他們也許會很悲慟，但之後會繼續過他們的日子。

可是接著有個東西改變我的想法，我將之歸功於奧琳達表達她對我的信任。這是身為外科醫師的核心價值：患者與家屬相信你會好好對他們，為他們所愛的人做最好的處理。他們相信你的話，你把病人送入手術室，幫他們開膛剖腹，他們的頭、四肢，你將他們的生命握在手裡，你的判斷就是一切。這就是外科的美與挑戰，所以我們才會接受如此嚴苛的訓練，彼此幫助，把自己推向完美，即使我們不可能完美；因此外科才會如此美妙，令人謙卑，我們必須呼叫救援，承認自己的錯誤，竭力改善。

我們移植的這些器官——肝臟、腎臟、心臟——都是珍貴無比的生命禮賜，是死者最後能贈與活人的物品。身為外科大夫，我們只是將它們從一個人身上稼接到另一人身上。我們是服務員，我們的職責是確保禮物送到了家。然而有時這份工作困難到令人吃不消，我們經常得提醒自己移植界的先驅們：他們從不放棄，心中從未有過棄守的念頭。

托馬斯．史塔哲沒有被死在手術台上的三歲患者班尼．撒利思嚇退。他找來一位凝血專家加入團隊，並擬出在手術過程中注入人類凝血因子的計畫。有了這項技術，史塔哲在一九六三年五月做了另一例肝移植，患者是四十八歲的男性，有原發性肝癌。手術非常成功，病人第二天就醒了，肝功能正常，且手術期間漂亮的金黃色膽汁從插在膽管中的管子裡流了出來。可惜二十二天後，病人死於血液栓塞。血栓是門靜脈鉗住時在繞道肝臟的塑膠管裡形成的，後來進入了病人的肺部。一九六三年，史塔哲又開了三起技術上很成功的肝移植，但所有病人均死於栓塞問題。

一九六三年九月，法朗尼．莫爾和他的團隊加入陣營，在布萊根做了第一例肝臟移植，一位五十八歲的轉移性結腸癌患者。病人雖然撐過了手術，卻在術後第十一天死於肺炎和肝臟感染。一九六四年一月，巴黎也加入戰局了，但這次因出血而宣告失敗。莫爾和他的團隊在一九六三至一九六五年間，完成了四例肝臟移植，兩名大人，兩個孩子。沒有一個人活下來。不久全世界的臨床實驗都自行停止，不再開這種刀了。

這些早期的失敗確實很令史塔哲失望，但他落實肝臟移植的信念絕未因此受到動搖。他是個有使命感的人，一定要貫徹始終。他知道過程會有傷心，會有併發症和來自同僚的抗拒，但這些都無法阻攔他。在這個節點上，他已經做過幾百例，甚至數千次的狗移植了，他在健康動物身上動刀，已做到瞭如指掌了。他還知道，像人類凝血功能的障礙和感染等問題終究都必須解決。他的實驗項目變得相當集中。

史塔哲在重拾肝臟移植的前三個月，決定僅聚焦在兒童身上。丹佛的兒科部門支持他的作法，但成人的醫療團隊則不然。但這不是史塔哲第一次單打獨鬥，沒有人支持，當然也不會是最後一次。

一九六七年七月二十三日，他幫十九個月大的茱莉．羅蕾格茲（Julie Rodriguez）做移植，孩子的肝臟長了無法切除的惡性腫瘤。手術做得很漂亮，史塔哲以為他把孩子治好了——直到三個月後，她的胸腔 X 光照出新的斑點。史塔哲在三個半月及第七個月時，又把茱莉送回手術室，取出新的腫瘤，可是腫瘤不斷復發。茱莉活了四百天，史塔哲有生之年一直將她的畫像放在自己床頭。

一九六八年四月十七日，史塔哲在停止開刀後，呈現他首七例的移植資料。四名患者在六個月內死亡，但有三位依然活著：一位是茱莉；第二位是十六歲的泰蕊，她活了一年多，而且還返校就讀高中，直到腫瘤復發；最後一位是兩歲大、患有膽道閉鎖症的朗笛，他因長期排斥，在四歲半重新做移植時死掉了。一九六九年，史塔哲終於有了一位長期的成功病例。金柏莉是另一個膽道閉鎖症患者，二十二年後她依然活著。

史塔哲坦白表示：「我不得做出一個令人沮喪的結論，對於治療肝癌末期來說，肝臟移植是一種可行，但不切實際的作法。」一次次失敗的結果，給史塔哲帶來沈重的壓力：

早期試驗失敗，以及後來造成的死亡，並不表示是肝臟移植造成的死亡。這些患者來找我們時，皆已患了無藥可救的疾病。即使現在，我還是持續接到來自家長或家屬的信件，信的開頭總是說，他們知道我一定不記得吉米或某某患者的名字了，接著他們感謝我們所付出的努力，沒有把他們的孩子丟在無人理會的房間裡，讓他們絕望的死去。那些反對一試的人，總說這些小朋友會因為開刀而毫無尊嚴的死去，但他們的父母卻相信，孩子因此獲得了孤注一戰的榮耀。

不過他們說錯了一件事，其實我並沒有忘記。

史塔哲記得每一位病人的名字。

羅伊．凱恩再次登場

若說史塔哲鑽研肝臟移植，是因為熱愛肝臟與複雜的手術（並從中尋找使命），那麼凱恩就是因為熱愛免疫學而進入移植領域。他一開始以猪隻做肝臟移植的實驗，訝異的發現肝臟的排斥現象比腎臟低了許多。在某些動物身上，甚至能獲得長期的移植存活率。凱恩終於在一九六八年，對他在英國劍橋，亞丁布魯克醫院（Addenbrooke's Hospital）的同事宣布，他準備做人體肝臟移植。他的第一位患者，是一名肝臟長了一顆腫瘤的婦人。

五月二日，一名孩子因病毒性腦膜炎住院，醫生認為孩子受損的腦部已不可逆，他們準備關掉呼吸器官，家人同意器捐。凱恩知道只有他一個人想做移植，便與同事們召開會議，試圖爭取他們同意。他的運氣極佳，除了同時找到捐贈者和受贈者，還接到恩師法朗尼．莫爾的電話。莫爾剛好到城裡看在劍橋讀研究所的兒子，便同意過去碰個面，討論凱恩是否應該動這次手術。

會議在幾小時後召開了，凱恩提出自己的計畫，然後在房中四處問大家意見，每個人都投票否絕；他們認為手術太危險了。接著凱恩轉向靜靜坐在房間後邊、低調但仔細聆聽的訪客。「在聽完一連串悲觀的論調後，我介紹世界知名的莫爾醫師（連在劍橋也是如雷貫耳），以及史塔哲——肝臟移植先驅之一。莫爾的回應十分簡短，他向來如此。『羅伊，你非開這台刀不可。』反對方崩潰了，接著我們立即擬定開刀計畫。」

莫爾協助凱恩開這場英國的第一例肝臟移植手術，這個病例很複雜，但最後一切順利。凱恩很擔心捐贈者的腔靜脈太小，無法取代受贈者成人大小的腔靜脈，於是他做了世上首例的背駝式肝移植（piggyback transplant），保留受贈者的下腔靜脈，把捐贈者下腔靜脈末端縫到受贈者下腔靜脈的側邊。受贈者在術後醒時，肝臟便立即運作了，可惜她在兩個月後死於感染。

凱恩最初的五位患者中，有四位從未離開過醫院，但有位叫溫妮．史密斯（Winnie

Smith）的四十八歲婦人活了五年（最後因膽管阻塞而死於感染）。她的狀況非常良好，凱恩還帶著她參加一九七二年舊金山的國際移植學會會議。她在自己的病例呈報結束後，上台回答各種問題。

再說一次，若說一九六〇是充滿承諾、成就與希望的年代，那麼七〇年代就是一段偶爾出現光明的屠殺年代。雖然七〇年代有少數其他移植團隊會跳出來，但最後都無疾而終，大部分肝臟移植都是由史塔哲和凱恩的團隊完成，尤其是史塔哲承擔了最多的分量。到了一九七五年，幾乎沒有其他肝臟移植計畫存在了。史塔哲和凱恩，以及散布在世界各地的腎臟移植外科醫生使用三種藥物療法——硫唑嘌呤、類固醇，以及最近才發展出來的，一種對免疫細胞的抗體（antithymocyte globulin 或稱 ATG）。然而，病人還是因為排斥，或更常見的感染而相繼死亡。他們需要新的免疫抑制劑，做為引燃移植手術的火苗。

當凱恩終於將環孢靈引介到腎臟移植後，史塔哲也跟著試用，看看這是否就是他們一直在尋找的火苗。他在腎臟上獲得一些用環孢靈的經驗後，很快接著做肝臟移植。這不是簡單的工作，此時的史塔哲已經準備要離開丹佛了——史塔哲和他對成功肝移植的瘋狂追求，已令那裡的領導階層和大部分教職員軍心大潰，再也沒有興趣支持另一次昂貴且鐵定會失敗的試驗了。史塔哲還是堅持不輟，在一九八〇年三月開始做肝臟移植。他在一九八〇年三至九月間做了十二例肝臟移植，其中十一人活了一年或更久。

一九八一年，史塔哲在《新英格蘭醫學期刊》（*The New England Journal of Medicine*）上，發表環孢靈用在肝移植的一年追蹤報告。此時他已經來到匹茲堡，也終於開始相信肝臟移植可能不僅是一種實驗性療法了。然而，他在匹茲堡的頭四位肝移植患者，都在四至二十二天內去世了。不過史塔哲——以及他的患者——之後便開始轉運了。接下來的二十二例肝移植，有十九例是長期存活者，而且數目還不斷翻倍。一九八三年，環孢靈終於獲得FDA認證，移植醫學的世界就此大爆發了。同一年，在美國衛生局局長艾佛瑞特．庫柏（C. Everett Koop）的從旁協助下，肝臟移植被視為一種治療，而非實驗療法，結果保險公司終於肯納入移植手術了。

如果這是一部電影，史塔哲此時應該慢慢走入夕陽中，背後跑著片尾工作人員的名單。可是史塔哲革命尚未成功，他想訓練下一個世代的移植醫生，而且他有許多臟器要移植。當時雖然還有少數移植中心與之競爭，但史塔哲的醫院飆出了新的高度——他一年便移植超過五百副肝臟——各地研究醫生蜂擁而至，到匹茲堡與大師學習兩年。你很難想像史塔哲到底訓練了多少人，在這一兩個世代中，美國每個肝臟移植中心都可以追本溯源到史塔哲身上。直至今日，許多我們這個領域的領袖，都是史塔哲的門生。對許多人而言，他就像天神，是他們職業生涯裡最重要的恩師——雖然有不少人因為做肝移植的要求和強度太大而患了創傷後壓力症候群。

一九九一年，六十五歲的史塔哲決定不再執刀，令有些同事和實習生十分震驚、失望，可是對史塔哲來說，那也許是他多年來做過最容易的一項決定。「我已經精疲力盡了。」他說。史塔哲已完成自己想做的一切，包括支持一種新的免疫抑制劑ＦＫ５０６，後來此藥取代了主要的免疫抑制劑環孢靈，至今仍用在實體器官的移植上。史塔哲又多活了二十五年，那段期間他每天工作，繼續研究移植免疫學。二〇一七年三月四日，史塔哲在九十一歲生日前一週去世。出生於土耳其，曾在「大師」底下受訓的外科醫師暮奇．凱拉由古（Munci Kalayoglu）說：「看史塔哲醫生開刀……並不是手術，而是藝術。」

第四部

病患

若說群醫的故事呈現醫學史，那是因為有更加勇敢的病人為他們打底，做出貢獻。

——辛達塔．穆克吉（Siddhartha Mukherjee）

《萬病之王》（*The Emperor of All Maladies*）

10 傑森：活在當下

我們無法改變拿到的牌，只能改變我們打牌的方式。

——朗迪．鮑許（Randy Pausch），卡內基梅隆大學資訊系教授

著有《最後的演講》（*The Last Lecture*）

二〇〇八年七月五日，四十七歲，死於胰臟癌

你必須活在當下，投入每段波流，在每個瞬間找到自己的永恆。傻瓜站在他們的機會之島上，望著另一座島。其實沒有別的島了；除了自己的生活，也沒有別的生活。

——亨利．大衛．梭羅（Henry David Thoreau）

有個朋友曾經告訴我：「你只能跟你最不快樂的孩子一樣快樂。」沒錯。身為外科醫生，

我只能與最病重的病人一樣快樂。我擔心病人的術前術後，即使確信一切都完美無誤，還是預想可能會出事。當了幾年外科大夫後，我以為這種緊張感會消失，但我幾乎很少不掛念自己的患者。我每天早晚細看他們的病歷表，檢視每項生命徵象、看護筆記、檢測數據。我發簡訊給我的研究醫生要最新的資料，尤其當我注意到他們做了 X 光片或電腦斷層掃瞄檢查時——而我總會注意得到。細節極為重要，一個忽略的檢測數據或結果，都可能導致原本可以避免掉的災難。

我只有兩種時候不會擔心自己的患者。一是當我跟患者一起待在手術室時，我並非對手術漫不經心，我很清楚專注的重要，要保持頭腦清晰，不能煩躁。好的手術與面對壓力、疲勞，及諸如電話和呼叫器的干擾時，能否維持堅定的意志及不為所動有很大關係。我在手術室裡並不緊張，我有我的團隊，我的音樂（通常是潘朵拉音樂電台的圖帕克嘻哈音樂 Tupac on Pandora），還有我的笑話（通常不管好不好笑，每個人都會哈哈的笑）。我專心開刀、授業，並維持房中輕鬆正面的氣氛。我喜歡在術前術後，慢慢認識自己的患者，可是這些在手術室裡都起不了作用。無論患者是好人或爛人、是貧是富、熱愛人類或是個徹底的種族歧視者（就像我最近幫他做腎移植，那個刺了納粹黨黨徽的傢伙）。肝臟移植的患者大部分都過得很辛苦，而且做了很差的養生選擇，但我不會因此批判他們，當然更不會自認了解他們的生活。

我不會擔心患者的另一個時候，就是當他們去世時。他們的死會令我難過，並為自己在其中扮演的角色感到罪惡，但我已經培養出一種有效的應付機制，讓我能繼續向前。

我對過去十年移植過的患者幾乎都記得一清二楚，他們的手術細節也幾乎清楚的記到最後一針。有時我想不起他們家屬的面容，可是當我溫習手術筆記時，便會想起那個病例的每個面向——肝臟的狀況，我如何跟上袖口奮戰，如何遇到腔靜脈出血。出狀況的病例我記得尤其清晰——復癒的艱困、術後漫長的過程，以及再次回到手術室。

手術可悲的一點是，大部分患者狀況都很好，可是我們醫生會把所有時間花在解決及思索那些狀況很差的病人身上。除了我對免疫學的喜愛，和（誤）以為外科移植醫生在派對中容易搏得女生青睞之外，吸引我進入這行業的一個原因，就是移植是外科中少數能建立終生醫病關係的領域。從考慮將患者放到等候名單上、在他們住院期間，和之後的一輩子，我們都會看到患者。其中部分原因是患者除了讓幫他們移植新器官的醫生之外，並不想讓別人幫他做健康上的決定，此外患者必須服用免疫抑制劑，照顧起來比其他病人更複雜。由於藥物會抑制他們的免疫系統，小病也可能引發要命的大病，小小的門診手術釀成大災，傷口無法癒合，腸道吻合撕裂。我能參與患者的復原過程，是一種榮躍，也是負擔。

我時不時會遇到令我難忘的病人，傑森即是其一。二〇一一年，我第一次在移植門診見到他。當時是星期四，他的約診時間是上午十點三十分，我因為為摘取捐贈者的腎臟而遲到了，只得穿戴著手套白袍去見傑森。

傑森坐在門邊看我走進來，看到他年輕的面容時，我吃了一驚（當時他三十歲）。他的父母、兄弟姊妹也在，大夥兒一臉緊張、恭敬又滿心支持。我被這情景震攝到了，因為我太習慣看到年紀大的病人了，他們許多人因為酗酒、患有C肝而肝臟受損，這些人往往來自問題家庭，因此很少有家人的支持。整體來說，我覺得傑森除了眼白明顯泛黃之外，看起來還挺健康的。

我們開始談話，我發現他是威斯康辛某高中的歷史老師。他熱愛教歐洲史，對蘇格蘭情有獨鍾，傑森讀大學時第一次去了那裡。事實上，他的病——或至少他的一部分疾病，包括他的肝臟——始於那次到蘇格蘭的暑期之旅。他先是發癢，一開始似乎沒什麼大礙，可是不久便越來越難忍受了。接著他發現自己極度倦怠，疲累到早上得逼自己下床。幾年前（十五歲少年時），他曾經診斷出有克隆氏症[23]，但病情控制住了，現在卻出現不同的問題。

他盡可能的抵抗這些病感，但有個狀況特別差的早晨，他勉強走到浴室，看著鏡中自己

23 譯注：Crohn's disease，一種發炎性腸道疾病。

的憔悴容顏時，驚見一對黃色的眼眸回望著自己。他知道那不是好徵兆。

一般而言，眼睛變黃幾乎從來不是好事，而**無痛**的黃疸——無腹痛的黃疸——尤其凶惡。通常那表示兩種狀況：不是某種癌症阻塞你的膽管（例如胰臟癌或膽管癌），就是你的肝臟在衰竭。（如果你**有**痛感，或許會運氣好的診斷出膽管結石，意即膽管裡有來自膽囊的結石。這雖然危險，但膽管結石通常可以治療，將膽囊切除，在膽管上放根支架即可——與癌症和肝臟衰竭相較，沒什麼大不了。）

傑森在那個星期後半便去看家庭醫師了——當你告訴醫生，你整個人變黃後，他一定會把你塞入他已經排滿的檔期裡——醫師做了一堆檢驗、電腦斷層掃瞄和核磁共振。接著傑森在次週去見肝臟專科醫生，結果發現他有原發性硬化膽道炎（primary sclerosing cholangitis，PSC）造成的重度肝病，這是一種罕見的自體免疫性疾病，患者的自體免疫系統攻擊膽管，造成慢性肝病、硬化，需要做肝臟移植才能活命。他還發現，發炎性的腸道疾病（包括潰瘍性大腸炎和傑森以前所患的克隆氏症）與PSC的形成有關，他將來大概得做肝移植了。

傑森從容的接受這一切，他是位極其溫厚沈穩的人。就算是害怕，也對家人隱藏得很好。他的病情隨時間慢慢穩定下來，傑森也如家人所料的擁抱自己的生活。他以優雅勇敢的方式，擔起這份負擔，一步步爬到高中老師的位置，並繼續到世界各地旅遊。他甚至帶了兩班高中生到歐洲旅遊，擔任他們的籌辦人與導遊。他酷好閱讀，最愛鼓勵年輕的學子欣賞周邊的世界。

可惜他的疾病根本不在乎他是什麼樣的人，傑森的體力開始惡化，他奮力苦撐，最後幾乎無法逼自己下床。他渾身腫脹，黃疸又復發了。他花了兩個星期研讀PSC、肝病及肝臟移植，等到那個週四早上他來到我的移植門診時，已經對肝移植有深入了解。

雖然我遲到了快兩個小時，還是耐心的慢慢了解傑森。他有正向的生活態度，是位天生的好老師——這點在他試著跟我講解拿破侖、蘇格蘭和我知之甚微的歐洲史時相當顯而易見。他探問我的生活、當外科大夫是什麼狀況、我們如何訓練、我教醫學院學生和住院醫生的方式是什麼。我很喜歡跟傑森聊天，可以想像把他當成朋友。（通常我不會用這種方式跟患者來往，也許那才是最好的方式吧。）

我跟傑森談到等候名單、肝移植手術、重大風險、康復的狀況。我們討論「活體捐贈」的可能性，由一位家族成員或朋友，把自己一半肝臟捐給受贈者，以及「已故者捐贈」。按照傑森病況的嚴重度來看，他得到已故者捐贈的機會似乎頗高。等他所有家人的問題都問完後，我離開房間。我的日子照過，然後忘掉傑森。他的生命維持在等待的狀態。

幾個星期後，我在凌晨兩點接到安琪拉的電話，她是我們器官捐贈機構（OPO）的協調師（OPO管理捐贈者的遺體，OPO的人員負責協調器官的分派）：「我們找到一副肝臟了，是A型血。」

我在床上坐起，我通常大概知道每種血型的首位候補是誰，尤其我們有一位MELD指數極高的患者[24]——就在本週，傑森在外頭醫院做的MELD高達三十七，使他成為我們名單上的首選，我知道他不久就能得到肝臟了。

「再多說明一些。」我對安琪拉說。

「是六十多歲的腦死男性。」她說：「死於中風。」

我原本希望能幫傑森弄到一份完美的肝臟，也許是二十二歲，死於摩托車禍，或腦部受槍傷的人。倒不是說六十多歲的肝臟不好——我們也常用七十多歲的捐贈肝臟。只要移植前的切片看起來良好，肝臟應該就能正常運作。肝臟是個神奇的器官，一種能「再生」並自癒的器官。不過一般而言，器官越老，所剩的壽命便越短。

不幸的是，自從幾個星期前我最後一次見到他後，傑森便病得很重了。事實上，他已經病到再過幾天，可能連等候的資格都沒有了。如果我略過這副肝臟，去等更年輕的肝，可能等於簽下他的死亡證書。天知道下一副肝臟何時會來？誰知道它一定會比這一副好？

我有位老師史都華．奈契特（Stuart Knechtle）以前總對我說，當患者的名字排到名單首位，分派到什麼肝臟，**那就是**他們的肝臟了。分配系統的設計，就是把下一副肝臟派給最病重的病患。何況，許多資料顯示，移植中心若跳過一位高MELD指數患者，不知為何，那位病人在等候另一顆臟器的死亡機率就會提高很多。

「好吧，安琪拉。」我說，「給我。」

接下來幾小時，我不停打著電話。先跟移植協調師通話（移植協調師與OPO的協調師不同；OPO協調師處理已故捐贈者，而移植協調師則與我們的移植團隊合作協調受贈方，並協助患者術前與術後的照護。）接著我打電話到傑森住院的醫院，請他們把他轉送到我們醫院，然後打電話給跟我一起做肝移植手術的席克（Silke），讓他知道傑森就要過來了。我再回去與移植協調師通話，打聽傑森何時抵達的最新狀況。再與OPO協調師聯絡，協調師告訴我何時會摘取臟器。結果，OPO協調師又打來，說摘取延後一小時。事情總是這樣。

我中午左右去看傑森，跟他談移植的最新情況。我走進去時，傑森微微笑了，他的父母和手足很高興見到我，因為他跟他們說過，希望由我幫他開刀。

傑森為了治療克隆氏症，已做過幾次腸切除術，且因為治療發炎的狀況服用類固醇一陣子了。他很瘦，但就我們的病患來說，還算十分硬朗——雖然肝臟已完全衰竭，且膽管不斷

---

24 譯注：末期肝病模式指標。

的感染。我已仔細看過他的片子，並反覆檢查他的肝臟，辨識他的肝動脈、大動脈、縮皺的肝臟，以及最重要的門靜脈。我跟循所有門靜脈的小分枝，尋找任何肝臟硬化造成的大的靜脈曲張。我專心的背下他的數位解剖圖，我真的可以想像得出在手術室見到這些構造時會是何等模樣；當我拿著工具四處切割時，得進入何種組織平面；我在哪裡可能會遇到血管的分支和靜脈曲張。進入正確的組織平面，是成為優秀外科醫生的要件之一。頂尖的外科大夫總會知道該往哪裡下刀，找到流血最少，並避免傷及任何結構的地方下手。那些本領較差的外科醫生，老是不斷遇到出血和其他問題，手術技能有一部分教得來，有些來自經驗，有些外科醫生就是有天賦（有些則欠缺）。不論有無天份，準備工作仍是最重要的。

傑森的肝臟門靜脈確實有一些粗大的分支，我把這件事記在腦裡。他的肝臟挺大，左葉繞過胰臟，但並不像我們通常在急性酒精性肝炎患者身上見到的那般腫大。我迫不及待的想逮住機會，把這位年輕的老師送回課堂上。

凌晨四點，十六號手術房

「哇哩咧，真不敢相信，竟然會沾黏成這樣！」我告訴席克時，手術室的音響系統播著嘻哈音樂。

也許我早該料到這種狀況——畢竟原發性硬化膽道炎ＰＳＣ是一種發炎性疾病——但我已經有好一陣子沒做過這種疾病的移植手術了。我一向告訴我的研究醫生，肝臟移植，尤其是那些發生在深夜裡的手術（也就是說，幾乎所有的手術），需要外科醫生付出極大的毅力。你得保持鬥志，避開壓力和挫折，保持放鬆。要懂得管理你的期許，耐住性子，讓事情慢慢進展。

大體上，傑森的手術是按照計畫進行——只是多做了一個免費的切脾手術，因為我們雖已萬分小心，可是環覆在脾臟上的囊膜還是不小心被弄出小的裂口，血怎麼也不肯止住。我們在休息室等了一會兒，讓肝臟開始運作，血流止住，然後又回到手術室，終於最後的縫合。我很累，但十分開心，我看看時鐘：上午十一點十五分。我得去跟他的家人談一談，然後再衝去看門診——我只遲到三個小時，沒有創紀錄。

傑森的術後過程有點……複雜。我被迫又送他回手術室兩次——第一次是他的腸吻合術，在繞道接合他的膽管處撕裂了。第二次則是因為他的傷口裂開。傑森一逕的冷靜自若，雖然有併發症，但他在移植後僅三個星期便回家了，更證明了他的韌性與態度，以及家人的支持。

接下來幾個月，傑森面對了一些問題。首先，他得在家自行做抗生素靜脈注射，然後他得了

CMV（cytomegalovirus，巨細胞病毒），我們有些病人會因為抑制免疫而染上此病。這得重新住院，注射更多的點滴，但他從不曾沮喪或失去幽默感，我在他轉去看肝臟專科之前在門診見過他幾次。經過幾個月後，我便不再擔心他了。

那次之後，傑森一切就都很平順——持續了好幾年。他還回去教書，在國內旅遊了幾次。他很享受家庭生活，尤其他接受肝移植後，家裡多了兩個姪女。可是他還是有些問題，他有克隆氏症造成的嚴重背疼及骨質疏鬆，加上服用抗排斥藥，疏鬆問題每況愈下。他有一次摔倒跌斷了腿，坐了一陣子的輪椅。儘管如此，他仍保持正向，不斷閱讀與學習。他拿到碩士學位，甚至開始修教育博士。後來因著某些因素，傑森又開始變黃，感覺疲倦了。所有原本的症狀全部跑回來了，他的新肝臟出了問題。

我們幫他做相關的診斷檢查，尋找PSC復發的現象，卻查不出所以然。傑森的膽管看起來很正常，膽管與腸子縫合處也暢通無阻，所有的血管看來都很完美，肝臟血流很漂亮。他的切片看得出大量結痂與發炎，但無論我們怎麼試，就是無法治好。最後，約莫在他移植後四年，他又回到我的門診重新做評估了。他需要一副新的肝臟。（當然，我的約診又遲到了。）

我將永遠記得與傑森的最後一次約診，我們談到他過去四年的生活，他毫無抱怨，即使我問到所有這些年他所承受的併發症。他談到更多的，是那些美好的時光——教學、他的學生、他對《星際大戰》的喜愛，當然還有蘇格蘭了。他曾送我一本他最愛的書，亞瑟．賀曼所著的《蘇格蘭人如何發明現代世界：西歐最窮國家，如何打造我們的世界及其一切的真實故事》（Arthur Herman, *How the Scots Invented the Modern World: The True Story of How Western Europe's Poorest Nation Created Our Wolrd and Everything in It*）。我老實跟他承認自己還沒讀過，但我答應一定會。我問他是否回去過蘇格蘭，他本來想去，但病情復發，計畫無法成行。我告訴他，等換了另一副肝臟，他就能去了，他笑說：「是啊，但願如此。」但他的表情告訴我，他知道自己去不成了。傑森在他年輕的生命裡飽受磨難，他比大部分人拿到的牌都差，從他的態度上雖然看不出來，但事實就是如此。不幸的是，攤牌的時間到了，他平靜的接受了。

我們的醫療計畫中，做過許多肝臟的重新移植，但這些手術難度高出許多。肝臟往往卡在肚子裡，失血可能非常嚴重，不過我們還是沒有理由認為傑森熬不過這次手術。無論如何，他都做好準備了。

我們在辦公室見過面後沒多久，傑森就被叫進醫院了。有一副肝臟捐出來了；是副年輕的好肝臟。當時我剛好不在城裡，我的一位夥伴把傑森送入手術室。可惜這次重做十分不順，移植團隊花了好幾個小時，試圖把傑森的肝臟取出來，但問題從很早就出現了。傑森的出血量極大，他的上袖口撕裂，勇敢的傑森撐了很多個小時後，終於出了手術室，但命懸一線。接下來的幾天，靠維生器活命的傑森的器官一個接著一個的衰竭。

我在那段期間跑去看他，可是他跟我幾個星期前在門診看到的人絲毫沒有相似之處。他的身體腫脹到讓人認不出來，每個孔洞都插了管線。傑森從未再醒過來，他在術後兩週去世了，全家人都陪在他床側。但願他未受到折騰。

我好希望傑森第一次便能得到一副更好的肝臟，希望他第二次移植時我能在場，不過我從不認為由我操刀結果會更好。我很難過傑森飽受克隆氏症和ＰＳＣ的折磨——特別是他從不顯露。我想，我應該感謝他在第一次換肝後有幾年的好日子，那幾年他覺得完全健康。事實上，自一九六三年，史塔哲移植第一副肝臟後，我們已有長足的進步了，但我們還有很多的路要走。我們有許多的勝利，但永生難忘的，卻是那些失去的患者。他們是我們的煎熬，也是我們奮力改善的動力。

我看著那本蘇格蘭的書，答應自己有天一定要去讀它，但到目前為止，我都是用威士忌在向傑森致敬。謝謝你，傑森，謝謝你教我明白何謂堅強、優雅和活在當下。在不同的世界，在不同的時間，我們也許會是好朋友。很高興遇見你。

11 莉莎與賀比：是否該幫酒鬼做肝臟移植？

你很難同情那些人，很難把猥瑣的酒鬼看成無力的病人。你很難忍受一個自私的毒蟲，忍受他對你撒謊、偷竊，然後還要原諒他們，幫助他們。還有什麼其他疾病，能讓它的受害者變得如此討人厭？

——魯索．布朗帝（Russell Brand）《康復：戒癮之路》（*Recovery: Freedom from our Addictions*）

酒精毀掉我的經濟與道德，傷透我的心和太多其他人的心。雖然酒精對我有百害無一益，它差點殺害我，而且我已經十七年滴酒未沾了，但有時我會想，我現在能否喝點酒且安全過關。我完全認同酗酒是一種精神疾病，因為酗酒本身，就是一種瘋狂的概念。

——克雷格．費格森（Craig Ferguson）《前進美國》（*American on Purpose: The Improbable Adventures of an Unlikely Patriot*）

「你們有多少人認為，我們應該幫酒鬼做肝臟移植？」

約莫半數的人慢慢舉起手，其他學生則不安的四下環視。這些是醫科三年級的學生，我正在做每個月的器官移植演說。

「有多少人覺得，潛在的受贈者在做移植前，應該有六個月不沾酒？」

這回很多人都舉手了，且大部分學生臉上都透著自信。如果患者想做難能可貴的肝臟移植，就應該保持清醒，這可是最終的保命資源啊。

「可是如果他們**活不過**六個月呢？假如他們接下來兩週就會死掉呢？如果患者是位有三個孩子的三十七歲母親，或二十六歲的大學畢業生，根本不懂他在糟蹋自己的肝臟？你們會忽略那幾個幼兒的存在，而放任他們的母親去死嗎？你們會站在年輕人前面，在他父母的注視下，告訴他說，你可以救他，可是你認為他不配嗎？」

我接著問：「你們有多少人認為酗酒是一種病？」

幾乎每個人都舉手了。

「你們認為，在肝移植後，這種疾病的復發率是多少？」

少數幾個人猜20%，約略是正確的。

「有多少人認為Ｃ型肝炎是一種疾病？」

每個人都認為是。

「移植後的復發率呢？」

百分之百。

「所以，我們該為C肝患者做移植嗎？同樣的情形，不也能用在NASH上？」我問他們，NASH指的是因肥胖、糖尿病和高膽固醇等非酒精因素所造成的脂肪肝。「我們不該為肥胖的人做移植嗎？那些因糖尿病控制不良或高血壓而造成的腎衰竭患者呢？」

早期做肝臟移植時，一般認為拯救酒精性肝病患者是在浪費有限的資源，但現在已經轉向，改為支持這種治療了，因為資料顯示，這些移植的結果跟其他病況的結果一樣或者更好，所以政策變了。許多醫療計畫要求候選者至少要六個月不能碰酒。為什麼？夠資格的患者，在移植後就比較不可能回去喝酒了嗎？萬一某個患者肝臟病重到根本無法喝了呢？等待那六個月，可有任何人受益？

全美許多移植中心都採行六個月的規定，這項規定來自一項回溯性研究：追蹤四十三名因酒精性肝病而做移植的患者。在這份分析中，移植前戒酒少於六個月被視為復發的危險因子。許多進一步的研究對於到底要戒酒多久才能減低術後復發或重新酗酒的情況，答案則十分模稜兩可。更令人混淆的是，法國（在法國基本上得喝酒）最近有份研究顯示，經過精挑細選，患有嚴重急性酒精肝炎的病人肝臟移植的成效一樣好，而且跟那些戒酒六個月才移植的患者復發率相似。

我曾經為一些喝完酒後幾天因急性肝臟衰竭入院的病人開過非常成功的刀，也曾為一些好幾年滴酒不沾的患者做過極其失敗的手術。記得有個二十七歲的患者，有嚴重焦慮失調症和急性酒精性肝炎，他只差幾天，甚至幾小時就要去見閻王了。這位患者做完移植後，人生徹底翻轉（他的復原過程極其辛苦），而且還返校讀書。記得有個偷喝酒的年輕母親，又重新投入她的家庭和職業。我還深刻記得，一位有三個孩子，聰明、成功、討人喜愛的父親，在住院時那種羞愧懊悔的表情；因為他故態復萌，戒不掉這要人命的東西，導致移植的肝臟舊病復發。

我一直在苦惱這個問題——我們到底該不該為酒鬼做移植。誰才是接受這份生命之禮的正確人選？到頭來，我還是沒有答案，但也許我的病人有。

莉莎的故事

我仍記得第一次見到莉莎的情形，我剛巡完診，決定到她病房一下，跟她談談我對肝臟移植的看法。我只知道她還年輕，四十一歲，而且生病了。她的MELD指數三十二，病症是酗酒。

我走進莉莎的病房時，被她的某種特質嚇了一跳。她有著清新年輕的容貌，美麗的笑容，她雖然病黃腫脹，卻透著愉悅，而且在重病患者的恐懼與焦慮下尚可見到一絲的調皮。莉莎的眼神散出淡淡哀愁，她了解自己做了什麼，才會來到這裡。這跟我聽到有個已經戒酒一年多、酒精性肝硬化的女患者時所想像的不一樣。

我回到辦公室後，在做筆記前先翻閱她的病歷，特別仔細看她的AODA評估（酒精與其他藥物濫用），那是我們規程的一部分。這份評估跟我們第一次會面時，我火速翻閱她的病歷時是相符的。莉莎喝紅酒——通常一天不超過兩杯。她年輕時喝得更多，但現在不會了。她以前藉酒抒解焦慮，焦慮源自她年少時受到的攻擊，但她發現自己生病後，就不再碰酒了。

我讀著報告，一開始以為酒精在她的肝疾中也許占了一部分角色，但或許不是主因。我們從來無法知道一個人要喝多少酒才會造成肝硬化。一般而言，我們認為男人每天喝超過兩杯，女人超過一杯，便可能喝多了，但是大部分喝到這種程度的人，並不會造成肝病。許多其他因素也會造成肝硬化，從遺傳因子、肥胖（造成脂肪肝），到單純的運氣差都有可能。

我們還知道，人們若被醫療專業人員問起，往往會少報自己喝的酒量，因此，我們通常會照例把患者所說的數量加倍——尤其考慮幫他們換肝臟時。儘管如此，我認為莉莎復發的風險很低，也許是因為我一眼就喜歡上她吧。連我這個挺享受喝酒的移植大夫也很想相信她真的沒有喝那麼多。

莉莎的肝臟移植術非常直截了當，我們在她腹中發現五公升左右的啤酒色腹水，以及一副扁縮硬化的肝臟，我們把它從沾滿血的黏著物中切出來，一直維持在正確的組織平面裡，從未失控，我們無須把音樂轉低，或停下我滔滔不絕的笑話。我們把新肝臟帶到手術區，讚嘆它的美麗。我們接上所有的血管，然後鬆開鉗子，望著肝臟變成粉紅色，恢復生機。不久之後，肝臟便開始從膽管流出漂亮的黃色膽汁了，我們知道不會有問題了。我們縫接管道，把捐贈者的器官縫到受贈者身上，最後再四處檢視有無流血之處，然後為莉莎縫合。

手術非常順利，莉莎還在手術台上，我們便拔除她的呼吸管了。我們得意的將她推到恢復室，然後我下樓去跟她家人說話。一切都很好，時間下午四點，我甚至可以來得及回家吃晚飯。很棒的一天。

莉莎的康復過程很平順，她出院三週後來看我的門診，身上的黃疸已經消失了，多餘的液體已從體中排除。她看起來就像一位我口中的「老百姓」，不再是穿著醫院病袍和拖鞋的標準病人。她的笑容依舊，哀愁的眼神似已消失無蹤。我會很快的把她轉給我肝臟科的同伴，艾列克．穆沙特醫師了（Alex Musat）。

兩個月後，艾列克看到莉莎時，她的肝指數完美得不得了，她對自己的恢復也很滿意，再度享受自己的家庭與生活。艾列克安排她六個月後回診——但莉莎並沒有出現。然後，在她移植後的十個月，莉莎因為嚴重肝功能失調又住院了，她的皮膚跟剛開始時一樣黃，肝臟切片顯示她又酗酒了。

我去看她，她又泛出淡淡的黃疸，穿回標準的病袍。我尷尬的旁敲側擊，探問酗酒的問題，最後終於問她在移植後是否又開始喝酒了。她跟我保證說她沒有喝，她上次沒回來做追蹤，還有過去幾個月沒做檢查，是因為她很忙——她這麼對我說。我表示她若再酗酒，這副新的肝臟很快便會衰竭。

當然了，我們沒有人相信她的話。不幸的是，這種情形我們以前也見過。接下來幾年，莉莎因肝功能嚴重失調而進出醫院。有一陣子，她一直否認自己喝酒，最後才終於承認只喝了一點點。

她移植不到五年，我便收到她去世的電郵通知了。我知道她的肝臟掛了，而事情不可能以別的方式結束。然而，她的死一直在我心中盤踞不去。我仍能看見她的笑容，依然記得她年輕的家庭和孩子們。這件事為什麼不能出現不同的局面？我們到底錯失了什麼？我安慰自己說，至少她的家人多享受了幾年陪她的時間，就某方面來說，那份生命的賜禮，還是值得的，不是嗎？

莉莎去世後三年多，我與莉莎的先生杰伊聯絡，看他能否幫我了解到底發生什麼事，當時我們是否能多做點什麼去幫助他逝世的妻子。杰伊對我的請求有些抗拒，他和三個孩子正慢慢走出傷痛，往前邁進，他並不想撕開這些深割的傷疤。他還坦承，他很生我們的氣——他無法理解，我們怎能給了莉莎一副新的肝臟，卻不去治療她酗酒的問題。對他而言，那就像「在一道噴血的傷口上貼ＯＫ繃。」不過他最終還是決定，如果莉莎的故事能幫助別人，幫助我們了解並討論酗酒的心理疾病，那麼就值得會面了。

杰伊快讀完大學時遇見莉莎，她十分博學，遊歷四方，長得又漂亮，莎莉很快成為杰伊的好友。他的事業遠遠超乎自己的夢想，一切似乎都順風順水，尤其現在他有了莉莎。回想起來，杰伊承認其實當時已有潛在的警訊。他知道莉莎與她爸媽關係很緊張，他幾乎沒見過他們。他知道莉莎的成長過程很「艱辛」，她十六歲時跟母親攤牌，告訴她說：「妳若不把老爹趕出門，跟他離婚，我就走人。」杰伊覺得莉莎的父親很可能就是酒鬼，或至少喝很多酒。還有，「聽起來他好像有言語暴力問題，如果不是肢體暴力的話。」他告訴我。杰伊很訝異莉莎其餘的家人絕少與莎莉或她父親聯絡，尤其在她和杰伊有了小孩後。那種家人的孤立，令莉莎傷心極了。

家人的老死不相往來，是否對莉莎的酗酒起了作用？杰伊認為有，但接著他又提到別的事：「我覺得根源在於PTSD，創傷後壓力症候群。我想PTSD來自她大學時發生的極端暴力事件。」

莉莎是性侵受害者，她從未真正走出來，杰伊怪罪自己未能理解此事對她的影響，以及她從來不曾真正面對這件事。杰伊告訴我「老實說，我們結婚初期，我實在是太年輕了，根本沒準備好接受那樣的消息。」杰伊又說，假如自己能了解那件事對莉莎的困擾，「我一定會說：『嘿，妳得去找心理諮商。』」

酗酒是漸近的，而且很容易被忽略。有好幾次，杰伊在水槽下找到空啤酒罐，便問莉莎怎麼了。她只說她在打掃，忘記丟掉了。正如杰伊所說：「結婚是發過誓的，所以你會希望去相信她，於是我便沒放在心上……但確實有些蛛絲馬跡顯示可能有問題。」

每個證據似乎都能找到藉口解釋莉莎其實並沒有酗酒。最後，她已無法抵賴她的問題了，但兩人還是繼續置之不理。他們以這種方式迴避面對她的問題多年，直到莉莎黃著身子醒來，被診斷出可能因酗酒而有嚴重肝硬化後，便無法躲避了。後來莉莎的健康每況愈下，來到我們的醫院做移植。

我很難書寫接下來四年，杰伊、莉莎和他們家是什麼情況。當我翻閱莉莎的檔案，看著寫在她病歷裡的許多電話、門診、其他醫院的住院情形，以及轉送到我們醫院時，我只能想像那種困惑、恐懼，以及她和家人所感受到的絕望。接著我在她的病歷最後，讀到了那預期中的悲傷結局。上面有我寫下的兩個簡短筆記——令我想起當時去看她，跟她打招呼，我在走出門前，幾乎是小聲說道：「莉莎，妳真的不該再喝酒了，那會害死妳。」好像那樣說就夠了，好像我已經盡完自己該做的事了。我無法從這些筆記裡看出，從術後的幾個月，至莉莎死亡為止的每一天，也許有一千五百多個日子吧，杰伊和他的家人如何與這個疾病奮戰。

莉莎做過幾次勒戒，但從未收效。過了一小段時間後，她移植的肝臟便開始敗壞了，她入院的次數開始增加。杰伊描述，他有無數次發現莉莎昏倒，但不清楚是因為酒精或是肝衰竭造成的。他會叫救護車，送她到醫院住幾天或數週，然後莉莎回到家，又故態復萌。

最後杰伊和他家人明白，莉莎是治不好了，她又回到最初的狀態，跟以前一樣發黃，且腦筋完全混淆。她進出急診室、醫院和勒戒中心的次數多到嚇人。到了末期，她由安寧照護單位照顧，最後是臨終醫院。在她越來越少的清醒時刻中，莎莉依舊否認酒精對她的生活和健康的影響。但她終於在去世前三週向杰伊道歉。

為什麼要拖那麼久，莉莎才肯承認酒精對她和整個家庭的影響？杰伊認為是因為羞愧，因為加諸於酗酒的汙名，以及她整體的精神狀況。她覺得自己應該能獨力應付這個問題，不必讓任何人知道自己掙扎得有多痛苦。

莉莎死時四十五歲，我很想說，她在家中去世，身邊家人環繞，她最後終於理解並安然接納自己的疾病，也令那些愛她的人在她嚥下最後一口氣時稍感慰藉。但事實上並不是那樣，莉莎最後死在加護病房，戴著呼吸器，身上插著各種管子。也許那正是她想要的——也許她想戰鬥至終，希望能跟家人多處些時間，那就值得了。可是當我回顧她術後的生活細節時，我實在很難接受杰伊和她家人所受的煎熬。

莉莎不是死於肝病，而是死於精神疾病。她有酒癮，遇到焦慮、不明的PTSD症狀，便會灌酒，加上她有對酒精成癮的遺傳體質。我們為她植入新肝臟，只是重新設定時鐘罷了，根本無法治療她的心病。就某方面而言，這就是我們整個健康照護系統運作方式的縮影，我們讚揚、支付那些充滿魅力的大舉侵入——手術、心導管插入、有技術難度和潛在風險的大膽治療。可是真正重要，但我們的健康照護系統並不注重的，卻是慢性疾病的日常照護，那小小的預防式照護，可以整體翻轉移植的效果。酗酒無法根治，但可以控管、減輕，雖然它永遠都在。

所以，我們應該為莉莎換肝嗎？我不後悔做那個決定，但我很後悔我們術後對她的處理。

我們知道她是高風險群，知道有20%的患者移植後會故態復萌。她有那麼多活下去的理由，她如此聰明迷人——當她表示會戒酒時，讓人如此深信不疑。由於她一開始的狀況出奇的好，我們便誤以為她不會有事。

我們努力在我們的計畫中提供支援和諮詢輔導，協助患者出院後找到心理專業人士，或在我們認為必要時，送他們去適當的勒戒單位。可是當莉莎告訴我們她已不再喝酒時，我們相信了，就跟莉莎一樣。她非常具說服力，因為她自己也相信沒事。

我至今對她的病例感到難過，杰伊和他的家人不該遭受這種事，莉莎也是，她是個患了惡疾的好人。

是的，成癮是一種疾病。成癮不表示你很脆弱、不好，或者你就該死。酗酒無須羞恥，但你需要請求協助。莉莎因為太過窘迫，沒有採取可能救她性命的動作。

不過我還是會問自己，如果莉莎要求協助，我們當時懂得要怎麼做嗎？

賀比的故事

狡猾、無法捉摸，且威力強大——匿名戒酒會（Alcoholics Anonymous）如此描述酒精的引誘力。這說法令人想到緩緩滑繞的大蛇，它吐著舌信，隨時準備攻擊，而受害者卻無力抗拒。事實上，有些人完全可以輕鬆自在的飲酒，但有些人似乎會受這個狡猾的力量操控。為什麼？是什麼令那些體貼的聰明人酗酒成癮，毀去了他們的肝臟與生活？

毫無疑問的，遺傳是原因之一，但並不是全部的原因。我遇過許多並無酗酒家族史的患者或其他形式的成癮問題，他們並無特殊理由或得藉酒來應付他們的日常生活。可是就像許多人把喝咖啡當成一日之始，也有許多人把喝酒視為一日之終的放鬆劑，然而過不了多久，他們便開始越來越提早喝酒了。一旦他們對家人隱瞞，他們便回不了頭了。這種病，就是那麼的狡猾。

賀比．漢寧曼（Herbert Heneman）是威斯康辛麥迪遜大學商學院管理與人力資源系的退休教授，此人絕非你想像中小酒吧角落裡的典型酒鬼。賀比在明尼蘇達州聖保羅市長大，父親是商學院教授，母親是家庭主婦。賀比有快樂的童年和非常支持他的家人，他形容父母很能喝酒，尤其是他父親，但他不記得有什麼與酒相關的健康、法律或家庭問題。小時候他父母不許他喝酒，雖然他高中時會跟朋友們喝點酒，但回想起來，並不過量。不過他確實是在飲酒的文化中長大，很習慣在吃飯及其他社交聚會中看到酒。

他讀的是一所小型的文學院，表現十分出色。賀比偶爾會在週末、派對上「喝很多酒」，但週間並不飲酒。大學畢業後，賀比又到威斯康辛大學念研究所，然後娶了他的高中女友，一切都逐漸安定下來了。

賀比不記得自己在何時突然增加酒量，但酒慢慢開始在他的生活裡扮演更重的角色了。他在工作上持續有傑出的表現，在大學終身職的結構中輕易的升職並大放異彩。可是他記得到了某個時間點，他開始越來越想要喝酒了，他發現自己的酒櫃補貨越加頻繁，而且他開始在週間喝酒了，然後連白天也喝酒，而且不僅是在家裡。

他不記得特定的爆發點，酒精只是逐步漸近的開始滲透他所做的每一件事情。他開始對妻子隱瞞喝酒的事，並私下獨飲。他發現自己越來越常生病，但都被他說成是感冒或疲累，或只是身體虛。他會躺個三五天，但一等好過些，便說：「很好，我好多了，現在我又能喝酒了。」最後他的醫生告訴他，他的健康問題是喝酒造成的，但賀比不信，他知道只要自己願意，便能戒掉。

一九九〇年的勞工節，事態已到刻不容緩的地步了。他和妻子幫姪女主辦婚禮派對，賀比告訴妻子自己已經戒酒了，可是就像他後來坦承的：「我並沒有。」記得那天，「我心裡其實並不想參與那場派對，所以我在派對前猛灌酒。」這件事沒有人曉得。

賀比喝到爛醉如泥——舉步蹣跚、盜汗，整個人看起來糟透了。有位剛巧也在派對上的護士以為他心臟病發，於是他們叫了救護車，去醫院途中還幫他測了血中酒精濃度，結果是零點三七五。賀比被送到戒酒中心，在那邊進行為期二十八天的住院勒戒。等他清醒後，他發現自己病了，他的肝臟會痛，而且覺得腫脹（也許是酒精性肝炎），他的思緒不清，消化也不對勁。他整整二十八天沒喝酒，他告訴每個人，他一定會戒酒，而且已戒成功了。

但他出院的第一天就故態復萌。兩週後，他的妻子逮到他喝酒，她難過極了。賀比再度去勒戒，等酒醒後，他同意去美沃奇（Milwaukee），一間精神病院的成癮中心住院。他實在很慘！這可不是一般普通的住院計畫，這是給專業人士住的麥克布萊德中心（McBride Center），是美沃奇精神醫院的分院，也是成功人士治療成癮問題的地方。對賀比來說，與其他專業人士同處極為重要，因為像賀比這種社會位階的人，在一般勒戒中心看到周圍同樣辛苦勒戒的引車賣漿者流，很容易會覺得：「我不像他們，我可以控制得了。」然而，賀比在麥克布萊德中心時，心裡還是十分抗拒。他不太想參與團體治療；他只想讀一讀酗酒的資料，然後靠自己的腦袋戒酒。

他告訴我，「某個週日早晨，我去醫院裡各教派共享的小教堂參加聚會。我一進門，有名婦人開始用鋼琴彈奏《奇異恩典》，那是我的轉捩點。突然間，我無法用理性的語言跟你解釋，但我開始感受到那份奇異的恩典了。我在整個聚會的過程中，只是坐在那裡哭，並徹底體悟自己真的有問題。」賀比住院住了三個月。

雖然他終於坦承酗酒，但仍得面對自己的肝臟正在衰敗的事實，他肝硬化確診。三個月後，賀比從精神病院出來，到了蒙西．卡拉尤谷（Münci Kalayo lu）醫生的辦公室，蒙西曾在史塔哲手下受訓，並於一九八三年展開我們的醫療計畫。蒙西告訴賀比，如果他能戒酒一年，他就會幫他移植肝臟。但他也告訴賀比：「有件事我希望你明白，假如你在移植後敢再出去喝酒，我就帶著我的小刀殺去你家，把那副肝臟取回來。」

賀比知道自己的酗酒問題永遠不會被「治癒」，酒會不斷的誘惑他，隨時準備回來復仇。「另一件真正幫助我戒酒的事是，我很幸運的能接受肝臟移植，尤其是在當年。我若出去再喝酒而傷害了我的肝臟，那麼對捐贈者的家屬實在太不尊重。」

賀比在手術後，因排斥又重回醫院住了一小段時間，除此之外，二十五年多來，他移植的肝臟都沒什麼問題。我問他，移植對他的生活樣態有何改變。

「有很多更好的改變，身為一個逐漸康復的酒鬼，我很感激擁有以前不曾體會的幸福。我對其他人更能感同身受了，我儘量為任何職業的人服務，不單是移植團體，也為酗酒族服務，因此我的生活過得比以前充實。」

我問他對於幫急性酒精性肝炎患者做移植的看法，這些患者顯然無法撐過術前的戒酒等待期。賀比表示：「我自己的經驗是，復原必須是一種嚴陣以待、終身投入的工作，過一天算一天，那些想單打獨鬥的人成功機會十分渺茫。」

我同意，肝臟移植是治療酒精性肝病的必要工具——它能取代功能失調的肝臟，但不該把移植視為一記醒鐘，當成治療酗酒問題的方法。酗酒者需要獲得終生的支持、輔導，以及精神健康的治療。找出那些了解自己疾病的患者，讓他們在術後可能戒酒成功，是我們做外科醫師（也是精神健康醫生同事們）的工作，否則我們很可能白白浪費掉一副難能可貴的新臟器。對於那些病重到無法等待的人，我們應該要求並提供密集的輔導與精神健康治療，直到他們理解自己的狀態。我們也不能把重拾酒杯視為失敗，而對患者不理不顧。移植患者的故態復萌，往往被視為對醫師、對捐贈者，以及整個移植過程的一種侮辱，那是具謬誤的看法。酗酒復發需要控管，就像任何可以治療的疾病可能復發一樣。

我跟賀比談到莉莎，她的故事令他難過。我們都同意，莉莎直到死前，都不了解自己的病。我們也都認為，莉莎也許覺得自己跟其他在酒海中苦苦掙扎的人不一樣。賀比提到自己參與一個新的醫院委員會，正試圖籌擬一個計畫追蹤因酗酒而換肝的患者，尤其是高風險族群患者。那給我帶來了一些希望。

12 奈特：誰該得到器官？為什麼？

誰該活而誰該死，誰死得其時，誰突然暴斃，誰死於水，死於火，死於利劍，死於野獸，誰亡於飢荒、乾旱、地震、瘟疫、誰被勒斃，亂石加身，誰該休息誰去流浪，誰該靜處誰被追逐，誰該得平靜誰該受煎熬，誰該貧窮誰該富有，誰該被貶抑誰得顯赫。悔過吧，祈禱與正義能轉移這些判定。

——《Unetanah Tokef》，猶太新年及贖罪日所朗讀之祈禱詩，佚名

在最極端的情況下抱持希望，便是一種對抗，這使人能以自己的方式去過自己的人生。這是人類忍耐精神的一部分，也給了奇蹟發生的機會。

——傑若米．谷柏曼（Jerome Groopman）《希望的剖析》（*The Anatomy of Hope*）

我們每週三的下午一點開會選擇肝臟受贈者。主要參與的人員包括移植外科醫生、肝臟專科醫生、放射科醫生、研究醫生、住院醫師、社工人員、幾位病房護理人員，以及多位移植協調師。協調師是在評估期間與潛在移植候選人互動最多的人員，他們會幫我們概述病人的狀況，協助他們完成各種檢驗，並隨時與他們溝通。另一組協調師則負責在移植的術前術後照顧這些患者。外科醫生雖然得到許多光環，但實際上，讓成果一切落實的是這群人。

我們在會議上會拿到一份換肝患者候選名單，通常約有十個人，每一位都列出了姓名、年齡、BMI（身體質量指數，body mass index）、診斷及MELD指數。某個週三，我代替肝臟移植主任醫生主持會議，那天我們的議程包括MELD指數超過二十以上的患者，和少數超過三十五的病人。我們對他們一無所知，只曉得這些患者的肝功能極差，死亡風險很高。我掃視名單時，不安的發現這些患者的診斷代碼幾乎都一樣：大部分有ALC，酒精性肝病，偶爾插個NASH，或非酒精性脂肪肝炎。（由於C型肝炎現在有更好的治療，所以這種結果並不訝異，由於C肝做移植的患者人數減少，酒精性肝病便成了最常見的換肝指標，NASH的發生率也提高了）。令我不安的是，我們在討論這些MELD指數超高的患者，以及自作自受的肝病患者時，奈特就一直坐在我後頭。我忍不住想他究竟有何感受。

奈特在德海因讀高中時，覺得當護理人員應該挺酷的。雖然他家裡沒有人從事醫療行業，當時奈特並不打算當醫生，但他喜歡在一個能幫助人的領域裡當專家。他決定進大學前，先去受了一年的EMT訓練（緊急醫療救護員，emergency medical technician）——可是他開始掉體重了。

體重減輕，似乎是因為胃口差和老是瀉肚子造成的。一開始，奈特以為沒什麼大礙——也許是病毒或某種食物不耐症，但病況並沒有減輕，他雖然盡最大努力，但體重依舊從健康的一八〇磅掉到一二九磅。他終於去看當地的醫生了，醫師叫他做結腸鏡檢查，結果診斷出潰瘍性結腸炎。奈特住院約一週，服用類固醇，並被迫做了一堆檢查和治療。醫生們給他吃口服藥，他的症狀有了改善。沒有人告訴他，他的病意味將來會如何，是否會需要開刀，會演變成其他什麼疾病。奈特的症狀改善了，於是日子照過。

第二年，他到德海因的杜雷克大學（Drake University）註冊，住在學生宿舍，主修政治學，並繼續擔任緊急救護員的工作。大一快結束時，他發現自己想當醫生，而不是救護人員。大二時，他在課表中增修了醫學預備課程，他知道功課很吃重，因為必修課多得嚇人——生物、化學、有機化學、微積分、物理——但奈特覺得，醫師似乎是個令人興奮、有成就感的職業。

大二那年的一月，一切都變了。奈特固定去做GI升醣指數回診，結果醫生決定多做些檢查。不久奈特接到電話，說他的肝功能指數全部上揚了（通常表示肝臟有受損，或肝臟裡的膽管有問題）。「也許沒事。」醫師說：「說不定是因為服藥的關係。」奈特做了電腦斷層掃瞄，他們說看起來沒事，但他應該做個MRCP（核磁共振的一種，醫師專看膽管）。他去做了，但還是覺得沒問題。奈特才二十歲，身體感覺不錯，也沒有黃疸。

下週一晚上，他接到一通電話，對方的話術之差可列入教科書，做為傳遞壞消息的錯誤樣板。

「嗨，奈特，你現在在開車嗎？」

「呃，沒有啊。」奈特說。

「你在家嗎？」

「是的。」

「好，很抱歉告訴你，你患了一種叫PSC或稱原發性硬化膽道炎（primary sclerosing cholangitis）的病，你得在接下來幾個月內做肝臟移植。我會把你轉到愛荷華大學。」

「什麼？好吧……」

奈特做出結論——他剛剛被判了死刑。他關掉所有的燈，放上自己最愛的音樂（嗆紅辣椒樂團），然後哭了一個小時。

事後想起，他坦承自己應該早知道問題很大了。他渾身極癢（這是PSC最耗弱病患的症狀），但他視為某種過敏，而且他很疲倦，但他覺得是因為常熬夜跟朋友出去玩或讀書的關係。被診斷出有PSC後，他終於去愛荷華大學看肝臟專科醫生了，這是他拿到MRCP結果後首次面對面的與醫學專家談話。這位醫師看過他的檢查和影片報告後，告訴他沒事——目前沒事。奈特根本不知道，從被診斷出有PSC，到需要做肝臟移植的平均時間是十年。

接下來的暑期，奈特回到學校修有機化學，自從確診後，他就不太去想PSC的事了，他忙著享受大學生活，越發專心的想走醫療這一行，可是他依舊全身發癢，還有，他發現走路很痛苦，他會在半夜醒來，不是癢得難受，就是因為把手臂、腿上及額頭的皮膚抓下來而痛得要命。他在網路上搜查幾次後，開始每晚泡燕麥浴或坐浴——泡幾個小時，以試圖減緩痛苦。奈持知道自己需要協助，他到梅約診所約診，在那裡得知自己有膽管癌（cholangiocarcinoma）、膽管炎（感染）及肝硬化的風險。醫師說他需要做ERCP（經內視鏡逆行性膽胰管攝影術，endoscopic retrograde cholangiopancreaticogram），肝膽腸胃科醫生會把內視鏡放到患者嘴裡，穿過食道、胃和十二指腸；插管到膽管中，打入顯影劑，看有無堵塞；必要的話，放個支架，改善引流，有助於減緩發癢。

接下來一年，二十一歲的奈特做了許多次ERCP，全都是在梅約診所做的。他的狀況每次似乎都有改善，但檢查的間隔中，又會復癢。更重要的是，他注意到自己漸漸發黃，掉體重，而且從不覺得餓，這成了他的新常態。

奈特對病況適應極佳，他還熱愛旅遊，終其一生持續遊歷。那些年裡，他當起背包客，遊遍歐洲、中國，還搭船到芬蘭及俄國。他知道自己與朋友和家人不同，他無法「擊敗」自己的慢性病，但他的座右銘是：「如果PSC會縮減我的壽命，我就不能再害自己更短命了。」他仍記得他最後一次喝酒的情形：他在都柏林的健力士啤酒廠喝啤酒。

三年前，奈特開始在威斯康辛大學讀醫學院。當醫生，是一種「多年媳婦熬成婆」的典型職業，對一個有慢性疾病，不確定能否享有長期健康，甚至能否活命的人來說，挑戰尤其艱鉅。奈特雖然努力過自己的人生，但也覺得生死未卜。奈特通常不會與醫學院同學分享此事，雖然他們全都要進入這個照顧病患的行業。再一次，疾病侵門踏戶，把患者跟環繞他們的人分開了。

奈特最近剛完成他的外科輪修——他竟然想當外科醫生。外科的訓練極其嚴苛且無止盡，挑戰大，壓力強，失敗往往令人崩潰，罪惡感壓得人喘不過氣，但這名年輕人顯然中了外科的毒，別的都不要，連他的病也阻擋不了。

回到換肝患者的選擇會議。我們開始討論一位近四十歲的女性酒精性肝疾患者，她有肝硬化、腹水、黃疸、肝性腦病變（encephalopathy），MELD指數四十，已接近死亡了。但患者也有個支持她的家庭，她對自己的疾病有認知和體悟，決心改變一切。我們決定把她放入名單中。

而奈特就在那兒，瘋狂的忍耐，免得坐不住，他在選擇會議上跟瘋子一樣的抓癢，幾乎無法專心，而我們檢視名單上高MELD指數的患者，他們全都把自己的肝臟搞壞了，所有移植名單上的人，都遠遠排在他前面。奈特拚盡全力的在醫學院裡苦熬，學習去幫助病人，但他需要一樣東西才能達成當外科醫師的目標，那就是肝臟移植。這些人卻把所有的好肝臟拿走了。

然而，奈特並不那麼想，他知道其中許多患者比他病重，他並不像我們許多人那樣去評判他們，他希望他們身體好轉。奈特告訴我：「他們比我更該做移植。」他還告訴我，他一向相信，「也許這樣有些天真，但我覺得我若需要一副肝臟，我一定會得到的。」他也覺得自己運氣很好，不像他照顧的許多病人，奈特有一個非常支持他的家庭，和一群親密的好友。

奈特其實有兩個選擇，一是簽署活體捐肝——他的姊姊和哥哥都表示要捐，也都在做準備了。奈特很掙扎要不要讓他們動這麼充滿風險與不確定的大手術。第二個選項是排候補，好消息是，奈比剛得到MELD指數的例外權，意即我們寫了一份關於他的描述，討論他嚴重的搔癢症狀（皮膚癢），他無法繼續工作，以及最近經常住院的情形。區域的視查委員會

——包括來自所有本區移植計畫的外科醫生和肝臟專科醫生——同意讓他的MELD指數到二十二。這表示，本區大多數肝臟專家都同意，MELD系統並不足以代表奈特的死亡率（或對換肝的需要），而願意把他移到名單前面，在本區接受肝臟移植。每三個月，我們就會重寫一次報告，試著增加他的分數，我們希望在一年左右，奈比的分數能高到為他爭取換肝，但我們無法保證。委員會可以隨時投反對票，他的分數可能掉回他的生理MELD，也就是接近十五的指數。

奈特的故事闡明了分配有限資源的挑戰性，我不介意把肝臟移植給沒戒滿半年酒的酒鬼，不介意他們是否得到良好的支持、了解自己的病情，是否決心要做改變。我們偶爾會失敗，但也有很成功的例子。我必須相信我們的社會，**會希望讓**奈特這樣的人做移植，不讓他在名單上受苦太久而失去讀醫學院的機會，或去旅行，或過自己的生活。一定有更好的辦法。

有個點子，就是自動給移植名單上那8%的人。例如有PSC、PBC和其他罕見原發性肝病，生活極其難過，但MELD指數並不高的病人——MELD的例外權，甚至給他們指數四十的高分。對這些患者來說，肝臟移植是唯一能有效停止病況惡化的方法，因此他們也許該被調到等候名單的頂端。至於因酒精、脂肪肝和C肝所造成的續發性疾病，則希望能以預防、增量護理的方式去治療，否則肝臟移植只是重新設定時鐘罷了。MELD系統的應用，不應限制原發性的疾病患者取得肝臟。（再說一次，原發性肝疾患者只用掉少數百分比的肝臟，還有很多肝臟能分配給其他的肝病患者。）也許這種作法有利於把管理的焦點轉移到續發性肝臟疾病的防預上，而不是想著把移植當成合理的選擇，有些疾病其實是可以事先避免的。不過話又說回來，如果我們擬定的分配系統，對疾病判別有大小眼，是否抵觸不該批判他人罹病原因的道德規範？

另一個選擇是拋開完全以候補名單上患者死亡風險為基礎的分配系統。也許我們應該把患者的生活品質、年齡、住院次數、失業，以及可能恢復某種程度的生產力等因素，納入移植患者的挑選中。不過目前，這個系統還沒有改變的打算。

奈特很慶幸自己的MELD可以例外，他打算讀完第三年醫學院後，分兩年的時間把第四年讀完。他希望在那段時間內，他的MELD特例分數能繼續攀升，換到肝臟，然後康復，避開併發症，繼續邁進——奈特希望其中包括當外科住院醫生（也許當上移植研究生）。萬一他慢慢遞增的MELD明年未獲特許（可能性挺大），他會試著接受家人的活體捐贈肝臟，繼續過日子。

自從我第一次見到奈特，聽說他的故事後，幾乎已經過去兩年了。在那之後，我看著他勇敢的讀完第三、四年醫科，我雖然有些不贊同，但他還是堅持想成為外科醫生。他從不曾問：「為什麼是我？」或抱怨自己無法得到已故捐贈者的肝臟，太不公平。

後來神奇的，他有位表姊——一位年輕健康，但幾乎不太認識的女子——挺身提供自己一半的肝臟。手術前幾週，奈特問我能否為他執刀；我十分受寵若驚，同時又有些猶豫。我真的很在乎奈特，覺得自己像他的導師，但我懷疑自己在手術時，能否果敢積極的做出必要的冒險（計算過的）和瞬間的決定，或者我會遲疑不決，想著他將來可能會有什麼併發症？

我還未回答，奈特便先小小的嘲弄說：「噢，對啦，我們班選我當畢業致詞！我打算談我的肝病及移植的經驗，畢業典禮是移植後七個禮拜，到時我應該能上台吧？」

我慢慢沿著奈特腫大的肝臟四周工作，極其細心的先處理一側，然後另一側，東一點西一點的緩緩進行。他的肝臟因PSC變得極大，幾乎占去整個腹部。我原本開得好好的，直到最後稍稍扯過力，然後就噴血了。有那麼一瞬，我腦中真的鑽出一個念頭，**我不敢相信自己剛剛殺了奈特**——接著我把自己拉回外科醫師的心態。我是有選擇的。之前我明智的在手術初階時，盡可能繞過他的上下腔靜脈，以防發生這種情形。現在我用手按住肝靜脈的裂口，讓麻醉師知道我的計畫。我抬眼看到監視器上，奈特的血壓：五十四跟三十。不優。麻醉師倒入灌注液，我在腔靜脈低處放了鉗子，然後把大的門靜脈阻斷夾（Klintmalm clamp）移到上腔靜脈。所有出血都止住了，我小心的摘下肝臟，留下腔靜脈。時間點抓得恰到好處：在後桌上做準備的新肝臟已經可以移植了。

我的兩位夥伴路易斯和尤索（Luis and Yucel）此時刷手進來，我們把新肝臟拿到手術區。他們把肝臟放到空腔裡，只占掉奈特的舊肝臟不到四分之一的空間，我們將肝臟縫進去，一切進行十分完美。當我看著肝臟從原本的淡棕色轉成粉紅，看膽汁從膽管滴出時，我感到無比喜悅，奈特的煉獄就快過去了。

我到樓下跟他的家人談話，手裡拿著奈特的舊肝臟，甚至還有新肝臟的照片。他們開心的爆出歡呼，我覺得自己像個征戰的英雄，這是移植手術最棒的一環。移植患者通常會有許多家人陪伴，沒有什麼比告訴他們一切進行順利，看見他們歡天喜地的模樣更棒的事了。

接下來幾天，奈特的情況相當不錯，他醒過來，呼吸管拔除了，支撐血壓的藥物也停掉了。他看起來很累，但很高興手術已經結束。他的超音波結果看來很棒——所有血管都撐得很開——肝臟指數也慢慢正常了。不過有件事挺奇怪：他術後到加護病房時發燒了，發燒本身並不特別異常，但發燒時採的血液培養，很快長出了真菌。嗯。奈特的巨大肝臟，堵塞的膽管，一定布滿那可怕的東西。我們開始給他抗真菌劑，然後屏息以待。

術後第五天的週日早晨：我發現奈特的檢驗數值稍微高了。不是很恐怖，但偏高無誤；

也許沒什麼事。我跟其中一位研究醫生談了一下，他已經叫人做超音波了。我在接下來一個小時中查看電腦數回，等著影片上傳，可是啥都沒有。我對超音波遲遲不來有些不悅，但同時有信心不會看出任何異常。我回到家後，努力陪伴孩子，可是心思老飄回奈特身上。

接著我感到口袋裡的手機在震動，表示有新的簡訊。我抽出手機瞄一眼，是奈特寄來的。「老兄，我的動脈掛了。」他說。那應該是首次有病人這樣通知我了，奈特看著他們做超音波，發現他們找不到與他肝臟相連的動脈，血管一定是被凝塊堵住了。

我的胃都提到嘴裡了，我當場就知道這對奈特而言代表什麼意思：他完了。我趕往醫院時，腦中旋轉著各種等待他的可怕併發症。等我趕到時，奈特已經進開刀房了。

果然，他自己的肝動脈和捐贈的肝動脈縫合處凝血了，動脈是肝臟內膽管的主要供血來源，一旦堵住，幾乎一定會破壞肝臟。我們剪掉縫合動脈的線，從血管管腔中抽出一堆血塊。我們把血塊和做吻合術的一圈動脈組織送去做培養，然後插管清理動脈，打入一些血栓溶解劑，再把血管縫合起來。接著我們開始透過他的靜脈注射，輸入抗凝血劑。我看著抗凝血劑滴入他的靜脈裡，知道接下來會發生什麼：出血。

我們還做了另一件事——把奈特重新放到換肝名單上。肝移植術後最初兩週發生動脈阻塞的患者，器官分享聯合網絡（United Network for Organ Sharing）或UNOS便讓他們以

MELD四十的指數列在單子上，也就是說，他們會在換肝名單的前面。現在問題是，如果動脈維持暢通。我們是應該重新移植，還是先觀察狀況如何？

我想立即重新移植，我們過去沒那麼做，僥倖無事，可是新的肝臟不是能給予奈特最好的機會，讓他成為外科住院醫生嗎？我的思緒清晰嗎？或是因為與奈特的私交，而有所矛盾？我不確定。

奈特的動脈維持通暢，但後來發現，這是他最小的問題。接下來幾天發生了三件事：他開始出血；肝功能檢驗數值開始上升；手術中取出的物質培養，生出了更多的真菌。

我決定送他回手術室沖掉真菌，做肝臟切片，看到底是什麼在出血，同時檢查他的動脈。奈特對此事意興闌珊，他覺得狀況糟透了，他問我自己能否平安，我很希望如此。

在開刀房裡，奈特的肝臟看來其實很好，我清掉一些血和骯髒的組織，然後做切片，但令人訝異的是：他的腸子腫得好大，我沒法幫他縫合。我用海棉壓緊他的腹部，加上一根吸引器，然後幫他插上管子，打鎮定劑，送他回加護病房。接下來的幾週，是我個人職業生涯中最慘的一段時間，奈特也很不好過。

我們每隔兩天就送他回開刀房，重複沖洗的動作，想幫他縫合。同時間，他的切片結果出來了，顯示有嚴重排斥，與此同時，新的組織培養裡長出了真菌，以及其他抗藥性細菌。

我一直努力對奈特的家人擺出樂觀的表情，但我心裡真的對病情沒底。我們大夥如履薄冰的增加奈特的抗排斥藥劑和抗生素，也戰戰競競的使用抗凝血劑，試圖找出一種能讓他的血液抗凝，但又不會出血的劑量。

我們終於在第四趟進手術房時幫他縫合了。第二天我們拆掉呼吸管，我以為奈特嘴裡會說的第一句話是：「你們他媽的搞什麼鬼？」可是奈特虛弱到根本講不出長句子。謝天謝地。

我真希望我能說，之後便一帆風順了，可惜不全是那樣。奈特的狀況停滯不前，雖然他做過各種療法、會診、針刺、掃瞄、切片——所有說得出名堂的他全都做了。我跟他開玩笑說，他是有史以來經驗最豐富的住院醫生，但我開始懷疑他能不能活著走出醫院了。

幾個星期後，奈特回家待了兩天，然後病情變得更嚴重的返院了。他身上插了更多的管子和引流管，現在我們遇到新的問題了：膽汁從排放的管道滲漏出來，流至腸子裡了。我們用管子穿過他的肝臟、其中一道管子進入腸子裡，把他的膽汁引流到隨身攜帶的袋子裡。奈特依舊沒有進展，看來像副枯髏，深陷的眼睛泛黃。他的畢業典禮就快來了，我們都懷疑他能否上得了講台。

五月十二日，南大學生會館，醫學院畢業典禮

望著穿方帽和袍子的醫學院生排隊等待進入會館，準備接受他們的學位證書時，我覺得好緊張。我很快就找到奈特了──他面帶菜色，十分虛弱，而且是唯一使用助行器的人。我很想相信他只是緊張而已，但我知道不是那樣。我過去抱他，感覺手都能摸到他的肋骨了。我問他感覺可還好，但沒真的聽見他的回答。我問他是否準備好要致詞了，他說應該是的。他的妻子安娜拿著一份他的演說稿，以防他在中途昏倒她還可以幫忙把致詞講完。

等學生都進來後，我走到會館後方。會館裡八成有上千人吧，我只能看出奈特坐在舞台上，院長的左側。我看著院長講了幾句話，然後幾位其他來賓致詞，給了一些建議和我聽過許多次的話──要對護士好，帶餅乾去；以病人為先……等等等等的。全都是很好的建議，但了無新意，然後輪到奈特了。

他慢慢走到講桌邊，看起來步伐顫抖。我知道他很虛弱，而且拿著演講稿的手在抖，但他一開始演說，聲音竟十分有力而自信。

接著奈特講出我聽過最激勵人心的畢業致詞，其中充滿我在他生病期間學得的教訓。他雖經歷各種磨難，卻強調懷抱希望的重要。

他說：「希望，也許是我們身為醫生最有力的財富。」奈特表示，是希望讓他能在等候名單上支撐兩年，是希望讓他在如此年輕便堅信不移的接受肝臟移植。他的病痛，使他與同班同學上分隔——沒錯，他是讀完了醫學院，但他與同學們的經驗卻如此迥異。當他們回家讀書，或上完課到酒館喝酒時，他得留下來到醫院三樓去做血漿分離術，在臂膀上插著粗大的針，將血抽出來用機器濾清。過去兩個月，他幾乎都待在醫院，跟他的同學們一樣，但他的時間耗在躺在醫院病床或手術室裡。當他的同學最近享受分配科別的過程，打開信封，得知自己往後三到五年會去哪裡受訓時，他只能祈願自己能活那麼久。

「希望以許多不同的形式出現。」他說：「有些人的願望很簡單，他們希望咳嗽能好起來，或希望咳嗽不是重病的預兆，希望疼痛能夠減緩，或僅希望他們的醫生能更貼心與理解。對其他病人而言，他們的希望大多了，希望能治好病，有更多與家人朋友相處的時間。對我來說，希望移植手術能提供內人和我一個機會，讓我過上更『正常』的健康生活。」

奈特接著說：「你的患者會在他們最黑暗的時刻，希望你能給他們希望。就算事情未能按計畫走，你還是可以幫助患者對簡單的事物抱持希望，譬如更好的檢測數據，放寬的飲食規定，或更好的掃瞄結果。當治療的選擇告罄，希望亦無須滅絕。我們可以改變希望，從希望治癒，轉成希望能過得更舒服，終結受苦，或希望有機會能回家。」

奈特的故事尚未結束。幾個星期後，他發燒返回醫院。他的動脈又堵塞了，他在動第一次肝移植後的四個月做了第二次移植，是一位年輕已故者捐贈的肝臟，年輕人死於意外。奈特雖歷經各種苦難，但這回熬過去了。術後第一天，奈特出現我從未見過的好氣色。他的災難過去了——直到第二年，當他開始當外科住院醫生。

13 米凱勒：我們身體裡都一樣

對我而言，該做的事就是把自己準備好，成為別人雲裡的彩虹。別人也許與你相貌迥異，也許口中的上帝與你的稱呼不同──如果他們有上帝的話。或許我不會跳你的舞，不會說你的語言，但請成為別人的祝福。

──馬雅．安傑洛（Maya Angelou，美國詩人與作家）

讓過去與眼前的事，在你的心靈面前相形失色。

──愛默生（Ralph Waldo Emerson）

「意外」的特色就是，你不知道它們什麼時候會發生。不過羅莉覺得她二十六歲的兒子似乎活不久了，即使他正在翻轉他的生命。每天晚上，C.L. 躺在她床上，母子倆一起聊天。

他告訴羅莉，他非離開洛克佛德（Rockford）不可，遠離他現在所過的生活。幾個星期前，C.L. 也在臉書上貼過同樣的感觸。但他告訴母親，無論發生什麼事，他會永遠陪著她。那天晚上，羅莉似乎能聽出他的想法，她覺得有必要問兒子希望如何被安葬。

C.L. 看著羅莉，考慮了一分鐘，沒有抗議或問媽媽為什麼突然問這種事。「妳何不將我火葬？」他說。這正是她需要的資訊，而 C.L. 似乎能理解這點。

你很難確切知道，意外當晚究竟出了什麼事。當時是十一月四日凌晨一點，不知道是誰的錯，誰先動的手，總之，C.L. 和朋友廝混的夜店裡發生鬥毆，有人掏槍射擊，C.L. 和他的兩個朋友衝到停車場。槍聲射穿了夜空，他們衝入車子裡。C.L. 坐在後座，他一定注意到坐在前方座位上的朋友中槍了。當他們橫衝直撞的離開停車場時，子彈仍持續射來。他們倉皇疾駛，但駕車的人沒控制好，車子高速撞到樹上，然後 C.L. 便昏死過去。

羅莉在醫院陪伴兒子一個星期，有一陣子，她覺得能聽到兒子說他不知道該怎麼辦。她看到一滴淚水落下 C.L. 的左臉頰。**我好累，媽媽，我不想離開我的孩子**，她想像兒子這麼說。「我知道。」羅莉回答：「我知道。」整個星期，羅莉過得迷迷糊糊，她記得自己坐在那兒陪著 C.L.，不斷的祈禱，撫摸他的頭，安慰他，試圖理解他想要她做什麼。

秋季，威斯康辛大學，外科權益團體

我坐在禮堂前方看手機，一邊心不在焉的聽各演說者對醫學院學生談論捐贈過程，這時我聽到講台上傳來一個年輕開朗的聲音。

「我的名字叫米凱勒，我做過肝臟移植。」

我抬起頭，驚訝的看到一位年輕美麗的金髮女孩——她八成只有十九、二十歲——談到某位不曾謀面的人如何解救她的人生。以我當時的行醫經歷，我自以為已經見聞過一切，但不知怎的，米凱勒的故事有很多面向令我起雞皮疙瘩。

米凱勒在威斯康辛的春綠鎮長大，離麥迪遜約四十五分鐘，人口一千六，其中97.5％為白人，百分之百是綠灣包裝工隊的粉絲[25]。米凱勒有個正常童年，她跳舞、游泳，總是非常健康，從不缺課。

某個週一夜晚，家人一起吃墨西哥脆餅，第二天米凱勒覺得不舒服，然後開始嘔吐。每

25　譯注：Packers，美國威斯康辛州的橄欖球隊。

個人都認為是脆餅的關係，還怪罪米凱勒的母親溫蒂，因為餅是她做的。可是米凱勒吐個不停，一直吐到夜裡，直至第二天。那個週三她打破了全勤紀錄沒去上學。週四米凱勒的情形仍不見好轉，家人才意識到真的有問題了。米凱勒的父親麥可下班回家後帶她到地方醫院。醫生們看到米凱勒的檢驗後，立即將她轉送到麥迪遜的兒童醫院，這不是單純吃到壞掉的墨西哥脆餅。

米凱勒的父母陪她在醫院待了一宿，隔天一早，我的夥伴狄亞蘭山多醫生（D'Alessandro）和我們的兒科協調師貝絲過去看他們，還帶了壞消息：米凱勒病得很重，她的肝臟逐漸衰竭，很可能是患了威爾森氏症（Wilson's disease）。這在當時對她家人來說，一點意義都沒有。

威爾森氏症是一種染色體的隱性疾病，也就是說，罹患此病者，須從父母雙方各取得一個異常基因。此症是負責某種特定蛋白質的基因異常所造成的，這種病十分罕見，每三萬人中才有一例。這跟大部分染色體隱性疾病一樣，患者的其他家人未必會有同樣的病症。威爾森氏症中的異常蛋白質原本負責將銅離子與輸送的蛋白質結合，從肝臟代謝出去，經由膽管或血管排掉。缺乏這項蛋白質的功能，銅離子便堆積在肝臟裡，假以時日，造成發炎及肝臟受損。威爾森氏症的呈現方式有許多不同方式，約莫5%的患者會突然肝臟衰竭，他們來到醫院時往往才十幾歲，且很可能來不及做肝臟移植便死了。唯一的好消息是，因威爾森氏症而爆發（意即，嚴重且突然的）肝衰竭的孩子，可被列為移植名單上的1A階層——也就是說，他們是名單上的首選。

米凱勒的媽媽立即簽了文件。像米凱勒這樣的肝病重患者，時間非常寶貴。米凱勒在十一月十一日星期五下午四點五分被放到等候名單上。現在她只能等待有人死亡了。

到了星期天，米凱勒已離死亡不遠。她已不再有反應，所以他們把她送到加護病房，以便就近監視。我們已經到得緊急幫她找肝臟的地步，因此狄亞蘭山多醫生正在考慮接受更邊緣化的東西，也許是顆年老的肝臟、脂肪肝，有點纖維化的肝臟。雖然你會痛恨對這麼年輕的受贈者做這樣的事，但你同時在跟時間賽跑。

出事的一個星期後，十一月十三日的星期天，醫師告訴羅莉，C.L. 腦死了，他的心臟還在跳動，但他的腦子已不再有功能。醫師詢問 C.L. 可有捐贈器官的意願，送出這份生命之禮。羅莉從未與兒子討論過這件事——她自己簽過器捐同意，但不確定兒子想要。羅莉看著他，想到 C.L. 以前常說的話——他會永遠跟她在一起。她還想起了另一件事：C.L. 的繼父吉恩，那個從 C.L. 三歲起就幫忙養育他的男人，吉恩正需要一顆腎臟。她已與吉恩分居十年了，但 C.L. 依舊喊他爸爸。如果有所謂的天意，告訴她該怎麼做，羅莉覺得應該就是這個了吧。

「是的。」她說：「他想捐出他的器官。」她知道C.L.會希望捐顆腎臟給他爸爸，但她同時有種奇妙的感覺，那感覺強烈到令她無法呼吸。她告訴自己，**這不是我唯一的祝福**。

十一月十四日下午八點，伊利諾州，洛克佛德，C.L.的摘取手術

我沒有參與這次摘取手術，但可以想像摘取的過程。我想C.L.一住院，院方便已跟OPO（器官勸募組織）提過了——聯邦法律規定，所有可能的器捐者在觸及可能立即死亡的條件時，都得列入器捐考量，包括戴呼吸器、神經嚴重受損者。十一月四日，C.L.剛住進醫院，很可能就已經被列入參考了。他仍在接受照護，希望能夠好轉，可是到了一定時間點醫療團隊必然做出結論，認為他不會好轉了。他做了腦死測試，其中包括身體檢查與腦部成像，最後判定腦死。

現在羅莉有兩個選擇，拔掉呼吸器，或做器捐。她選擇了後者。

這個決定顯然引起一陣忙亂，一大堆的血檢得送出去，包括那些分析器官功能的檢測，看血液中可有任何感染，以及鑑定血型及更詳細的基因類型來評估受贈者的相容度。還要做各種測試，評估特定器官的功能，包括心臟超音波，評估肺臟的血液氣體分析。就C.L.的狀

況，他的心肺因在車禍時受了傷，都不適合捐贈。由於羅莉要求捐出一顆腎臟給 C.L. 的繼父，因此協調師聯絡了吉恩名單所在 OPO（器官勸募組織），開始確認他的血型及資格，並將他送到醫院。每個可能的臟器都做了配對檢測，然後打電話給適合的外科醫師，討論他們想移植 C.L. 身上的哪些器官。

狄亞蘭山多醫生接到第一通電話時，我相信他一定樂到跳起來。我的夥伴強．奧多利科（Jon Odorico）可能也接到通知，討論 C.L. 的胰臟。強會做完配對，看他能否取得 C.L. 的胰臟和一顆腎。

另一位不同的協調師負責打電話給所有可能的受贈者，告訴他們有人要捐贈，請他們到醫院來，一邊通知手術室即將有移植手術，並讓我們的研究醫師知道他們接下來的二十個小時可能會很忙。

與此同時，來自組織配對實驗室的技術人員則忙著各種配對（也就是說，將潛在受贈者的血清，與捐贈者的血液細胞相混）——一旦 C.L. 的母親同意器捐，他的血液便從洛克佛德送到我們中心——確定受贈者對器官不會產生急性排斥。

等受贈者選定，並請到醫院後，協調師便會幫器官摘取小組安排交通。這可能涉及來自不同醫療計畫與各州的團隊，通常也包括來自不同機場的飛機。時間必須與各醫院的手術室喬妥，其中包含找麻醉團隊、刷手技術員及流動護士。天氣也是考量因素之一，不過根據本人的經驗，這些飛行員似乎啥都不怕。

等一切就緒後，C.L. 被送入手術室，放到手術台上擺定準備好，然後蓋上罩布，就像成全國千上萬在那個十一月晚上準備接受手術的其他患者一樣。

兒童醫院的護士會開始按表逐一做檢查，準備讓米凱勒動手術。狄亞蘭山多醫師則候著，等聽到捐贈的肝臟看起來很好，摘取團隊已準備將肝臟摘取下來後，才叫人把米凱勒送到樓下的手術室。

晚間八點剛過，他們動刀了：沿上横骨（頸子底部）割到恥骨。他們打開 C.L. 的肚子，然後用胸骨鋸鋸開他的胸膛，擺上牽引器，露出他所有的器官。他的肝臟在腹部一打開後便映入眼簾了，看起來很完美。怎麼會不完美？這本來還要活很多年的，雖然它的主人已死了。他的動脈露出來了，瞥見他的腎臟和胰臟，也確認它們看來一樣完美。除了他的腦，一切都活生生的協調運作著。

團隊接著花了幾分鐘切開通往肝臟的血管，找出是否有變形的解剖結構。（對於所有臟器，我們有所謂的「標準解剖結構」，大部分病人都是如此，另一部分是正常的異變——看不出任何不正常或疾病的風險。半數以上的人肝臟的肝靜脈都是標準結構，其餘人則有些不同，最常見的變異包括肝臟的取代性動脈，意即右動脈從動脈樹的不同點伸出，鑽入身體裡，這就叫替代性右肝動脈；或者就是左動脈從不同點伸出來，進入身體左側，稱為替代性左肝動脈。這並不會影響器官的正常功能，但對移植手術影響卻挺大。）這些血管千萬不能傷到，它們得跟臟器一起保存下來，在移植時與受贈者接軌。C.L. 有標準的解剖結構，他的血管被繞起，所有東西切下，然後在大動脈和門靜脈插上插管。大動脈在剛離開心臟的地方夾上十字鉗，然後麻醉師關掉他們的監視器。冰涼的沖洗液開始流入插管裡，心臟的右心房被切開，讓 C.L. 所有血液能抽到吸引器裡。他的血液快速被稀釋、透明，被帶點甜香的保存液取代了，他的臟器變得蒼白冰冷。心臟噗噗亂跳了最後幾下，然後靜止，不再跳動了。冰塊倒入腹部及胸腔裡，C.L. 已不復存在了。現在他被分解成各個部分：一副肝臟、兩顆腎和胰臟。這些臟器都十分完美。

威斯康辛麥迪遜醫院，十一月十五日凌晨一點四十五分，凱勒的肝臟移植手術

星期二的一大早，米凱勒被推進手術室，狄亞蘭山多醫師在凌晨三點前開始幫她開腹。他進入腹中便看到一公升腹水，剛好把她的器官泡在肝臟造成的液體裡。她的肝臟已經皺縮硬化了，這表示米凱勒已經病了一段時間。米凱勒壓根不知道她的肝臟已經跟慢慢殺死她細胞的銅離子奮戰好幾年了。雖然我們的器官是身體的一部分，但我們不必了解它們每天在做什麼，或可能經歷什麼。我們的各個器官合作無間的替我們工作一天也不歇息，而且絕少抱怨。我們覺察不到它們的掙扎，通常也不會有感覺，除非它們頂到我們的腹壁，害那邊神經發炎，或它們變得異常腫大。

米凱勒的肝臟已經毀了，無法製造凝血因子和膽固醇，不能分解氨和其他毒素。它不能再製造膽汁，並收集到膽囊中加以濃縮，再排入她的腸道裡幫她分解脂肪與其他的食物了。

狄亞蘭山多醫師很快就摘除米凱勒皺縮的舊肝臟，放到水槽裡。他要求遞上發亮的新肝臟，然後將它置入米凱勒腹中。他繼續把肝臟縫定，接上肝靜脈、門靜脈、動脈、膽管——然後手術完成了。肝臟現在是米凱勒的了。肝臟漸漸恢復生機，絲毫不介意讓新的心臟把血液輸進來。它立即把膽汁打入米凱勒的腸子裡——而不是她的膽囊。我們總是在肝臟移植手術的最後把膽囊切除——並幫她的血液做過濾及毒素清除。她體內其他器官有可能會暫停一秒鐘（她的十二指腸、空腸、腎臟及心臟，甚至她的指揮中心——腦），懷疑這新來的傢伙是誰？有時在移植後，腎臟會有些不爽的抗拒他們的新團員。不過最終它們全都會接受這新來的傢伙，並繼續合作。這些從小一起在春綠鎮這個都是白人小鎮長大的臟器，一點也不介意讓這副來自洛克佛德，一名命運多舛甚至坐過牢的年輕黑人男子的肝臟加入它們。無論黑或白、黃或棕、同性或異性戀、天才或笨蛋、富有或貧窮，美國人或外國人——器官看起來都一樣，功能也全都一樣。

僅僅幾個小時後，狄亞蘭山多醫師已經著手將米凱勒縫合起來，把各個器官藏回它們的容器、宿主和它們其中一人的新家裡了。

米凱勒對住院僅記得的事項之一，就是她從手術中醒來時極度想吃漢堡。她覺得很奇怪，因為自己並不喜歡漢堡，一般來說也不愛吃肉。等她終於能吃上漢堡時，竟覺得十分可口。

米凱勒在聖誕假期結束後便回學校了——差不多落掉一個月的課——然而她永遠變了。想到有位陌生人在死後救了她的命，對她的衝擊很大，米凱勒迫不及待想見捐贈者的家人。於是，米凱勒從醫院返家的那天，寫下眾多信件中的第一封。

「我寫得很簡單，信上只說……我是誰，是做什麼的……還有您救了我的性命，否則我就不會在這兒了，我很感激他。」她在信中附上她的高三照片，米凱勒總共寫了四封信，她每天都去信箱查看有回信，但好幾個月過去了，音訊全無。她很想知道救了她的人，那個肝臟在她體中的人士的資訊。她只知道他很年輕，坐過牢，而且已經去世了。

「我知道他坐牢的事，但我從不知道原因。」她說：「我知道不是因為他殺了人，因為那樣他就不會出獄了……可是即便他殺過人……我也不會因此批判他，因為他救了我的命。」

六個月來，羅莉因喪子而哀慟不已。看到前夫吉恩的生活因腎移植而得到翻轉，令她稍感安慰，但她思念那些兒子窩在她床上聊天的夜晚。她難過自己無力讓兒子回歸正軌，難過孫子們在成長過程中失去父親。有幾次她想回米凱勒的信，卻猶豫不決。她很想知道是誰承接了兒子的一部分，但又害怕受贈者可能不想知道 C.L. 的事，不想知道他做過什麼，是什麼樣的人。她心中五味雜陳，裹足不前。

C.L. 去世後六個月，OPO 的一位協調師打電話給羅莉，問她願不願與 C.L. 的受贈者聯絡？

是時候了，羅莉心想。她不喜歡寫信，但強迫自己回信。羅莉的信很短，但她覺得必須提到 C.L. 愛吃漢堡的事。

信件終於抵達的那一天，米凱勒手拿著信，她母親溫蒂很快的掏出手機，拍下女兒讀信的過程。米凱勒顫抖著手打開信封，她的手本來就會微微發抖——抗排斥藥往往造成手顫——但此時抖得比平時更凶了。

米凱勒尖聲大叫：「他喜歡吃漢堡！我就知道！」淚水滾落她的面頰。

短信中包括了C.L.的姓名，米凱勒火迅打開電腦，點開Google搜尋（你不會嗎？）她輸入C.L.的全名，一開始先看到一堆不相關的貼文，接著她輸入C.L.所在的城市和「訃告」一詞——找到了！他就望著她的臉。他看起來好年輕、嚴肅，而且……是黑人。米凱勒嚇了一大跳，但不明白自己為何如此反應。她對黑人並無偏見，其實她根本不認識任何黑人。住在清一色白人城鎮的米凱勒，幾乎沒有黑人的同學。她試著搜尋了幾次新聞，很快找到幾篇跟C.L.死訊相關的報導，她抖得更凶了。

有張車子撞毀的照片，一間破舊夜店發生槍擊案的報導，追車、更多的槍擊。警方認為槍殺或許與幫派有關。米凱勒的心臟狂烈的跳動，那些幫派現在會來找她，徹底將他殺死嗎？他們會不會來追C.L.的肝臟？

幾分鐘過後，米凱勒冷靜下來，她又多搜尋了一會兒，找到C.L.死前一個星期在臉書上的貼文。他寫說，他受夠「洛克佛德的狗屎了」，他想成長，蛻變成一個更好的人。米凱勒的恐懼變成了悲傷，然後是感念。接著她注意到一件奇怪的事。那晚C.L.從夜店逃出來時，坐的是一部Equinox，奇特的是，她自己開的車，就是一部Equinox。

米凱勒在那天晚上，第一次打電話給羅莉。羅莉一聽到她的聲音，便知道是誰了。兩個人都開始哭泣，並同意見面。

她們第一次見面是在洛克佛德的一家餐廳。米凱勒帶著她的父母和男友，羅莉帶著全家人，包括C.L.的繼父吉恩。一開始每個人都很緊張，除了羅莉之外，她立即衝上去給米凱勒一個大熊抱，羅莉抱著她大喊：「這是我女兒！這是我女兒！」她們一拍即合，羅莉分享C.L.的各種故事，米凱勒把自己的一生說給羅莉和其家人聽，吉恩也談到他自己的故事。

那次之後，他們又聚會了無數次。米凱勒讓羅莉知道她生活所有的最新狀況，有一次米凱勒的肝臟出了一點小問題——檢驗數據有些問題，但後來沒事——羅莉一天打了好幾次電話來關心追問。

C.L.那場致命的車禍過後約三年，羅莉在臉書上貼文，說她會永遠思念她的兒子C.L.，但她不再哀傷了，因為米凱勒會代C.L.出征，讓世界變得更美好。現在羅莉明白了，C.L.說他將永遠陪伴她是什麼意思了，現在米凱勒成為她的女兒。

自從移植手術後，米凱勒的生活發生許多改變。她有了明確的目標，這是她欠C.L.的，但她不認為是一種負擔。過去幾年，她到處向願意聆聽的人傳述自己的故事——在各個學校、醫院的典禮、社區活動。她的目標是讓人們簽署成為器捐者。她上傳自己跟羅莉一家的照片，甚至C.L.的相片，把他們全都當成家人。少數人會問，從黑人，從一個坐過牢的「壞人」身上得到肝臟是何感覺，但米凱勒把這些問題化成了機會教育，她說：我們身體裡面都一樣。

第五部

捐贈者

讓我看到一位英雄，我就會為你寫一齣悲劇。

——史考特·費茲傑羅（F. Scott Fitzerald）

《Notebook E》，一九四五

莫將器官捐贈，當成是為了救一個陌生人的命而放棄自己的一部分。實際上，是一位陌生人，幾乎放棄了自己的全部，使得你的一部分能維持生命。

——佚名

14 當他們逐漸死去

器捐使臨終時刻變得崇高。那不僅是拔去插頭，移除機器，更是一種延伸生命禮物的舉動，是一種回饋、傳承，是肯定生命，在死亡面前高喊勝利的方式……我們都被賜予生命禮物，並分享這份珍貴脆弱的禮物，這真是一種崇高的生命行為。

——愛德華．麥克雷神父（Rev Edward Mcrae）
回憶其子史都華．麥克雷（In Memory of His Son, Stuart Mcrae）

移植手術的先決條件，需有一名活體或最近去世的器捐者。也許有一天，我們能在培養皿裡培養出器官、列印臟器，製造人工器官，或從豬仔身上摘取。然而，在那天來臨之前，我們還是得繼續仰賴無私的捐贈者與他們的家人。過去十年，我做過幾百台的移植手術，有許多成功經驗，和少數令人難過的失敗手術，我們的患者和家屬所展現的力量常令我欽佩，但沒有人會像我們的捐贈者那般令我印象深刻。

已故捐贈者有兩種類型，最普遍的是腦死捐贈者。這些病人也許有心臟病、中風、突發哮喘、意外或導致腦部失血而腫脹的重傷。腦死的原因往往是缺氧（腦部組織因休克、心跳驟停或失血性低血壓而缺氧）。腦被包在硬殼裡（顱骨），若腫脹到一個程度，再也裝不進頭骨時，便會溢出腦外（從顱骨跑出來）。有些病患的腦會腫脹到阻去流向腦部的血液，而不會溢出。無論是何種情況，腦細胞都會死掉，病人被判定腦死。腦死患者靠呼吸器維生，心臟繼續跳動，腎臟持續製尿，肝臟繼續製造膽汁，但在法律上病人已經死亡了。是故，我們可以摘除他包括心臟在內的器官，但必須以嚴格控制的方式，等到最後一刻方能鉗住大動脈，讓心臟停止跳動。在這種情況下，器官在我們做準備時——包括將血液沖洗出來，在器官上面倒冰塊，減少器官新陳代謝的需要，基本上就是讓它們睡著——便能維持良好的灌注狀態，直到我們準備將它們接到新主人的身上。然而，僅有百分比很低的潛在捐贈者會處於腦死狀態。

第二種類型的已故捐贈者，包含同樣有心臟病、中風、突發哮喘、意外、重傷或各種狀況，但已到達無法如願存活下來的地步——也許他們腦部受了重傷，心臟功能嚴重失調，肺部無法支撐氧合。家屬（或病人，但極為罕見）決定卸除維生器，拔掉呼吸器，關掉升壓劑

（增加血壓的藥物）。我們唯有在病人很快死亡的情況下，才會摘取他的器官做移植。本院的作法是，我們會花半小時等待病人的肺、肝和胰臟，腎臟花兩小時，通常我們不會使用這類捐贈者的心臟，因為我們認為等心臟停止跳動，才予以摘取，心臟會受到無可挽回的傷損。那些未能在配置時間內死亡的患者將使我們的摘取團隊空手而回，病人則會被移回加護病房，在接下來一兩天去世。我們稱這種捐贈過程為ＤＣＤ，或心臟死後器官捐贈（donation after circulatory death，有別於ＤＢＤ，腦死後器官捐贈 donation after brain death）。

如果ＤＣＤ的患者必死無疑，我們何不在他們還插著管、麻醉的情況下，摘取他們的器官？這是個複雜的問題，這些患者在維生器拔除之前，定義上仍是活著的。他們也許有即將死亡的不治之症，或有不可逆的傷害，但他們依然活著。通常他們的家屬還陪著他們，想待到他們所愛的人宣布死亡。（而腦死的捐贈者，通常家屬都已經離開了。）ＤＣＤ捐贈者的家屬可以進入手術室，站在捐贈者的頭部旁邊，即使死者已經準備好，蓋上布，待在消過毒的寒冷房間裡。這些患者一宣布死亡，家人便會被送出去，移植團隊則匆匆進來摘取器官。（畢竟是分秒必爭的事。）如果我們在患者無心跳之前（circulatory death）摘除所有器官，尤其是心臟，那麼患者的死因將會是「器官捐贈」。而腦死患者的心臟雖然還在跳動，但法律上已判定死亡了。

回想過去摘取器官的經驗，有幾個故事特別鮮明。有個小男孩患了一種罕見的喉部感染，他當時才兩歲，跟我大女兒差不多大。孩子向來健康，有哥哥，一個充滿愛的家庭，以及所有小男孩（及小女孩）會有的夢想和想像。有一天男孩病了，一開始似乎不是什麼大病，只是喉嚨痛而已，可是他開始哮喘、流口水、喘不過氣了，孩子的爸媽連忙將他送進醫院，但為時已晚。他小小的喉嚨已經腫脹閉鎖，無論他多麼努力，就是無法用窄小的氣管吸取足夠的空氣，把氧灌入肺裡。他的腦子吶喊著要更多的空氣，他小小的心臟試了又試，卻無法繼續跳動——心臟要仰賴空氣，以及空氣所提供的氧。

醫院的醫師往男孩細窄的氣管裡插了根小小的塑膠管，可是他的心臟幾乎不太運作。他們讓心臟再次跳動，但他的腦子受夠了，腫脹的腦受到損傷，無法復原了。孩子接上了呼吸器的管子、餵食管和點滴，在技術層面上還活著，但絕非他父母希望他活下去的狀態。但孩子至少可以解救一些其他人。

由於男孩並未腦死，因此歸類於ＤＣＤ捐贈者。他家人跟著我們進入手術室，陪伴他，直至最後一秒。（當拆除維生器時，我們會陪家屬站在手術室，努力把自己變成空氣，讓家屬訣別。現在我們則等在外邊走廊，或在隔壁的手術間裡。）他父親放了孩子就寢前愛聽的音樂，為他朗讀他最愛的床邊故事。他的玩具娃娃也都在那兒，擺在父母送他進醫院時的小床裡。

男孩的醫師輕輕抽出他腫脹喉嚨裡的呼吸管，讓他爸媽抱住他，親吻他的臉和面頰，看他吸著最後幾口氣。接著他們把孩子放到手術台上，再次親吻他，然後走出去——接著我們快速的從頭至尾剖開他，摘除他漂亮的器官。原本我們都還強忍著淚（或任淚水直流），但一旦開始為他手術，這個小男孩便成為我們的患者，我們的捐贈者了。我們必須完美的取出臟器，這是我們欠他、欠他家人及受贈者的。那晚每位參與手術的人回到家後，都稍稍緊抱住自己的孩子。

我還記得我當研究醫師的第一次摘取狀況。我們飛往北邊去取器官，捐贈者是六十幾歲，死於心臟病的男性，患者已經腦死。我們到達後，一部分團隊成員到手術室裡做準備，麥可（Mike，我們的內科醫師助手，也是摘取小組的領導）和我則去加護病房。我還以為我們只是去跟那邊的護士談話，也許檢查一下捐贈者，可是麥可卻告訴我，我們要去跟捐贈者的家屬談話。

我覺得胃提到了喉頭。想像一家人在加護病房裡，一起坐在心愛的人床邊哀悼，然後進來一群禿鷹，告訴他們必須帶走他們的父親、兄弟、兒子、朋友，摘取他的臟器，送去給他們壓根不認識的人使用。（我稍早提過，我們器官移植已經不再用**「採收」**〔harvest〕這種字眼了；我們比較喜歡用更委婉，更不掠奪式的「**摘取**」。）

那天，我們走入加護病房的等候室，找到捐贈者的十幾位家人和朋友。他們雖然正經歷此生最悲慟的事，但捐贈者家族往往因為捐出了心愛家人的臟器而從中受益良多。那天在等候室裡，有些人在哭，有的人在笑，有些則手拉著手。當他們看到我們進來時，表情一亮。

麥可先是感謝他們的捐贈，然後告訴他們捐贈的過程。他強調他們心愛的人能拯救多少性命，以及那天晚上及次日早晨的拯救方式。他們細聽每個字，等麥可說完後，他們問了好多問題——誰是受贈者，他們來自何處，他們的手術要花多長時間，他們會見到受贈者嗎？器官能否立即運作？那是一次美妙的相遇，雖然無法使他們心愛的人起死回生，但所有因他的遺愛救下的性命，使他的死亡深具意義。我們詢問家屬有關捐贈者的事，他喜歡做什麼，有何嗜好，以及他希望人們如何記住他。雖然我們就要切開他，將他送給別人了，但我無法想像還有什麼更棒的方式去榮耀這個人。最後大家彼此擁抱，家屬與捐贈者道別後，我們將他推出加護病房。

我們在摘取器官前，會習慣性的先停下來，說些關於這位捐贈者的事。手術團隊，一直照顧患者的加護病房護士、麻醉師、以及外科醫生都會參與。我們常會朗誦一段文字或一首詩，或表達家族提供的想法。之後通常是一陣寂靜，我們許多人雖然眼中含淚，卻也覺得鬥志昂揚。我們要為這位捐贈者的器官服務，負責協助他或她把這些臟器變成絕美的贈禮。這是個沈重的責任，但我們用最誠敬與榮耀的心情去承擔。其他醫療領域中，醫生拚命擊退死亡，保護患者不受疾病蹂躪，減緩由癌症、心臟疾病和創傷所帶來的苦痛。移植則不同。在移植的領域裡，我們從死亡中汲取生命，死亡是我們的起點。

人們想到已故捐贈者時——我們也不會用「屍體」這種可怕的臨床詞彙——也許會想到那些死於摩托車或汽車車禍的人，或突然莫名腦溢血的年輕人。可是有很多捐贈者死於醫學疾病，例如對蜂螫或花生起過敏反應的孩子。他們死於永遠不該發生的情況下——還是寶寶的捐贈者因與父親同睡，父親翻身從他身上碾過；年輕男子在家中腳沒踩好，往後仰翻摔下梯子；還有七歲的卡勒比，他的日常竟變成家人最可怕的一場惡夢。

卡勒比是五口之家排行居中的孩子，他比心目中的英雄哥哥庫爾小兩歲，比妹妹凱蒂大兩歲。卡勒比是個快樂善良的孩子，有機會就跟家裡每個人抱抱。這一天，十二月的某個星期天，大夥兒起得有點早。孩子們的表兄弟來過夜，睡在庫爾和卡勒比的房間裡，男孩們很興奮，一早就想去玩。他們跟大部分小孩一樣，天一亮便醒來，跑到爸媽丹尼和莉安睡覺的寢室裡。莉安叫男孩們回客廳去安靜的玩，直到該起床上教堂時。她建議他們畫畫圖，或想做什麼都行——只要別把妹妹吵醒就好。然後莉安又迷迷糊糊的睡著了——直到她聽見卡勒比急切的扯著丹尼那一側的被單。他嗆到了；莉安不太明白他在說什麼。一開始孩子還說著話，然後就發不出任何聲音了。

他們打電話給九一一，把卡勒比抱下樓，救護車過了好久才來，也許是因為前一夜下了冰風暴吧。丹尼與莉安在等待的幾分鐘裡萬分煎熬。他們不斷想著要不要把卡勒比放到車上，自己送他去醫院，幸好他們沒有那麼做。救護車抵達時，卡勒比已經渾身發藍了。他們從其中一位護理人員的眼神裡，看出他們的兒子有麻煩了。他被送到當地醫院，然後火速被轉到麥迪遜，推進手術室。那邊的醫生在孩子氣管裡找到一個卡住的綠色大頭釘，釘子雖然不大，但卡住的角度剛好截斷孩子的氣流。接下來兩天，卡勒比一直插著管，由機器代他呼吸。

一開始卡勒比似乎有轉好的可能；醫生用藥物讓他維持在昏迷狀態，使他的腦能從缺氧的問題中恢復。醫療團隊叫一直陪坐在床側的親戚先回家，好好睡一覺。等所有人都離開後，莉安去浴室，當她回到卡勒比床邊時，他的監視器突然警鈴大作。卡勒比的血壓和心跳突然升高，然後陡降。莉安知道孩子走了，卡勒比的腦就是在那一刻脫出的。

那晚全家人被帶到會議室，告知卡勒比已經腦死的消息。他們難過極了，院方問他們是否願意考慮捐出孩子的器官做移植，丹尼和莉安立即表示同意。他們需要從兒子的死亡中找到一些正面的事。

最後有八個器官從卡勒比的身體移植到等待生命之禮的受贈者體中：他的心臟、兩邊肺臟、肝臟（分割給一個寶寶和一名成人）、兩顆腎、胰臟和他的小腸。這位莫名死去的男孩，在這個平凡的日子裡救了許多人的性命。

那個恐怖的十二月天已經過去很久了，丹尼與莉安現在過得很好，他們把時間花在另外兩個孩子身上，創造他們永遠珍惜的回憶，回憶中將包含卡勒比的故事。他們儘量專注於美好，不思悲慟，也許他們的回憶將包含那些卡勒比的受贈者。但願卡勒比的肺臟，每幾秒鐘便灌滿了空氣，把氧輸送到某個人年輕的體中；但願他的心臟仍在茫茫人海中跳動，幫某個男孩或女孩將血液輸至全身，讓他或她有足夠的力氣在操場上奔跑。或許有一天，莉安和丹尼能聽得到它跳動的節奏。

還有凱麗的故事。凱麗的母親雪莉用這種方式對我自我介紹：「我們是五口之家，外子布魯斯和我，還有我們的三個孩子：凱麗是我們的長女，她十七歲時死於車禍；我兒子柴斯十九歲了；還有我們的小女兒倩絲，現在十七歲。」在雪莉心中，他們仍是五口之家。

凱麗離開他們的那天，將永遠留存在他們的記憶裡。那是夏季的週日，一個暖風輕揚，舒適宜人的七月天；微風滲過紗門，滿屋旋飛，引人想要出門的那種日子。這種天氣，雪莉通常會跟家人一起到河裡玩，但她知道女兒要中午左右才會到家，凱麗週末跟男友及男友家人一起去參加婚禮了；雪莉很想知道所有經過。凱麗之前曾問過媽媽，要不要陪她去逛逛城裡一些地方，看她能在哪裡拍高三的照片。雪莉實在無法相信自己的大女兒已經在為上大學做準備了。

離開教堂後，雪莉去採買一點東西，買凱麗之前所說的短褲。中午剛過，兒子柴斯走進來告訴她說，有架醫療團的直升機剛剛停到附近的一片空地上，也許農場上有人出事了。

雪莉覺得不對勁，凱麗應該要回到家了。她發簡訊給凱麗，但完全沒有回音。於是雪莉和布魯斯跑去意外事故現場——他們最害怕的事果然發生了：凱麗的車環在一棵樹上，旁邊圍著一群急救人員。

接下來的幾小時轉瞬即過，凱麗的狀況極不穩定，差點撐不到醫院。雪莉和布魯斯坐在等候室裡，護士定時來報告最新狀況，但沒有一個是好消息。凱麗的狀況極度不穩，連電腦斷層都沒辦法做。

凱麗從未離開創傷室，她被宣判腦死。雪莉和布魯斯還來不及思索便被詢問有關器官捐贈的事了。這項決定並不難。「凱莉跟我說過，等她拿到駕照時，就要註記器捐，那次我們便討論過了。『媽，』她說，『等我死時，我就再也不需要我的器官了，何不乾脆送給別人？

何不試著救一個、兩個、三個或能救多少便救多少人？』所以事實上，是她自己提起的，我也因此把我的駕照改成器捐者。」

凱麗被移到加護病房，讓家人朋友能待在她身邊。她的情況非常不穩，醫護團隊努力維持她的心跳，等候我們的摘取團隊從麥迪遜過來。這對雪莉和其他家人來說，簡直漫無止盡。

「我知道那是凱麗所希望的，」雪莉告訴我：「我知道她回不來了，那時我只希望她的心臟能跳得更久，好實現她的願望。因此我想，萬一她的心臟停跳，無法做器捐，我一定會更難過。」

腦死捐贈者的診斷檢查可能要花二十四到三十六個小時，我們才能準備摘取器官。除了將器官分給全國各地醫院，有時還須做侵入性檢驗（例如肝臟切片或心臟的心導管術）。這通常得在摘取團隊出發前完成，因為團隊必須等驗血結果出來，看到捐贈者的血型、器官功能以及捐贈者可能有過的感染，包括C肝或HIV。凱麗的車禍發生在中午剛過，晚上十點左右便開始摘取器官了，過程就是這麼的迅速。

凱麗的情形是我們所謂的「一倒就衝」的例子。因為她的狀況如此不穩定，我們在未做任何驗血之前，便派出摘取團隊去取器官了。遇到這種患者，我們通常僅摘取腎臟——我們可以在等待檢驗結果出爐時，把腎臟放在保冷箱的冰上，或用幫浦把輸液打進腎臟裡。接著我們找來受贈者，也許在十二到二十四個小時之後做移植。

我們的團隊抵達後，雪莉和布魯斯走進去跟凱麗道別，她已經腦死了，但那是他們最後一次機會，看到他們心愛而美麗的女兒仍有跳動的心臟。一切來得非常匆促，但雪莉對那一刻記憶猶新。她與丈夫站在一起，穿著手術袍，最後一次凝視女兒。然後他們等待摘取結束，凱麗——沒有了腎臟（被我們的團隊取走了）或眼睛（做為角膜移植），而她的心臟已不再跳動——被送回房間之後，再送到樓下太平間。

「我大概已經猜到他們無法用她的心臟去做任何事了。」雪莉說：「因為她的心臟停跳好幾次，我猜應該會傷損過大，當然了，情況果真是那樣。」不過她還是表示：「我會樂意能有人得到凱麗的心臟。」

雪莉和她的家人依然日日思念凱麗，失去親人十分痛苦，他們剛努力恢復到凱麗希望他們會過的生活。我問雪莉，器捐是否有助她恢復。

她表示有幫助，「我認為那是凱麗繼續活下去，並讓人們記住她的方式。」她又補充：「而且你知道嗎，那是個很好的經驗，對我挺有幫助，幫我理解她希望當捐贈者。她為別人做了好事，讓對方的生活獲得大幅改善，而我跟那人是有關連的，透過那份關係，我覺得她一直都在。」

移植要成功，就必須將移植手術和抗排斥的策略定義清楚，並在幾十年的期間不斷更新。可是若無法更進一步的了解死亡、死亡的過程，與死亡的條件，那些努力便可能都白費了。出於必要，移植是一種催化劑，促使社會對生命、死亡及區分生死界線的感受，做出更深切的定義。

一九六三年六月三日，比利時，魯汶（Louvain）

蓋伊・P・J・亞歷山大（Guy P.J. Alexandre）剛結束為約瑟夫・默里工作的第三年住院醫師，從波士頓回到比利時。他緊跟在羅伊・康爾之後來到默里的實驗室，負責準備硫唑嘌呤液，也就是默里在一九六二年成功做人體移植時所用的溶液。亞歷山大飛回比利時，準備完成受訓時，他的行李中包括裝著硫唑嘌呤和其他免疫抑制劑的小瓶子。（沒錯，當時要容易多了。）

亞歷山大在接下來一年完成外科訓練，然後說服他的團隊，他們應該進一步做臨床腎移植。「萬事具備，只欠找一位適合的患者，讓他維持在適當的狀態，直至取得一顆移植的腎臟。」他回憶道：

一九六三年六月三日，一名患者因頭部受傷陷入深度昏迷，被送進醫院。患者變得毫無反應，儘管打了升壓藥，血壓卻一直往下掉，並出現摩拉耶特[26]在一九五九年時描述的，所有「昏迷過度」的症狀（coma depasse，無法自主呼吸的狀況）……神經外科經驗極為豐富的摩拉耶特教授（外科系主任）考慮當時患者的神經症狀之後，做出了從今天來看應該是他生涯中最重要的決定：是否要在患者還有心跳時，摘除他的一顆腎臟。這場手術，大概是第一個從心還在跳動的死者身上摘除移植器官的第一例。幸好這是早在倫理委員會建立之前的事。

亞歷山大把那顆腎臟植入受贈者體中，他在隔壁房間幫患者動手術。移植的腎臟開始在台上製造尿液，病人的肌酸酐幾天後便降為正常值了。

這是器官移植史上的重大轉捩點。

---

26 譯注：Mollaret，法國神經外科醫師。

一九六六年三月九日，倫敦

愛丁堡大學外科主任、移植界先驅麥可．伍德魯夫（Michael Woodruff）覺得應該籌組一場會議，討論移植的倫理及法律問題。與會者包括約瑟夫．默里、湯馬士．史塔哲和羅伊．康爾，以及大多數在移植界這個新發展的小圈子裡的人。在諸多議題中，伍德魯夫最想在會中討論的是找到捐贈者的問題。移植早期，意即一九五〇年代及六〇年代初，由於移植的案例極少，所以能從活體捐贈者身上取得足夠的器官——從那些因其他因素而摘除腎臟，以及剛去世的患者身上（包括犯人）。當然了，取得這些捐贈者的器官並不是件輕鬆的工作。外科醫師必須候著，等到捐贈者心跳停止，被宣判死亡（意即沒有心跳、沒有血壓、沒有呼吸），方可取得家屬同意，把患者送到手術室摘取腎臟。腎臟在摘取前會經過鑾久的時間，這段期間腎臟得不到血液或氧氣，而每個人都知道，那樣對器官不是很好。

在英國，康爾往往被禁止把這些捐贈者送進手術室裡做摘取：

> 我們知道心跳停止後，必須儘速摘取腎臟，否則器官便毫無用處了。可是我遇到一個嚴重的問題：手術室的護理長不許我們把死者的屍體帶進她的手術房，我們被迫在開放式的病

房中摘除腎臟。回首當時的過程，一定很像恐怖電影。其他住在這些大病房的患者目睹一群外科醫生衝進來，鑽到剛死去的患者簾幕後，然後在一般的醫院病床上對屍體動刀。這樣很難摘取，而且血常滴到地板上，病人看到了，弄得心驚肉跳。

在研討會上，約瑟夫．默里結束主題為「器官移植：實務的可能性」的演說後，大夥開始討論。其間亞歷山大起身表示：「為了增加討論的素材，我想告訴各位，當我們遇到嚴重顱腦損傷的潛在捐贈者時，我們所認為的死亡是什麼。我們有九個移植病例，是以腦部受傷但心跳尚未停止的患者做腎臟移植的。」接著他描述這些捐贈者必須符合的特定條件，包括沒有反射反應，對痛覺零反應，平直的腦波圖（EEG），以及在拔開呼吸器後五分鐘，便無法自主呼吸──換言之，他雖然未用腦死一詞，卻對腦死做出定義。他的團隊僅稱之為「死亡」。

亞歷山大的話有如一顆重磅炸彈。史塔哲說：「我懷疑我們的移植團隊，有人能把還有心跳的人看做死者嗎。我們一直在討論這種作法與同種腎臟移植的關係。由於腎臟能保留一顆，因此萬一在評估『活屍』時犯了錯，未必會造成死亡，可是如果摘除的是肝臟或心臟呢？有任何醫生會願意在循環終止之前，摘除單顆重大器官嗎？」

康爾進一步表示：「雖然亞歷山大醫生的準則在醫學上具有說服力，但是根據傳統對死亡的定義，實際上，他等於從活的捐贈者身上摘除腎臟。我覺得患者如果還有心跳，便不能被視作屍體。」

亞歷山大在多年後回憶說：「CIBA研討會的最後……會議主席要求與會者讓他知道，有誰準備使用我們的作法，並接受我們對腦死的標準；我是唯一舉手的人，其他人都沒有舉手。」然而，他雖無法說服屋中每個人，自己的看法是對的，但亞歷山大卻在約瑟夫·默里的心中埋下了一顆種子。默里也許是那個年代世界上最優秀的移植外科醫生了。

接下來幾年，對於移植的努力持續增長，主要以腎臟為主，但也包含了肝臟。然後在一九六七年，第一例心臟移植完成了。美國維持的標準，雖然捐贈者還是須由內科醫生宣布死亡，才能摘取器官，但對於構成死亡的想法已慢慢在轉變了。有些外科醫師跟隨亞歷山大的腳步，摘取「超越昏迷」患者的腎臟，雖然他們並沒有公諸於世。默里在他的自傳中談到：「全美各地，對這個似乎很簡單的問題『人何時死亡？』莫衷一是。最令人擔心的是，某些醫師在腎臟會議（不確定是哪場會議）上表達的立場，他們站起來說，『我才不要等醫學檢驗師宣布患者死掉；反正我非摘腎不可。』」這令默里極度憂心。

外科醫師們那時已經接受，心臟還在跳動的捐贈者更佳，不僅在時機、可用性，及手術結果上都更好。有心跳的捐贈者，器官能持續接收血流與氧氣，也能持續運作到它們被摘除的那一刻。這使得臟器更可能在移植後立即運作，並在之後持續運作。然而，隨著成功的器官移植（包括肝臟，以及最後的心臟）漸漸落實之後，對這項倫理議題達成共識便越顯得重要而迫切了。（媒體開始指責布萊根的醫師在器官移植中扮演上帝，更是扯後腿。）

一九六七年九月到一九六八年六月，麻州，波士頓

亨利・諾思・比徹（Henry Knowles Beecher）在定義腦死的議題上扮演核心角色。比徹是位神童，一位真正的天才，所有認識他的人都知道他聰明過人。他在一九三六年成為MGH的總麻醉師，二戰時，比徹在北非及義大利服役，二戰的經驗影響他甚鉅。他是第一批撰寫關於安慰劑效應[27]的研究員之一（一九五四年），強調雙盲試驗[28]、安慰劑控制的試驗，

27　編注：placebo effect，又名偽藥效應；指病人雖然獲得無效的治療，但卻「預料」或「相信」治療有效，而讓病患症狀得到舒緩的現象。

28　譯注：double blind，試驗時受試者與施測人員雙方皆不知道受試者屬於實驗組或是對照組。

在今日，那已經是黃金標準了。一九六六年，比徹在《新英格蘭醫學雜誌》上發表一篇叫〈倫理與臨床研究〉的報告後聲名大噪，毀譽參半。他在報告最精彩處，談到好幾個臨床研究案例，受測者在一知半解的同意下被陷於發病與死亡的風險中。雖然這份報告爭議性很大，卻是第一份為我們今日所用的「知情同意」打下基礎概要的報告。

一九六七年九月，比徹寫信給哈佛醫學院院長羅伯·埃伯特（Robert Ebert），請他召開一場學校人類研究常務委員會的會議，討論「無助的昏迷患者所帶來的倫理問題」。比徹寫道：「相信您已知道，復甦與維特的治療使醫師不擇手段的搶救死去的患者。有時被救下來的只是昏迷不醒的人。全美各地這樣的人數正在增加，而我們有許多問題應該去面對。」

會議於一九六七年十月十九日召開，約瑟夫·默里是其中一位與會者，他建議對死亡擬定新的定義，且應該在哈佛做這件事。比徹第二天寫了封信給默里，謝謝他的指教，並同意此事應該在哈佛完成。一週後，默里回信道：「這項議題在過去幾年已被徹底研究過了，如今需要採取行動之處，顯然有兩個類別，第一是快要死亡的患者；第二項較為無關，是對移植器官的需求。」他接著指出「死亡的醫學定義」的必要性，以及必須加入「神經學家、神經外科醫師、麻醉師，以及處理臨終病人的綜合外科及內科醫生的意見。」

默里在回信的下一個段落，強調自己在面對移植時遇到的挑戰：

您在來信中的下一個問題，主要是「社會能負擔得起失去現在被埋葬掉的器官嗎？」這也是所有問題中最重要的一個。波士頓和全世界每間醫院的病人都越累積越多了，大家都在等待適合的捐腎。同時間，送進醫院的已故患者卻被送往急診室，白廢掉可能有用的腎臟。這種供需之間的差異，並不需進一步的醫學知識便能解決；它只需要一套針對醫療、法律專業人士，和對一般大眾的教育計畫。

委員會在一九六八年三月十四日開了第一場會議，籌擬六條草案，並於一九六八年六月二十五日完成報告。默里在撰稿中扮演最重要的角色，他和比徹在那三個月裡幾乎每天在討論。最終的文件在一九六八年八月五日發表在JAMA上，標題是「不可逆昏迷之定義——哈佛醫學院，檢視腦死定義專設委員會報告」。報告開章明義點出：「我們的主要目標，是把不可逆的昏迷，定義為死亡的新準則。」作者群接著討論，這點基於兩個理由至關重要：首先，為了處理加護病房中對患者的無效醫護；其次，過時的死亡定義準則會導致移植器官取得的爭議。

誠如大衛・漢米敦（David Hamilton）在器官移植史中所寫：「在正常情況下，這項迫切需要的死亡新定義，可能會促使醫療做出緩慢漸進的改變，但這是非常時期：巴納德在哈佛委員會開完會不久後所做的人類心臟移植手術，已經改變了一切。」可惜早年的心臟移植成果真的很不理想，大眾害怕野心勃勃的心臟外科醫生會摘取他們還活著的親人跳動的心臟。當巴納德在一九六七年十二月做出第一例心臟移植時，大眾對心臟移植的支持度前所未有的高漲，然而到了一九六八年五月，便陷於低潮了。許多醫院不再做器官移植，美國對腦死概念的接受度很慢，大眾經過十幾年後才跟上哈佛委員會的想法，接受腦死的定義。

儘管同事覺得他們太瘋狂，形同殺人，而且知道自己可能因此入獄，但移植界的先驅們仍願意堅持下去。他們為何願意冒牢獄之災，將移植化為真實？

每當思及我的病人偉恩，便能感受到同樣的勇氣與堅持。初見偉恩時，他剛被診斷出患了ＡＬＳ（肌萎縮性脊髓側索硬化症，amyotrophic lateral sclerosis 或稱盧賈里格症，LouGehrig's disease）。他發現自己在日漸衰微，最後只能坐輪椅。當他再也無法挺抬起頭，或吞嚥口水時，他知道自己離死不遠了。

兩年前，我在他病情惡化前便見過他了，那時他正在考慮捐出一顆腎臟做移植；他希望讓自己的死，能對別人有些意義。我們擬了一個計畫：等他病到沒有生活品質可言，知道自己過不下去時，會由我擔任主治，送他進手術室，摘除他其中一顆腎臟（或可能兩顆）做為器捐，然後送他回加護病房，等他的麻醉退掉後，拔掉他的管子，讓他自然死於ALS。如此一來，我們不會因器捐而奪去他的命，但他卻能完成重要的器捐大願。

偉恩的身體日漸惡化，我們在醫院裡舉行一場倫理會議，討論他的狀況。會議的參與很踴躍，大家幾乎一面倒的支持手術。當我們在安排各種細項時，我收到醫院律師群的手術風險分析。他們說，若要執行這項計畫，我們（我）很有可能被控謀殺，至少是加速死亡罪，端看本州的地方檢查官如何提告。我讀著這份報告，細想，發現自己根本不可能動刀——既然法律部門都這樣回應了，醫院也不會容許我做手術了。想到被起訴、被審、承擔那種風險，我就受不了。我不會為了手術去坐牢，我得為自己的孩子著想！

當我跟史塔哲講到這個故事時，他只簡短的回說：「你恰恰給了為什麼不去做的理由……我們當時只顧著埋頭苦幹。」他指的是那些移植醫師先驅，然後又補充說：「那些手術都是偷襲出來的成果，都是在唱衰者有機會否定之前就完成的。」我們大家都欠史塔哲和其他與他同樣勇敢的人一份大恩情。

一九八〇年，統一死亡判定法案在美國五十州的立法機關全數通過，宣布腦死在法律上等同死亡。這次立法攸關器官移植的成敗，腦死捐贈者給出了大部分的臟器、最好的手術成果，並提供外科醫生最可控的器官移植手術。自此之後，「腦死等於死亡」成為美國及大部分國家的法律，甚至大眾也普遍接受並認同此點。

15 健康捐贈者

處理疾病時，請練習兩件事：幫助你的病人，或別傷害病人。

——流行病學首冊，希波拉底學院

平凡人被捲進行動裡，英雄則主動出擊。這是巨大的差異。

——亨利．米勒（Henry Miller）

我認為總體而言，有三分之一是壞人，三分之一是懦夫，三分之一是英雄。壞人和懦夫可以選擇當英雄，可是他們得做出這樣的選擇。

——湯姆．漢克斯（Tom Hanks）

在醫療保健領域中，沒有一項專業會對一個沒有確診的病灶、沒有明確的病理、在定義上完全健康的人動手術。這些人從手術中得不到醫療的好處，甚至在過程中有某些顯見的傷害。這些病人甚至有可能死亡——雖然十分罕見（一萬名捐腎者，約有三人）。然而，照顧這些特殊患者，是讓我最有成就感、最光榮，也是到目前為止害我失去最多睡眠的事。

捐贈者的死亡風險雖低，但可能遇到其他問題。我們可能切到腸子（我就幹過這種事），損壞脾臟（我幹過），切到膀胱（我也幹過），害病人出血（我自然也沒少做），被迫火速改成開放性手術（是的），在他們的橫隔膜上弄出洞來（不幸的我也有份）——但這些失誤全都可以修補（我也都將它們修補好了）。

手術之後，捐贈者可能因為捐贈器官而出現高血壓，甚至更糟的轉成腎臟衰竭（約1%的機會，比總人口比例低，但高過沒有捐贈者）。捐贈者對於這些風險有何感想？還有，他們最初為何想捐贈？大多數捐贈者都很感激自己能有這個機會。

全國腎臟登記所（NKR）是一個負責幫腎臟做配對交換的組織。當需要移植的患者出現，有活體捐贈者無法直接把腎臟給患者時（因血型不合，或受贈者血液中出現抗體），NKR便會幫忙做交換。這往往涉及兩對以上的人選——可能有三、四對，甚至更多對的人。這種複雜的交換過程，得藉助電腦演算。這些捐贈者與受贈者也許住在不同的城市，有時橫跨南北東西。遇到這種情況，我也許會一早六點鐘到麥迪遜的手術室，摘取一顆腎臟，然後用飛機把腎臟送到紐約。相反的，某個在加州的人，也許於晚間摘取一顆腎臟，用夜間航班把腎臟送到東岸來。第二種情形，當一個人決定捐出腎臟去幫助有需要的陌生人時，便可能開啟一連串的活動。某婦人的腎臟可能移去某位與捐贈者配對不合的受贈者身上，而原先捐出來的腎臟則改贈給他人，而那人的捐贈者也改捐給別人等等。關係可來來回回的牽扯，在全美交錯幾個星期，直到最後斷了線。目前NKR最長的連鎖反應涵蓋了三十四位捐贈者、三十四位受贈者、全美許多移植中心、前後持續約三個月的運作，最後止於我們中心（對我們而言挺有意思），這一切始於一個人想給出一份生命之禮。是不是很神奇？

幾年前，在紐約市一場NKR的募款會上，有位年輕女子起身拿起麥克風，一開始她似乎有點緊張，但接著她說出一段令人難忘的動人演說：「對所有醫師而言，你們每天都能夠救人。但是對我來說，我沒辦法像你們那樣，我的生活非常平凡。然而去年某天，我捐出了一顆腎臟，結果啟動一連串效應，解救了二十多個人。沒錯，我的確住了幾天醫院，而且渾身痠痛了兩個星期，但我可以誠實的說，那曾經是，也將永遠是，我此生做過最棒的一件事。我每天都會想到。」這位年輕女子真的好勇敢。

我在門診約見潛在的捐贈者，等翻過他們的病史、做過檢驗，並檢視過檢驗結果後，我一定會跟他們討論風險的問題。我告訴他們，絕大部分病人都沒問題——事實上，幾乎是全部的病人——但總是會有這類或那類的風險。大部分人會說：「當然，我明白，這畢竟是手術。」

我不太愛用百分比，如果我告訴患者，他有1%，甚至5%死在手術台上的機率，大部分患者會說：「好，但我不會遇到那種事。」對我而言，那個數字還挺高的，那表示我有某些患者絕對會死在台子上。當然了，這個比例，比我們的器捐者所面對的風險要高出很多，但較接近肝臟移植受贈者的風險。

南西．愛思雀（Nancy Ascher）是加州舊金山大學外科系主任（簡稱UCSF），也是美國最傑出的移植醫師之一，她在幾年前捐出一顆腎臟給她姊妹。手術後兩天，愛思雀醫師被緊急送回手術室：她的腸子卡在其中一道切口裡，變成腸阻塞了。這情形很少見，那位幫他們主任動刀的醫師挺慘的！

愛思雀醫師談到捐腎的事時，表示自己雖然比任何人都了解所有資料，但依然覺得那次經驗是「破釜沈舟」。姑且不管統計數據如何，你其實是把自己的性命交到別人手裡。假如出包——萬一超音波刀稍稍偏斜——你的生命可能永遠改觀。愛思雀醫生並不後悔她的決定，相反的，她很以自己的作法為榮。現在她比以往更堅信活體捐贈的觀念，可是捐腎的經驗，改變了她對患者說話的方式，以及她對風險及術後恢復的想法。

以下例子，說明為何死亡數據，不太會影響捐贈者的決心。有位潛在器捐者來看我，希望捐腎給妻子──他一生的至愛，孩子們的母親。由於種種醫學上的理由，他被一間大型醫院拒絕了。他沒有任何絕對的禁忌病症──他不是糖尿病患，沒有心臟疾病，沒有任何癌症──但他很胖，血壓高，而且有抽菸史。每一項都有可能在將來為他留下的那顆腎臟增加問題風險。

我第一次看到他時，心中也有疑慮，但他告訴我：「我知道你們認為我比一般捐贈者的風險更高一些，可是你們非幫我的忙不可，這是我真正想做的事。內人是我全部的生命，我們家沒有她就毀了，她為我做了那麼多，如果你們肯讓我捐腎，我將永遠感激你們。你們要我簽什麼表格，我都答應，我保證絕不會告你們。萬一以後我另一顆腎臟出毛病，而去洗腎，我也覺得值得了。我沒有任何猶豫。」

你會怎麼說？這名男子似乎掌握了資料，明白我為他說明的各種風險。但那不是**他的**身體嗎？我究竟該幫他拿多少主意？當然了，人有可能為了保護所愛的人，對自己做出不利，甚至是不合理的決定。風險真的有高到我們必須拒絕他的地步嗎？我們不允許父母捐心臟給孩子，雖然許多父母願意這麼做。

最後，我還是讓這位仁兄捐腎了，但先跟他把我的標準說清楚，雖然未必基於確切資料，但我相信：「如果你捐腎並戒菸，說不定比你不捐腎但持續抽菸更健康。」（當然了，最糟的狀況就是最有可能的那個：他捐了腎，然後繼續抽菸。）

男人的手術相當困難——因為他真的很胖——復原期有段時間挺辛苦的，不過最後一切都不錯（目前如此，他妻子的狀況也很棒）。手術後約一個月後，他回門診看我，我問他對整個過程有何感覺。「醫生，這是我這輩子做過最棒的事。雖然我有幾天很不舒服，可是我掙回了我妻子，您對我家的恩德，我實在無以回報。」他溫暖的緊握我的手，用肥厚的手包覆住我的手。那是一隻做了一輩子粗工的手，一隻願意為家人付出一切的手。

雖然他說錯了一件事，我並不是那個為他家庭付出的人。

捐贈者的腎臟摘除是用腹腔鏡做的，與其他描述過的手術略有不同。一旦患者在手術台上睡去，她——女性捐贈的比率遠高過男性，這是女性優於男性的又一例證——便會被側翻。如果我們摘取左腎，便讓患者右側躺，反之亦然。我們往往選擇摘取左腎，因為左腎的血管較長，且較易移植。接著我們會謹慎的把針刺入左下方四分之一處，在肚臍側邊（但稍低一點的地方）。針在輕輕刺入腹部時，會感覺到幾下爆響。接著我們灌入二氧化碳，用氣體把肚子吹脹，給了我們觀看的空間。

這時，我們會插入第一個端口，裡面裝了攝影機，讓我們監看進程，並慢慢把端口往前推。等這個端口進去後，我們放入另一條端口，然後透過端口，插入細長的工具，再次用第一個端口中的五毫米攝影機，觀察我們的工作狀況。通常外科醫生通常使用兩種工具：左手拿著抓取鉗或吸引器；右手拿著超音波刀。這個名稱很酷的工具尾端有兩個刀片，當你按下按鈕，刀片會不可思議的迅速震動（每秒震動五萬五千次）。我們用這個器具切割（醫生把手指插到像剪刀的手把裡），割離各種構造，包括血管；刀子的震動會封住小血管。

我們在手術的第一部分，把結腸移開，探向腎臟及腎臟後方的輸尿管，這部分通常很簡單。接著我們把胰臟和上頭附著物從腎臟上面挪開。得非常小心，不能割到或傷到胰臟——這個器官基本上是一袋血囊，任何最細微的傷損都可能造成流血，而必須摘除。等腎臟露出來之後，我們得先將血管割分出來。通常會有一條靜脈和一條動脈，但這部分可能會有變異。我們總會事先從患者的電腦斷層掃瞄去了解解剖的狀況，掃瞄有助於我們勾勒出這些結構。有時腎臟可能有兩三條動脈和靜脈，切分這些血管既有趣，但也會有壓力。你得慢慢進行，手上時緊時鬆，分開組織，看著面前電視螢幕上的刀尖，千萬別在其中一條血管上割出洞來，因為出血很難控制，而且會使攝影機難以拍到任何畫面。首先，我們分離靜脈，然後是動脈，接著剝掉腎臟上的腎上腺，分開腎臟上靜脈。然後繞到腎臟後側，將它從後面的黏著物上剝離。接著我們將腎臟翻過來，確定上面僅與血管及輸尿管相連。

好了，現在我們準備切一小道口子，摘下腎臟了。我們在患者的內褲線下方，大約橫切一道僅三四吋的長度——跟剖腹產的手法一樣。接著打開腹膜，插入一條金屬管，裡面裝著一個可擴充式的袋子，然後把攝影機放回去，準備摘取腎臟。

我們得先確定隔壁間的移植室裡，已經做好準備，備好冰塊，掛妥要沖洗腎臟的UW保存液了。接著我們從肚臍的端口插入直線縫合器（linear stapler），這種縫合器有個大鉗口，我們分別將鉗口放到輸尿管、動脈和靜脈上，然後按下按鈕，縫合器便會打出一排鈦U型釘——事實上，「留下」的一側有三排釘，「離開」的一側也有三排（「留下」的一側指的是留在體內的一側，「離開」的一側則跟著腎臟一起移出來）——中間則切開。每次按鈕縫合後，我們便拿開縫合器，交回給刷手技術人員，由他重新裝釘，再遞回來。等所有血管都切斷後，我們把袋子從金屬管裡推到肚子裡——一邊用攝影機觀看，袋子隨之脹大，我們便能像撈金魚似的把腎臟撈起來。我們拉扯袋子上的拉繩，將它收合起來，然後把袋子和魚——呃，我是指腎臟——一起拖出肚子外，交給受贈者的外科大夫。他會剪開縫合線，用冰涼的器官保存液沖洗血液，把腎臟準備好做移植。

此時我們仍待在捐贈者的手術室裡，查尋任何可能出血的地方，關閉各個端口，然後才離開。有時簡單得跟切大白菜一樣。外科就是那樣：有些病例很容易，有些不然。有的人體內精瘦，有的滿布脂肪，但所有的膜層都很難搞。我在做腹腔鏡檢查時，會事先仔細研究片子，在腦中建構病人的解剖3D影像。開刀時，我看的是電視螢幕上的2D圖像，我會想像所有組織的位置，什麼東西疊在什麼的後方。如果某些構造看起來怪怪的，或跟我預期的地方不同，或我腦中的圖像弄亂了，無法預期接下來要看到什麼，我就會放慢速度，一步步、一點點慢慢的來，直到我又開始掌握狀況。

這些病例絕大多數都進行得很平順，但總是有受傷的機會。我們外科醫師一輩子都在學習遇到麻煩時該如何解決問題。我們全都能處理簡單的病例，可是能讓困難的病例變得看似容易才是行家，高手能避掉別人會遇上的麻煩，而且最重要的是，解決最後必然會發生的問題。行家外科醫生的另一項本領是，知道該何時找人協助——驕傲在手術室裡是行不通的。

以上是捐贈者的手術步驟，這種手術我做過幾百回了。除此之外，我評估過近千名對腎臟捐贈感興趣的人。就某方面而言，這些手術和評估對我變得很日常了，因為它們每週一定會現在我的時間表上。然而每次見到潛在的捐贈者，或開始為捐贈者動手術時，我總為他們的大公無私與勇敢感到欽佩。不僅敬佩他們捐出自己身體的一部分；他們實際上更容許自己變成脆弱的病人，讓受贈者不至於獨自受苦。對我來說，生病最糟糕的一點，就是把你和所愛的人分離開來，讓你孤立於與所有在意的人與事物之外。當你生了重病，病得快死時，就必須接受自己無法看著子女長大成人、不能工作、結婚的事實；你無法成為自己可能成為的那個人。當然了，你的朋友與家人會為你悲慟一陣子，或不時的思念你，但他們的日子會繼續過下去。活體捐贈者讓他們所愛的人拉著他們的手說：「我們一起去做這件事。」捐贈者所冒的風險不管有多小，卻是平等的要素，那表示：「我會陪你一起生病，我們一起打這場仗，我會陪你冒同樣的險，把我的命交到某位我們不認識的人身上，兩人加起來，比一人強大。」

腎臟不是唯一能做活體捐贈的器官；肝臟，或部分肝臟，也能以這種方式捐贈。然而這兩種移植類型有某些重大差異，包括受贈者的病重程度、器官分配系統，以及活體和已故捐贈者的手術成果。腎臟衰竭患者會做透析，然後（假設你想做移植）排到腎移植的名單上，你在名單上的前後位置，主要視等候時間有多久：等得越久，便越可能得到腎臟。但這份等候名單，是在排隊等已故捐贈者的腎臟。

活體捐贈者的腎臟不一樣，也更佳，原因有幾項。首先，患者不必排隊等腎臟，你帶上自己的捐贈者，接受移植，甚至在必須洗腎前便能移植了。第二，活體捐贈者的腎臟維持的時間更久，活體捐贈腎臟的半衰期是十五年，許多人的腎臟維持得更久。而已故者的捐腎約八到十年。

肝臟衰竭，並無法「洗肝」。肝臟機能極差時，你會越病越重，直至死亡，肝臟移植是唯一的療法。肝臟不像腎臟，想獲得捐肝，得視你的檢驗數值有多嚴重，從檢驗分數可預期你有多接近死亡。分數增加，你在名單上的位置就越前面，最好在病重到無法存活之前能移植到肝臟。一般而言，活體捐贈的肝臟——摘取捐贈者一半肝臟，移植到受贈者體中——的存活率，與已故捐贈者的肝臟表現差不多，雖然活體捐贈者的肝臟摘取手術比已故捐贈者（摘取全副肝臟）的複雜度更高。

對於捐贈者而言，狀況就有點不同了。活體捐贈者的死亡風險約在兩百分之一到六百分之一之間；併發症的風險也許高達30%；住院期間約一星期。只要你避開初期的問題，應該能過上正常的生活。在美國，我們每年做超過五千例的活體捐腎移植，以及約二五〇例的活體捐肝移植。

我對肝臟的活體捐贈，感受是否跟捐腎同樣美好？只要捐贈者清楚自己要面對的狀況，那麼答案即是肯定的，但我會有些猶豫，因為病人對風險的評估，跟外科醫生非常不同。我認為兩百分之一到六百分之一的死亡率算高，而潛在的活體捐贈者必須了解，他們可能死於捐出部分的肝臟，也可能死於捐出一顆腎，但可能性低十倍。

對外科醫生而言，在取得活體捐贈者同意的談話中，最忌諱的就是強迫。大部分捐贈者都是真心想要捐贈，看到家人受苦，甚至有死亡風險時，可能帶來極大壓力。想像有個醫生告訴你，你若願意冒一點點風險，忍受一點疼痛，生活受一丁點影響，便能拯救你的家人了。想像其他家人可能指望你去解救你的妹妹、父親、兒子的情形。因此美國所有移植計畫，均要求有位各別的協調師在場，協調師會與可能的捐贈者會面，探索他們的動機與意向。不過最後，家庭關係在捐贈者的決定中，總是扮演一定角色。

查理．米勒（Charlie Miller）是克里福蘭醫院肝臟移植主任，被大家視為天才外科醫生，最難的手術經他操刀看起來都變得容易。但每個圈內人士都知道，兩千年初期，他在紐約市西奈山醫院擔任肝臟移植主任時，曾有位捐贈者死在他手下。一名年輕人捐出部分肝臟給他兄弟，手術本身很成功，但幾天之後，捐贈者死了。報紙和八卦新聞充斥各種假消息，說是照護「極度不恰當」。西奈醫院被苛刻的紐約媒體批到抬不起頭，米勒自己也受到重挫，接受各種調查，最後他辭去在西奈山醫院的職位，從大眾視線中消失了兩三年，最後他來到克里夫蘭診所（Cleveland Clinic），恢復執醫與他的地位——米勒在二〇一五年成為我們移植學會的會長，也許就是最佳例證。他持續從事活體捐贈的工作。

身為移植外科醫生，我聽過最具意義的談話之一，就是米勒記錄他在西奈山的經驗——他在那次死亡事件之前，本來是什麼樣的人，他如何充滿自信，篤信自己絕不會讓捐贈者死在手下。他當然知道死亡率的資料，但是他太優秀了，認為那些數字並不適用自己，因此出事後，自然極為挫敗。話說回來，事情又似乎很詭異——捐贈者胃部受到某種罕見的感染，可能與吃下的食物有關，也可能與手術相關。那不像手術造成的死亡：捐贈者並未在手術台上大出血，或因米勒綁死一條血管而失去肝功能。

接下來發生的事令米勒猝不及防。米勒受顧於克里夫蘭後，《紐約時報》刊出了一篇報導，「感覺上，他似乎從職業的高點，轉瞬間跌墜成他所說的『幾乎什麼都不是』，彷彿他的整個職業生涯都被抹除了。」米勒跑去日本待了九個月，接著跑去義大利摩德納[29]，「應一位朋友及同事之邀前去，他很了解外科醫生必須待在手術室裡。」米勒談到他如何重建自己的生活、自信、職業，並描述他當時沮喪的心境。五十一歲的米勒，面臨失去他畢生投注的事業的可能。米勒不確定自己是否還能在美國工作，更重要的也許是，他被媒體痛批得體無完膚，覺得可能也會失去他的家庭了。那真是一段黯淡的歲月。

29 譯注：Modena，義北一座古城。

然而「義大利是條救生索。」米勒說，他在那裡致力改善，讓活體捐贈的肝臟手術變得更安全，學習一種從捐贈者身上取下更少的肝（使用較小的肝左葉，而非傳統移植用的大片右葉）的技法。會不會有另一位捐贈者死亡？絕對有可能，統計數據就是這麼來的，可是避掉捐贈者的風險，對米勒極具療效，他重拾了自信與對外科的熱愛。如今他手術時，比以前更加安全，在取得捐贈者同意時，也做得比以前周妥，讓彼此都了解死亡的風險。

米勒強調準備的重要性，擬妥計畫規程和支援，確保捐贈者與受贈者了解自己要面臨的狀況。即使在那次惡名昭彰的捐贈者死亡事件後，這位傑出的外科大夫仍一如既往的支持活體捐贈——甚至更加支持。

過去十年，我每天都在思索這個議題。史塔哲、康爾，及許多其他先驅者都反對活體捐贈，我也常思索，自己會不會讓妻子或孩子捐一顆器官給我。我雖認為活體捐贈是一個人所能做出最美好的事項之一，但我們必須審慎的避免施予脅迫。捐贈者真的了解他們為何想捐贈嗎？他們想像中的捐贈經驗是何模樣？他們知道有風險嗎？萬一事情不如他們預期，他們會做何感想？

我相信活體捐贈，視捐贈者為英雄。我敬佩他們，如同我敬重衝進烈焰濤天的大樓裡搶救心愛的人的人士一樣。我的角色是協助他們盡可能安全的衝入那棟大樓中，但風險是絕對跑不掉的。

每次想到活體捐贈，便會想到這則令人振奮的故事。垛蕊是我治療過，最令人難忘、最有魅力的病人之一，直至今日，我都以自己能在她的人生中扮演一個小角色為榮。

垛蕊的母親需要腎移植，我先評估垛蕊的父親，他看起來很健康。結果在幫他做電腦斷層掃描時，我們看到一大顆腹膜後肉瘤，就在他腎臟周圍的軟組織裡有一大顆惡性腫瘤。後來他把肉瘤割掉了，也因此無法捐贈。最後垛蕊捐出自己的腎臟。她總說，那次手術救了兩條命：她母親，因為她得到一顆腎臟，以及她的父親，因為捐贈檢驗，查出他沒被診斷出來的癌症。

這則故事的結局不全是快樂的。垛蕊的母親在移植腎臟約一年後罹患血癌，可能與她服用的抗排斥藥有關，最後不幸死於血癌。

垛蕊和她丈夫經營一間有機農場，術後那一年，垛蕊的父母親便住進農場幫忙營運。對垛蕊而言，能與健康而活力充沛的母親多相處這一年，就值得了。她在演說中記念死後火化的母親，說母親的骨灰裡也有她的一部分，她們將永遠在一起。

第六部

現今與未來

這裡的每個人都感知到，此時，將影響著我們的未來。

——賈伯斯（Steve Jobs）

16 併發症

無論採用何種方法，醫生有時就是會出錯，要求我們完美無誤並不合理。合理的作法是，要求我們永不停止對完美的追求。

——阿圖．葛文德（Atul Gawande）《併發症：一名外科醫師的不完美科學筆記》（*Complications : A Surgeon's Notes on an Imperfect Science*）

任何有關外科的書籍，尤其像移植手術這種複雜的領域，若未能涵蓋有關併發症的章節，便不算完整。外科醫生在手術中都應該展現強勢的一面，但也必須設法對付各式併發症。用藥物控制還算容易的部分，難就難在如何在情緒上面對它們。併發症像壓在肩上的巨石，榨掉你生活中的歡樂，更慘的是，我們每天都得探訪因我們的錯誤而受苦的患者。許多患者活在絕望中，無法進食，有時腹中甚至湧出糞便。

我永遠忘不了在當住院醫師時，有位國際聞名的胸椎外科老師，他在幾次食道切除術中接連遇到併發症。這種手術老師開過幾千例了，卻因某些原因連著三台刀都出現滲漏的問題，逼得他只得切開食道，把「噴氣孔」拉到脖子外（稱之為瘻口〔spit fistulas〕）。記得當時他轉向我說：「我正在創造他媽的一堆怪物。」

有些併發症會日以繼夜的糾纏你──例如，有一次我做完腎移植後，遇到了胰滲漏。直至今日，我都不明白怎麼會發生那種情況。無論原因為何，病人術後兩天，腹中積了水。我想確定那不是新腎臟漏出來的尿液，便抽了一些做肌酸酐檢測，若是尿液的話，檢驗值會很高。我將他的液體也送去做胰臟炎酶素檢查，檢查結果呈陽性──意思是，液體是從胰臟滲出來的。我試盡辦法終止滲漏，從給患者用藥、在胰臟放置支架、切除部分胰臟，最後均無一收效。我日日面對這位患者好幾個月，看著他似乎略為好轉，然後又持續看著他每況愈下。最後他對我心中有氣，我對他也很煩。記得他在真正病重時，我還私心希望他死掉算了，要承認這點良心實在過不去。但最後患者真的去世了。（別誤會我，我很難過發生那種事，也覺得自己有責任，雖然我並不清楚他死亡的原因，也想不出我怎麼造成的，反正我對他束手無策，而死亡讓我們兩人都鬆了口氣。）

有些併發症純粹是心理問題。葛瑞是位退休高中教師（理化老師），有一名妻子和兩個女兒。整體而言，他算健康，不喝酒抽菸，生活也過得挺好。可是在我遇見他的二十年前，他切除過膽囊，手術之後人家告訴他，他的肝臟有些問題。他跑去做全身檢查，診斷出有α1－抗胰蛋白酶缺乏症。α1－抗胰蛋白酶是肝臟製造的一種蛋白質，流入血液送到肺部，保護肺部不受傷害。患有這種先天失調症的患者，異常的蛋白質會堵在肝臟中，導致細胞受損，最後造成肝病末期。許多這類患者因缺乏這種保護性的蛋白質而兼患肺疾（因為蛋白質卡在肝臟內了），最常見的是肺氣腫。

葛瑞的肝臟逐漸硬化，最後肝臟幾乎徹底衰竭。等我看到他時，他已病得極重了：他的腎臟繼肝臟接著衰竭了，正在洗腎。他的肚子脹滿了液體，需要時時抽水。他渾身黃得跟香蕉似的，而且已呈混淆狀態。他的重病使他跳升到我們的移植名單首選，並及時等到了一副肝臟。

手術約始於早上五點，切除肝臟的過程很明快——他的肝臟癟縮，有五公升腹水。捐贈者的肝臟品質很好，但有些變異得在後桌上做重建。手術室裡還有幾項其他小問題要處理，但最後肝臟灌注得挺好，立即運作起來。

等收拾妥善後，我與葛瑞的妻子垛瑞絲談話，覺得一切挺順利。葛瑞的情況慢慢改善，幾天後，他出了加護病房回到一般病房。他的腎臟功能開始漸漸恢復，他在移植時病得如此之重，我知道他得在醫院住很久。

接著約一個星期後，他的膽紅素指數開始升高，他看起來又泛黃了。我讓他做超音波檢查：血管的流通看來很正常。一天之後，膽紅素還在往上升，我做了切片。沒有排斥現象。最後，我在第二天決定做ERCP（經內視鏡逆行性膽胰管造影術，跟奈特做的檢查一樣）。我很討厭在移植後太快做這項檢查，因為要在剛縫到受贈者膽管上的捐贈膽管中做插管，我擔心這樣可能破壞吻合術，但我怕葛瑞在兩條膽管縫合處出現狹窄的狀況；幸好我們的人員技術很好，萬一有狹窄的狀況，他們大概會放根支架。他們幫葛瑞做ERCP時，看到某種易碎的塊狀物阻去了膽管，他們幫他做了切片，但無法置放支架。

媽的。我知道自己在縫合膽管前做過灌洗了，而且做得很徹底。不過葛瑞的膽紅素還在繼續上升，兩天後，我要他們再做一次ERCP。這回他們穿過這團物體，置入了一根支架，一切都很不錯。切片結果是良性增生組織，我還以為我們已經脫離險境了。

兩天後，葛瑞的血壓掉到七十幾，陷入混淆狀態，且排出黑便——這是所有消化道出血的徵兆。我們將他遷回加護病房，插上呼吸管，讓消化道專家再插根內視鏡進去查看。果然，那團良性組織大量出血，他們往組織裡打腎上腺素注射液（讓組織裡的血管收縮，停止出血），然後放入幾枚夾子。但他們還是不太放心。

葛瑞那一夜的狀況還行，但後來又出血了——第二天大量出血。他的血壓又掉下來了，他們用內視鏡再度探進去，這次試著灼燒出血的團塊組織，他們不是很滿意；我也是。我確信葛瑞會持續出血，便告知他的妻子垜瑞絲，我們得回手術室。她很緊張；我也是。

那晚我把葛瑞送回手術室，我們打開腹腔進去，肝臟看起來很漂亮。我移開十二指腸，等一切都露出來後，我把同事克里夫叫過來開十二指腸。十二指腸的滲漏會要人命，因為內容物具腐蝕性（包括膽汁和胰液），而且縫合這些裂口十分困難。克里夫站在我肩後，看我打開十二指腸，找到栓塊。此時已經不太滲血了，但看起來會復發。那坨組織顯然不是癌症，我小心翼翼用對縫方式縫合（oversew），然後把十二指腸縫起來。克里夫祝我好運後離去。

這時我的研究醫師菲爾和我把焦點轉到膽管上——手術房裡的壓力立即減低；這種手術我做過很多次了。我們把膽管從肝臟上切開，就在之前吻合術的下方，膽管流入十二指腸處的上方。我們移除消化道科醫師置入的支架，放到手術區外。我要了一條2-0絲縫線，將膽管對縫。菲爾捧住膽管的一端，讓我方便打結。

突然間，我們注意到有一股血衝到肝臟附近，我們是不是弄到什麼東西了？我們把血抽掉，發現出血處只是一條微不足道的小血管，我們補了一針，一切就又沒事了。

我們把注意力移往手術下一個步驟：把腸子準備好，往上移到膽管邊。我們重新把牽引器擺到較低的位置，把用來繞道膽管的小腸準備好。備妥後，重新放置牽引器，露出膽管，然後在胃繞道術尾端附近的空腸上打個洞，用間斷式縫合法（interrupted suture），把膽管縫到空腸上。最後的結果看起來很完美。我們用一公升的溫生理食鹽水灌注，然後開始縫合腹腔。

凌晨兩點左右，縫合完成。我跟垛瑞絲談話，將葛瑞送到加護病房，然後帶著順利完成複雜手術的興奮心情回家去。我想葛瑞已經脫離險境了。

第二天，我坐在辦公室，在腦中把手術過程走一遍，像職業高爾夫選手般的想著每一記球，這時我突然喊道：「我沒有把膽管的另一端打結！」

我連忙打電話給菲爾，但是他搭飛機去摘器官了。我留了簡訊給他，問我們是否忘記打結了。他一著陸，便回撥給我說：「我的媽呀！咱們沒做！你得把他帶回來！」

我走到加護病房，坐在床邊椅子上的垛瑞絲對我燦然一笑。病床上的葛瑞看起來十分疲累，但活得挺好。他很高興呼吸管拔掉了，他開始感謝我，卻被我當即打斷說：「手術有個步驟我忘記做了，我得送你回去。」

他問：「我成了醫療疏失的受害者嗎？」

是的，我想你是的。

麥爾坎．葛拉威爾（Malcolm Gladwell）曾為《紐約客》撰寫一篇題為〈實質天才〉（*The Physical Genius*）的短文，文中寫到韋恩．格雷茨基[30]、馬友友……以及神經外科大師查理．威爾森（Charlie Wilson）：「查理．威爾森談到早上去跑步，並在腦中溫習當天的每一台手術——想像整個過程，並預想每個可能的結果。『那是一種虛擬排練，』他說，『這樣我在真正動手術時，便彷彿動了第二次刀。』」

我也一樣，常坐在我的辦公室裡，或在刷手的水槽邊，在真正動刀前，於腦中「演練」手術。我按部就班，什麼東西看起來會是何等模樣，我們可能會遇到什麼問題。我在做腹腔鏡檢查之前，會仔細檢視電腦斷層掃瞄，想像3D的解剖情景，了解所有構造的樣子，以及它們彼此之間的關連。（越常練習，便越容易上手。）我在動大手術後，都無法睡覺，因為腦中會止不住的回想手術步驟，彷彿有個帶子在回放。我可以明確想出自己哪裡做得很好，以及哪裡能有所改進，這能幫助我思考下一台手術。任何結合技術與心理準備的領域，也許都是這樣的吧。

嗯，那天我確實把葛瑞送回手術室了，之前的手術才過一天，裡頭已經都黏固住了。我往下探，探到繞道術後方，找到膽管打開的一端。我若任它開著不管，葛瑞會不會沒事？我不確定，我把開口對縫起來，然後幫他縫合。直到今天，葛瑞移植快六年了，他的情況依然極佳。

其中一項能幫助我們移植界的人應付併發症的事項，就是「M and M」或「發病率及死亡率」會議（morbidity and mortality），我們在這場週會中討論前一週的各個病例。每個外科部門都有M and M，所有住院訓練計畫也都要求舉行這些會議。會議的主要目的是學習、教授，以及改善醫護患者的品質，但我認為大部分醫生也覺得這些會議極具宣洩作用。M and M通常由一位資深外科醫師主持，大多為主任或科主任。由住院醫生與研究醫師陳述病例，其他外科醫生提問、評述、建議，以及常見的批評。通常該病例的主治外科醫生會提出他對手術過程的印象、出了什麼問題、哪些地方或許能做不同處理。當然了，有些病例我認為自己一切都處理得很好；就所拿到的資料來看，我還是會做同樣的處理。可是有很多其他病例，我則希望自己做出不同的選擇，不該開刀，應該找人來幫忙，應該選擇不同的地方置放腎臟，用不同方式把動脈縫到肝臟、處理輸尿管。每個決定都可能對病人造成某種痛苦——也許要重新開刀、做另一種治療、住更久的院、輸血、失去一個器官，甚至死亡。雖然都是沈重的議題——但是能與其他業界人士討論幫助極大，即使他們點出了你的錯誤。我們都努力想在

---

30 譯注：Wayne Gretzky，加拿大著名冰球運動員。

見到下一位病人之前，讓自己變得更好。

我向來很喜歡的一個建議是，每位外科大夫都需要有個隱喻式的「箱子」，讓他擺放所有的併發症。每次當他看到有併發症的患者和患者家屬，每當他在 M and M 會議上呈述病例時，應該都能從箱子中取用。外科醫生回到家人身邊時，也應該要能關上那個箱子，將箱子收起來。那些疏於持續使用箱子的人，會變得漫不經心，失去熱情；反之，沒有自己箱子的人，則會掙扎保持清醒，忍不住一直想著所有發生或自己可能造成的失誤，良久不去。這類外科大夫最後往往徹底離開外科，或在他們受完訓後永遠不再涉入。其他人則將自己局限在小手術上，只要出一點狀況，便呼叫同伴前來幫忙。無論正確的策略為何，外科醫生都必須設法與併發症共存，從中學習，幫忙患者解決我們所造成，或至少脫不了干係的問題，然後繼續邁進。

有時即使你沒有出錯，手術時還是會出現問題，這些病例最能測試我們這群業界醫師。記得幾年前某個冬天，我正在為一名年輕女子——實際上是個女孩——做腎臟移植，她得了A型免疫球蛋白腎病，一種抗體沈積於腎臟的自體免疫疾病，會導致發炎，最後造成腎衰竭。女孩年約十九，除此之外一切健康。女孩獲捐一顆良好的已故者腎臟，我記得是顆右腎，因為右腎的腎臟靜脈較短，而且通常比左腎難搞一些。從已故捐贈者身上取下的腎臟，通常會連在右靜脈上的腔靜脈袖口，讓醫生在必要時能加長靜脈。我決定不在這個病例中做加長，因為受贈者十分嬌小，沒有必要。記得我當時注意到進入腎臟的靜脈相當細薄；但話又說回來，右邊靜脈向來如此。我在靜脈裡灌了一些灌注液，使之膨脹，靜脈並沒有滲水，沒有主要分支需要打結，沒有滲血的小血管要修補。杰哥，一位相當優秀的住院醫生和我約在晚上九點開刀，手術進行相當順利——等我們把腎臟接上去後，腎臟便漂亮的開始立即製尿了。縫合時，我覺得好有成就感，雖然結束時已近午夜，但我們還是慢慢來，用可溶解的縫線，幫她做漂亮的整形閉合。

後來，我把車開到自家車道上，關掉引擎，伸手去拿通常放在旁邊杯架裡的手機時，手機竟然不在。我翻找外套的口袋；也沒有。我看著燈火全暗的房子，想像女兒們在裡頭沈睡的模樣。現已經十二點半了，但就在我打算下車時，轉念一想，萬一有人需要我，卻聯絡不到我呢？

我扭開引擎，開了五分鐘車回醫院，跑到三樓手術室的儲物櫃。我一進去，便聽到我的手機隱約的在儲物櫃裡響著了。我拿出手機，發現有十通杰哥的未接來電。唉呀，糟了。

就在我打開簡訊時，開始聽到醫院擴音器傳出我的名字，手術室在急召我。我的心臟跳到了喉頭。

我衝到儲物櫃室後頭，一跑邊脫掉身上的便服，一邊抓起刷子，開始火速換衣服，同時回撥給杰哥，他接起電話大喊：「她在出血，我一直找不到你。」

我衝進手術室，杰哥和團隊正往她露出的肚皮上倒碘酒，她的肚子腫脹得像懷了孕。我還注意到，她身上沒灑碘酒的地方看起來蒼白得像屍體。我抬眼望著監視器，發現她的血壓僅六十幾，心跳一百五。幾位麻醉住院醫師和人員正把袋子裡的血，透過打在她脖子上的大點滴往她身體裡灌擠。

我轉向流動護士，她正七手八腳的擺設手術室，我叫她把後桌設好，並開始製冰，以防我們必須把腎臟拉出來。那樣的話，我可以把血沖掉，讓腎臟冷卻下來，可能的話，將腎臟重新移植回患者體內。接著我去刷手水槽，深吸口氣。我們在刷手時，杰哥跟我報告發生的狀況。

患者送到恢復室不久後，血壓便開始下降。她神智混淆，肚子開始腫脹，顯然有內出血。我不知道該罵他擅自進手術室，或應該因為他主動積極而給他一個擁抱。

我打斷杰哥的話，開始跟他預演返回手術室後要採取的步驟。我想像會見到的大量鮮血，我要他切實保護自己的眼睛，然後我們衝過手術室門口，走到刷手台邊，讓技術師幫我們穿袍子、戴手套。我們在病人身上蓋了布，然後我要技術人員準備好一堆剖腹棉墊，接著割開患者漂亮的縫合處，切斷縫合筋膜的縫線。我告訴麻醉師，患者的血壓也許會掉得更多，然後我們割開第二層筋膜。血液激濺而出，差點噴在我們臉上。我們火速打開整道切口，塞入一堆剖腹棉墊，暫時將血止住。麻醉開始令她的血壓稍降，血壓還是很低，但至少心跳沒停。我很想抽出吸收她血液的棉墊，釐清狀況，但我一直等到她的血壓回升才動手。

我叫杰哥抓一條抽吸管過來，我稍稍把腎臟往上抬，往裡窺探。大量鮮血從旁側一條血管裡湧出，我都能聽到清晰的出血聲了。我知道那是靜脈，我伸出手指往下探，剛好探到靜脈的洞口——就如同五十多年前，李拉海叫年輕的克里斯蒂安．巴納德做的那樣。

杰哥拚命抽吸血液時，我輕巧的在不影響整條血管的情況下，在腎臟靜脈側邊放了兩個鼠齒鉗（Allis clamp）。這條細短的右血管側壁爆開了，我依然無法確定原因，不管理由是什麼，我們總算把出血控制住了，而且飽滿的腎臟依然神奇的呈粉紅色。腎臟雖然已經不再製造尿液，但那似乎是此刻最不重要的問題。

麻醉小組讓患者慢慢退麻藥時，我思索手邊的選擇，經過再三考慮後決定把靜脈側邊縫起來，覺得應該沒事。等我們縫好，撤走鉗子，我才鬆了口氣。腎臟仍是粉色的，靜脈十分柔軟，一切都很好。我把腎臟放回她腹部，並詢問麻醉小組狀況如何。他們只留下一位住院醫生和一名麻醉師了，所以是個好兆頭。他們很快的輸了八個單位的血液，大概是她全身的總血量。我環視房間，沾血的海綿四處扔在抹血的地板上。我垂眼看著自己的褲子；我可以看到並感覺袍子底下，黏在腿上的血。

接下來幾天，我們像老鷹似的緊盯住這位年輕女子。她離開手術室時插著呼吸管，被送進加護病房。我去跟她家人談話，他們在第一次術後，獲悉一切順利，然後又被護理人員召回手術室的等候間。他們很擔心，卻能夠諒解。她的腎臟恢復得有點慢，但最後還是回神了。患者甦醒後，很氣我幫她打了縫釘——在第二次手術後，我不認為該把時間耗在美美的縫合上。她的復原之路很辛苦，比她預期的更加艱難，但六週之後，我在門診看到她時，她的氣色前所未有的好。患者恢復正常了——是位有顆正常腎臟，容光煥發的漂亮姑娘。

她問我，當時她有多接近死亡，我表示差不多走到閻羅王門口了。她跟我道謝，甚至抱了我一下。她說，併發症的事並不怪我，她覺得身體很棒，很高興能不必洗腎，她甚至拉起襯衫，露出她的縫針說，很以自己的戰鬥疤痕為傲。

我當時可做錯了任何事？也許吧。那次手術後，我可有任何改變？呃，我現在大概會格外努力放緩在後桌上的工作，仔細確保一切都做到完美，才開始移植。我也許會更不猶豫的增加靜脈的長度，因為這樣便不必把腎臟拉得那麼高，縫到離腎臟較遠，且更粗厚的靜脈上了，而且看得比較清楚。

還有另一件事：我永遠，永遠不會忘記帶自己的手機。感謝杰哥救了我的患者。萬一稍有差池，她可能就香消玉殞了，我一定會難過死，而她則可能錯過此時所享有的人生——願她永遠不必洗腎。

17 異種移植：從一個物種到另一物種

異種移植是移植的未來，也將永遠是。

——諾曼．沙姆韋

異種移植就在轉角處，但可能是一道很長的轉角。

——羅伊．凱恩爵士，一九九五年

一九六四年一月，紐奧良

當三十八歲的外科醫師凱斯．羅姆斯馬[31]第一次遇見艾蒂絲．帕克（Edith Parker）時，他一定知道她快死了。帕克來自路易斯安那州的小鎮，是位二十三歲的黑人教師，此時她已經因原發性腎疾而腎臟衰竭，幾乎不再有尿了。她將住院超過兩個月，靠當時一種新的暫時性技術——腹膜透析——來維生。這對帕克來說並非長久之計，可惜她沒有潛在的活體捐贈者。羅姆斯馬給了她一項新選擇，但風險很高：幫她移植一對黑猩猩的腎臟。

個人魅力極強的羅姆斯馬是出了名的愛冒險，他在賓州大學就讀醫學院，於哥倫比亞完成住院醫師訓練。實習結束後他去從軍，韓戰期間服役於海軍與海軍陸戰隊。事實上，許多與他有私交的人，都認為他就是電視影集《風流軍醫俏護士》裡鷹眼·皮爾斯的人物原型（M*A*S*H）。他帶著一箱裝滿威士忌的箱子跑到韓國，是人盡皆知的段子手，而且超會調製高級馬丁尼。他在一九五七年來到杜蘭（Tulane），這時他已受過完備的訓練，準備大展身手了。

有關羅姆斯馬在做異體移植前參與移植的撰述並不多，不過一九六三年十月八日，他在這個鮮少被報導的病例中，從一隻恆河猴身上移植兩顆腎臟給一名三十二歲的腎衰竭婦女。手術雖然做得很好，但女子的身體排斥這些腎臟，腎臟十天後便被摘除了，兩天後，女子死於無法治療的腎衰竭。羅姆斯馬並未因此受阻，他知道黑猩猩與人類的基因極像（某些研究

31 譯注：Keith Reemtsma，一九二五至二〇〇〇，美國名醫。

估算有96％到99％的DNA一樣），高於恆河猴（可能接近九十出頭）。於是，當四十三歲的碼頭工人傑佛森．戴維斯（Jefferson Davis）診斷出因高血壓而造成的末期腎疾而開始做腹膜透析時，羅姆斯馬知道時間不多了。戴維斯因短期透析與限制飲水也控制不了的嚴重水腫，造成心臟衰竭。羅姆斯馬在幾個星期中，與戴維斯討論過好幾次從黑猩猩身上做移植的可能性，戴維斯同意做手術，他實在沒有別的選擇了。

於是一九六三年十一月五日早晨，羅姆斯馬來到杜蘭大學隔壁的慈善醫院，「幫一隻因脾氣爆躁，被馬戲團丟棄的黑猩猩剃毛。」猩猩體型夠大，而且跟戴維斯的血型相符。羅姆斯馬把猩猩帶到杜蘭麻醉，將他的兩顆腎臟整個摘下來，意思是，兩顆腎臟仍連著大動脈與腔靜脈。接著他把腎臟縫到戴維斯體中，把大動脈下端和腔靜脈縫到外髂動脈和靜脈，輸尿管則分別直接與膀胱接合（使用五十年前，亞歷克西．卡雷爾發展出來的技巧，也是我們今天把寶寶的完整腎臟移植給成人時仍在使用的技巧）。戴維斯被施以硫唑嘌呤、類固醇和放射療法，當時能用的免疫手法全用了。術後第四天，病人出現排斥，但被放射治療及更重的類固醇壓住了。他的腎臟功能逐漸恢復，並於移植後一個半月，十二月十八日出院。可惜他僅在兩天後，便因肺炎又重新入院，最後在移植後六十三天死於肺炎；患者死時，腎臟仍運作得很好，沒有排斥現象。

就在戴維斯死後一週，羅姆斯馬對艾蒂絲・帕克做同樣的移植手術，也是從一隻黑猩猩身上移給她兩顆腎。腎臟立即開始運作，在第一天排出七公升的尿液。她的血壓迅速恢復正常，各種驗測亦然。患者腿部的水腫消退了，手術二十三天後，出現排斥，但被治好了。帕克最後出院返家，回歸自己的生活，重拾教師工作。六個半月後，她的腎功能確認正常，可惜的是，在移植後整整九個月她突然死了，很可能是因為電解質失衡。驗屍結果，看不出她的新腎臟有排斥現象或任何其他問題。

羅姆斯馬在兩年的期間，與他的團隊一共做了十三例黑猩猩腎移植，存活紀錄約九至六十天。到了一九六五年，已有長期透析技術了，且屍體臟器移植的成果（現在稱為『已故者捐贈移植』）也在改善，羅姆斯馬便不再做異種移植，但持續在實驗室裡做研究。

羅姆斯馬的成功激勵其他人跟進，史塔哲很快的利用狒狒做了六起腎移植，存活期為十九到六十天。他的病人大多死於感染，可能是為了維護這些基因較不相符的器官，而必須增加免疫抑制劑劑量的關係吧。世界各地有許多其他單獨的案例，最著名也許的是法耶的案例。一九八四年，小寶寶法耶在加州羅馬林達大學（Loma Linda University）醫學中心接受一顆狒狒的心臟；她活了二十一天，然後死於排斥。原本的計畫是暫時利用這顆心臟，直至能找到相符的人類心臟，但他們未能及時找到適合的心臟。

到了一九九〇年代，研究人員停止臨床的異種移植，等以後能有更多的討論，並對傳染因子、知情同意的複雜性（這有點奇怪，因為你很難想像一隻靈長類動物或豬能表示同意）及動物福利議題有更深入的了解再說。美國食品藥物管理局FDA雖未正式宣告停止，但明確表示，未來任何人體的異種移植，都得經過許可。

今天，異種移植界裡，沒有任何人會想以靈長類動物做為移植的器官來源，理由很多。其一，黑猩猩是受保護的瀕臨絕種物種，還有，靈長類動物做為器官捐贈者的限制有好幾項，包括它們的器官體積多半太小（因此之前才會需要對一位受贈者植入兩顆腎臟），以及這些動物很難育養，它們一次只生一胎，摘取及照顧的費用昂貴，而且它們太像人類，我們很難純粹為了器官冷血的將它們養大。另一項限制，也是輿論最多的一項（雖然有點被渲染過頭了），則是接觸這些基本上與人類極為相近的動物，可能會帶來異種病毒或其他感染，危害公眾健康。也許我們的免疫系統還沒準備好抵抗這些內生性的病毒，或其他在靈長類體中發現的感染。

如今每位移植界人士都相信，如果能做成異種移植，那麼豬（尤其是小型豬種）將會是器官捐贈者。它們容易育養（每窩可能有四到八隻小豬），大小適合做器官捐贈（二十至七十公斤），與人類類基因有大量同源性（雖然沒法跟靈長類相比），它們很廉價，也許最重要的是，社會上已經接受培養它們做為消費用了。

以豬隻做為人類器捐者的最大挑戰，也許在於豬體中的 α-半乳糖苷酶抗原（α-gal），這是一種非靈長類哺乳動物細胞上的蛋白質。人類、猿猴與舊世界的猴子體中（因為演化的關係）並沒有這種蛋白質。事實上，我們對它有天然的抗原，因此會導致對這些動物的移植器官快速產生排斥。二〇〇二年，研究人員複製出第一隻缺乏 α-半乳糖苷酶抗原的小型豬，這是使異種移植邁入臨床實務的一大步，但並非萬靈丹。用這些豬的器官移植到靈長類身上，存活期比以前更長，但器官功能仍僅能運作數天或數個月，而非好幾年，而且得施用極重的免疫抑制劑。

α-半乳糖苷酶不是成功的唯一阻礙——即使沒有這種蛋白質，免疫系統對豬器官的反應仍比我們在同種異體移植中所看到的強烈。由於 α-半乳糖苷酶的阻礙，加上豬體中還有無處不在的逆轉錄病毒（稱之為ＰＥＲＶ，porcine endogenous retrovirus，豬內源性逆轉錄病毒），使得大家對於異種移植的熱情逐漸消淡，產界的資助也不再踴躍。

但這一切，隨著 CRISPR/Cas9 的發現而有了改變。這種基因編輯系統能從動物的胚胎中移除肇禍的基因（甚至植入新的基因），在幾個月後便可能產出改造過的動物，做為實驗之用。自從發現 CRISPR/Cas9 後，過去幾年已做了許多改進。哈佛的喬治·雀奇團隊（George Church）成功產出所有ＰＥＲＶ均為惰性的豬仔，這是一大成就，也減緩了異種病毒可能會在人類身上爆發的疑慮——這可能成為美國食品藥物管理局反對異種移植的主因。許多公司成立了，並很快的改造猪隻基因，使它們的器官看起來更接近人類，並淘汰一些蛋白質，把移植後的排斥機會減至最低。聯合治療製藥公司（United Therapeutics）已在基因改造上投注超過上億美元了，他們與各大學的學術領袖合作，包括阿拉巴馬與馬里蘭大學。該公司也計畫在今年後半期，創辦一間每年有一千顆猪器官產能的大型農場。該農場甚至有直升機停機坪，按需要運送器官。

所以，異種移植會成真嗎？也許吧。幾處移植／異種移植中心匯聚了一批科學巨星和臨床領袖，而產業的支持也蜂擁而至。像猪腎移植至靈長類的器官存活率約為一年或更長些，但仍需要高劑量的免疫抑制劑。雖然困難重重，但我們已有了長足的進展。

當我看著這些孜孜不倦的研究人員時，忍不住想起那些排除萬難，落實移植的先驅們：史塔哲、默里、沙姆韋、巴納德、休姆、莫爾以及其他人。我看到相同的特質：主動積極、專注、堅信有志必成、充滿嘗試的勇氣。我預期往後幾年，我們將會看到試驗，也預期成果會差強人意，但不算極佳。隨著每種新的療法、藥物或技術的引介，必然會有道學習曲線，有段黑暗歲月，慢慢從偶爾的成功，變成患者真正且務實的選擇。這些新的先驅者在掙扎的過程中能否堅守下去，保持正向和勇氣？我們拭目以待吧。

18 所以你想當移植外科醫生嗎？

他穿上衣服，發現自己又在想開刀的事了。我是否該把乙狀結腸縫到腹壁上，以防它再次扭曲？我不是看到史東這麼做了嗎？他好像稱之為直腸脫垂。史東有跟我談過直腸脫垂的危險性，警告我別用嗎？還是他推薦我用？但願我們把所有海綿都取出來了，我真應該再數一遍，再多看一眼，趁我還在時，檢查有無出血的地方。他想起史東說過，肚子還是開著的時候，由你控制，等一旦縫上了，就由它來控制你了。「我完全明白你的意思，湯馬士。」葛斯走出手術間說。

——亞伯罕．維格思（Abraham Verghese），《雙生石》（*Cutting for Stone*）

最後，外科醫療中有件事對我的意義最大——比解決問題的知性挑戰，幫助他人後的回報，以及協助對象的感激都來得重要。我們在病人身上目睹了人性的真貌——恐懼、絕望、勇氣、諒解、希望、放棄、英勇。患者教導我們關於生命的事，尤其教會我們如何應付各種情況。

——約瑟夫·默里，《靈魂的手術》（*Surgery of the Soul*）

我讀醫學院三年級時，開始考慮以外科為職。選擇這項專業時，我倒說不上有什麼振聾發聵的醒悟，我只是很喜歡在外科輪訓的那段時間。我喜歡那種緊繃感，你必須很紮實的受訓，但最後你將擁有一份真正特別的技能，使你能剖開病人，幫他們修補。我喜歡外科多半針對能夠解決的問題，而不是照顧永遠不會消失的慢性病。我覺得外科很屌，我一向自認能冷靜的扛住壓力，很好奇自己當外科醫師是否也能那樣，而且我向來超愛鷹眼·皮爾斯。

有本書在醫科學生之間很有名，書名是《所以你想當外科醫生》（*So You Want to Be a Surgeon*），裡頭滿是實用的資訊，教你如何申請當住院醫生，用什麼方法讓自己的申請文件更出色，要考慮哪個訓練計畫。書中還列出適合當外科醫師的人格特質清單：你應該喜歡「團隊合作」「樂於承受能做出正面影響的責任與機會」「預期接到很棒的病例時，與手術團隊分享興奮之情」「享受看病人在重大傷害或手術之後，每天進步」。

我剛開始考慮當外科醫生時，已經知道團隊合作的興奮感、手術程序的快速節奏，以及大手術會是何種模樣了。當時我還不了解的是，每天要做出許多巨大影響別人生活的決定，那種責任有多沈重。我也不了解，自己會花多少時間去擔心那些決定，對自己所犯的錯誤會有多麼罪惡，或即使手術開得很好，卻看到病人術後苦苦掙扎，壓力會有多大。我以為等我做到主治外科大夫後，應有充分的資料與經驗能引領我渡過任何難關了。可是等我做到住院醫師最後一年，卻發現永遠不會有所謂的瞬間頓悟、一切都變得清晰明白的時刻。你只是變得更習於把手邊的資訊整合在一起——而資訊總是嫌少，然後憑直覺做出決定罷了。如今幹了十多年醫師，自醫學院畢業也過二十年了，我的感覺仍然一樣。我對患者做過數千個——不，是好幾百萬個決定，有些大，有的小，有些是正確的，有些不然，而幾乎所有決定，都造成一定的後果。那些決定有許多——不，應說是大部分都是對的，但也有很多是錯的。我的患者大多康復得很好，但我幾乎能清晰的記起每一位狀況不佳的病人。我記得他們受苦或死去的模樣，他們家人的絕望悲傷，和無力幫忙的無助。

外科界的人發展出一種對付壞結果的機制，包括怪罪患者或身邊的人、灌酒、把壞結果拋諸腦後。我們還是會從同事身上得到許多支持，有些醫師在對地方或全國醫學會呈現資料時能從中尋獲慰藉。肝臟移植領域的患者病情嚴重許多，因此嚴重併發症與術後死亡較為普遍。我發現，人可以習慣壞的結果。當你在移植前，看到住在加護病房，喉頭插呼吸管，靠點滴續命和維持血壓的肝臟受贈者時，你只會想到，**我會盡力一試，因為他若不做移植，必死無疑**。

我當然希望所有患者都能康復，患者去世或出現嚴重併發症時，我去跟家屬談話當然也會覺得同情、難過，更別說自責了。然而當你離開手術室，回到辦公室，或至少在翌日早晨，開始要著手下一個病例時，你便會強迫自己往前邁進了，你非如此不可。然而每次的壞結果、每次死亡、每次告訴家屬他們心愛的人離世時，都會使你更難過些——在夜裡回家時，也更難以把那個裝著壞結果的箱子收起來。

我常想，移植早期的先驅們究竟經歷過什麼。他們每位幾乎都持續一、二十年，得不到好的結果，偶爾才有個患者「成功」的活上一年。當時無法保證移植的效用，許多他們醫院的同事和醫界人士都覺得他們瘋了，而且還要顧慮法律問題，否則有可能吃上牢飯。他們是如何堅持下來的？什麼類型的人格才適合接受這種挑戰？外科界裡，還存在像這樣的開路先鋒嗎？現在有沒有可能發生類似的開拓壯舉？

移植的先驅者身上，展現了許多不同的性格。約瑟夫．默里擅長分析，十分虔誠，是個相信者。每次失敗後，他便會檢視資料，檢討能否有不同的作法，然後繼續往前。他雖一再失敗，卻從不懷疑，自己的團隊總有一天能夠成功。

大衛．休姆是位活力四射，停不下來的苦行僧，他散放熱力，而且像默里一樣從不懷疑自己終會成功。他激勵身邊的人，很少睡覺，而且永遠在嘗試新的東西。

我覺得羅伊．康爾似乎是這群人當中，最不受影響的一位。他非常享受早期的實驗，而且他在描述那些經驗時，有種輕鬆到近乎快樂的感覺。康爾是外科醫生與科學家的綜合體，他很喜歡從事這兩種工作。

諾曼．沙姆韋跟康爾一樣，天生熱愛外科，喜歡與他的徒弟們一起工作，而且討厭宣傳與成名。他在手術室裡最開心，他常在手術中告訴住院醫師：「這很好玩吧？很簡單不是嗎？還有什麼比這更棒？沒有什麼能更好了。」

至於克里斯蒂安．巴納德，他並不是天生的外科醫生，在手術室裡也不那麼如魚得水。或許他才因此在獲取追求的聲名財富後，便很少做移植了。不過他的確非常奮發，任何能在兩年內完成外科住院醫生訓練、在實驗室工作、寫完論文取得博士，並學會兩種語言的人，絕對毅力過人。

里查德．李拉海應付不良手術結果的方式，便是接受它們，然後照樣過日子——患者會死；人生就是這樣。噢，他還發現每晚灌很多馬丁尼也有幫助。也許他在年輕時因癌症差點死掉，使他比大部分人跟死亡的關係更近。

托馬斯．史塔哲也許是這群人當中最受煎熬的一位。他說自己痛恨外科，在手術前無法吃東西或談話，總是害怕自己會搞砸而害死病人——他這番話被引用過無數次了。史塔哲雖是世界上首位掌握最高難度手術之一的人，但他在手術室裡從不覺得自在，而且還讓四周的人吃足了苦頭。他的手術品格（也就是說，他在手術裡的行為表現）是出了名的差。史塔哲精確無比的記憶力對他或許十分有利，但也匪夷所思的折磨著他。有一次史塔哲搭機去取器官時（天氣惡劣，飛機上下亂晃），口述錄下了一份研究報告，史塔哲朝著錄音機描述他想引用的報告，說：「這裡引用我第七份報告……這裡用我的第二十八份報告……這邊用第兩百份報告……」等飛機落地時，他已經完成報告了。史塔哲從來不會忘記任何一名患者、任何一次糟糕的結果、悲痛的家屬面容。他沒有對付壞結果的機制。

所有先驅者雖各具不同的人格特質和應因辦法，但他們都有一個共通特點：勇氣。頂尖社會學家及生物倫理學家，雷尼．法克斯及茱蒂斯．史瓦濟（Renee Fox and Judith Swazey, The Courage to Fail）在他們關於移植外科醫生的著作《失敗的勇氣》（*The Courage to Fail*）中寫到，一九五〇及六〇年代，是勇氣支撐著這些先驅們渡過混沌如白日夢的移植初期。是勇氣使他們熬過了黑暗的一九七〇年代，當時存活一年的機率，糟到只有20%到50%，許多患者則痛苦的死於術後造成的感染與過度的免疫抑制治療——直到一九八〇年代環孢靈成為臨床現實，方告結束。據法克斯與史瓦濟的說法，那些不顧失敗後果，無視同事與大眾嘲弄，而堅持下來的先驅，都能承受失敗，且絕不放棄與死神的搏鬥。

勇氣無疑是驅策外科醫生的核心動力，但那是「失敗」的勇氣嗎？我倒要說，先驅者與我們其他人的差異，在於「成功」的勇氣。儘管面對所有失敗，雖然身邊的人都說他們瘋了，罵他們是凶手；雖然面臨被解聘，失去醫師執照，甚至坐牢的威脅，他們卻從不懷疑自己應該堅持。我相信這種自信、勇氣，是天生烙在他們基因裡的，因此能經年不衰。

有些先驅對外科本身成癮，動再多刀都嫌不夠。沙姆韋即為其一。「外科，不單是心臟外科，而是所有類型的外科，都非常迷人。手術的責任如此重大，真的會令人上癮成痴。」他寫道，「我太沈迷外科，太愛外科了。」李拉海、庫里和康爾也都表示他們熱愛手術。休姆、莫爾酷愛擔任外科領袖與發明家的一切，無論是在手術室、實驗室或是在課堂裡。對這些人而言，外科醫師的生活，是他們唯一想要的；外科從每個面向，定義了他們。他們確實也對手術室以外的生活興趣缺缺。

外科領域裡依舊有勇氣十足的開拓者，UCSF的外科主任南西．愛思雀醫師（那位捐腎給她姊妹的外科醫師），在一九七〇和八〇年代明尼蘇達大學建立優異的肝臟移植中心時，在那邊待了很多年。她是知名的外科大師，熱愛開刀，她的手術室要絕對保持安靜，讓她能專注手術（並從中受到啟發）。她雖然在外科超過四十年，仍熱愛手術工作，且專注力與熱情絲毫未減。她和她先生約翰・羅伯茲（John Roberts）在一九八八年終於來到ＵＣＳＦ，把他們的肝臟移植計畫打造成世界最頂尖的醫療方案之一。她也是美國活體捐贈肝臟移植的領袖之一，那是難度最高的一項手術。

我跟愛思雀談過身為外科醫生的負擔，和揮之不去的責任。她告訴我，她當然會為病人焦慮，但她從不認為那是壞事。能為患者移植，對他們的新臟器、他們的手術和術後結果負責，是她的榮幸。

亞倫・柯克（Allan Kirk）是杜克大學外科主任，他在去年達到學術醫學的最高成就：入選美國國家醫學院。柯克醫生在威斯康辛時，是少數幾位能一邊做臨床研究，一邊在實驗室做靈長類動物實驗的研究員。他在受訓期間，首開先河的做了一項計畫，包括讓猛爆性肝臟衰竭的患者暫時接上豬肝，濾清血液，直至患者得到可移植的人肝。他做過好幾次這種事，尤其有個年輕女患者，他讓女孩接上桶子裡的豬肝十天！柯克片刻不離的守在女孩病床邊，看著她的血液流出她的股靜脈，經過塑膠管，進入豬的門靜脈，然後流回腔靜脈，輸進她頸部的靜脈裡。女孩終於做了移植，手術很順利，但可惜後來女孩死了。柯克的這種交叉灌注治療，最後確實有位長期存活者——一名十七歲的女孩。女孩後來讀了研究所，並在接受人類肝臟移植後，生了一個孩子。交叉灌注的方法最後被棄用了，因為療法非常複雜，且好處不明。

對柯克醫生而言，手術本身也是一種科學與臨床前的實驗。若說愛思雀醫師對手術成癮，那麼柯克醫師則是對學術外科上癮。他喜歡動手術，但手術本身並非他的驅力。

我的感受不太一樣。我雖然喜歡手術的挑戰，但絕非手術上癮。事實上，每次手術取消，我總是很開心，就像該參加的會議被取消時那般高興。我雖然喜歡逼自己力求完美，並在執刀之外完成學術工作，但並沒有先驅者的那股驅力或痴勁。我有失敗的勇氣，但或許缺乏成功的勇氣，我沒有堅信自己必能成功——至少不是在艱困的逆境下。

移植領域的先驅們都相當特別，我總說他們是敢衝敢闖的**怪獸**。我們都欠他們一份大恩情，每次想到這些人，我便心生敬畏。

然而，就算當代也有先驅者，今日的他們需不需要忍受早期先驅們承受的實驗種類與失敗結果？羅伊．凱恩對這個問題堅決答道：「不可能。」史塔哲則有不同看法，他認為那在其他領域裡已經發生了，例如癌症治療與基因編輯。「此刻就在我們的眼前進行，某個人突然做了某件出乎預料的事，然後哇，就都搞定了。是的，那有可能再次發生，也必須再次發生。」

事態與以往不同了，外科醫師不能直接把黑猩猩的心臟或狒狒的腎臟移植到某個人體內了——也許那並不賴。外科醫生不能在未與家人商談的情況下，摘取急診室死者的器官——或許那也並不賴。不能只因為某人病重，甚至快死了，便在成功機率資料不足的情形下，對患者做新的試驗。這才是應該的作法。

法朗西斯・莫爾也會同意。關於一九六九年，啟用世界第一個人工心臟的爭議問題，莫爾寫道：「像人工心臟這種過渡性的險招……必須考慮特殊的倫理問題……患者快死了，醫生就能因為無力回天，而對患者任意妄為嗎？答案是否定的……我們沒有證據能顯示這種作法有幫助。這會給患者和家屬帶來無謂的希望，使人們對所有生物醫學起疑，以為內科及外科醫生都是冒險家，而不是細心的使用有效方法幫助病苦及垂死患者的人……唯有在實驗室，及謹慎的以活體動物所做的試驗，才能將那種『沒有希望的險招』，化成某種保證對患者有一定幫助的方法。」

莫爾是真正超前他時代先端的人，他比任何人更相信外科，但他也能理解侵入性手術的極限。過度的使用，只會造成痛苦與延病。

就當今時代的醫學展望而言，我是贊成史塔哲與莫爾的。有了審慎的實驗室研究做為後盾，並在全美會議中分享資料，那些充滿勇氣的當代先驅們，將使我們的領域繼續大步邁進。

接下來的幾年，我們很有可能看到以基因改造的猪腎，對人體做異種移植的實驗。我們有繁多的耐受度規程，規定患者該接受短期的免疫抑制療程，然後徹底停掉免疫抑制劑，先是小規模運作，而每年還會有越來越多的點子投入臨床領域裡。除此之外，過去十年，我們引介到臨床的新型免疫抑制劑，顯示我們在發展毒性較低的藥劑，以期使器官存活更久的努力並沒有白費。

很多事項，讓我愛上了當外科醫生。沒有什麼職業像外科這樣，花無數年的時間磨劍，最後做到自己能獨力幫行將就死的病人開膛剖腹，救其性命。在所有領域中，移植器官是最棒的。每次置入一顆器官，看它發揮功能，我常覺得不可置信。我喜愛我們能從死者身上取得某個東西，並藉此給了捐贈者和他們的家人，一份珍貴無比的東西。能為這份將兩人永遠連結在一起的美妙禮物，盡一點薄力，實在是我的榮幸。更重要的是，我熱愛免疫學，而那是移植學的核心。

外科醫生唯一的缺點，就是永無止盡的責任，和明知雖有許多勝利，但也有很多的失敗，有些甚至是因為你的決定造成的。誠如史塔哲所言，這會讓你無法過「正常」生活，我常覺得，自己的工作是醫治病人，讓他們能回家過自己的日子，做那些我想做但沒有時間去做的事。我回家後很難關掉腦子，無法活在當下。我腦裡總轉著出了問題的患者，想著還在等候結果的檢驗或治療，想到住院醫師打電話來說某人的血壓太低或體溫太高。我讀到過，許多外科醫生表示看到生病的患者、性命垂危的病人會深受折磨，質疑自己的診斷，而且還會嫉妒——嫉妒躺在床上休息的病人。病人除了身上的病痛，並無半分責任，他已擺脫世俗的負擔了。生重病固然很慘——疾病使你與親友隔離，更別說疼痛和其他肉體折磨了——但疾病也同時讓你撇除生活的種種要求，所有必須每天去做但希望能擺脫的事物。

我不後悔自己所受的訓練、工作和選擇——事實上，我對於外科醫生的責任和特權心存感激。我很感謝能扮演小小的角色，接下移植先驅們傳遞給我們的接力棒。待到某個時間點，我們將會把棒子傳遞給另一代充滿鬥志與勇氣的移植外科醫生，他們會把這個領域，推向我們連做夢都想不到的境界。

當我的孩子表示，她們這輩子絕不打算克紹箕裘當外科醫生時，我同時鬆了口氣。不過她們還小，說不定兩人最後都變成移植外科醫生，那麼我將會非常驕傲。

飛機在兩萬英呎的空中飛穩後，我看到菲利克斯——我們在德國受過訓的摘取外科醫生——舒服的在座椅上伸展四肢，戴著耳機沈沈睡去。我清醒的望著外頭月光皎潔的夜空，一時間，不知自己此時搭乘這架小小的飛機飛越奧舍科什（Oshkosh）的農田，與家人分離，究竟是在做什麼。我兩個年幼的女兒，此時平靜的在家中睡著，她們早上醒來將發現我已不在家了。這是她們所熟悉的經驗。

我把眼光調回菲利克斯身上，順著他伸長的腿，望向被他隨意拿來當腳墊的保冷箱。裡面放著一副肝臟、兩顆腎臟和一副胰臟。在同樣的這片夜空，同樣的月亮下，某處有兩架別的飛機正飛往不同的方向。每架飛機上都有個保冷箱：一個放著一顆心臟，另一個擺了兩片肺。

兩天前，這些器官還一起合作，讓一名四十二歲的父親能吃喝，能去上班，擁抱他的孩子。這些器官協助他爬上屋頂清理排水槽——卻無法阻止他跌落。現在它們埋在冰塊裡，直到它們被灌滿血液，回到活人的體內，準備維護一個新的身體，讓其他五個人能活下來，去愛、去歡喜憂傷、去享受他們的家庭生活。這五個人彼此互不認識，甚至不住在同一座城市，但他們都將永遠因這片移植的網絡而相連，被這位永遠看不到自己這份生命之禮的男子救下性命。或者將來，他的妻子與小孩會看得到，他們也許會覺得，**是啊，他真的很了不起**。我知道自己就是那麼想的。

我靠回椅背，閉起眼睛，卻無法入眠。

致謝

我幾乎想不起自己的人生有離開書的時候。這得歸功於小時爸媽立下的一條規定：我們每星期都得讀兩本書。記得爸媽也會去讀我跟兩位兄弟挑選的書籍，然後大夥圍在餐桌邊討論良久。爸媽限制我們看電視，但不知為何，總會讓我們看《風流軍醫俏護士》（只要我們乖乖讀完每週的兩本書）。直到今天，我都跟人說，我是個「肉丸外科醫師」，我很想去看看我的英雄，鷹眼．皮爾斯的老家，緬因州蟹蘋灣。

我還記得撰寫此書的意念在我腦中燃起的那一刻。當時我坐在邁阿密的一艘船上，深夜拜讀辛達塔．穆克吉（Siddhartha Mukherjee）的《萬病之王》（*The Emperor of All Maladies*）。所有人都睡了，我隔天一早還得起來參加家族活動，可是我看得入迷。我熬夜讀著這部穆克吉用其患者的故事描述癌症歷史的作品，他使我們這些癌症門外漢也能夠理解，令我十分動容。我想到自己的移植領域也有精彩的歷史，和一批卓越超群的先輩。移植領域其實還很新，在一九四〇和五〇年代根本尚屬做夢階段；六〇年代才開始實現，到了八〇年代，移植則變得很平常了。當時我也驚覺到一件事——那些為了實現移植夢，而做了許多犧牲的先驅者，有些人還活著，能講述他們的故事。

我開始整理思緒，想著該如何著手這項主題時，另一本書給了我一些線索：史考特・史塔索（Scott Stossel）所著的《我的焦慮歲月》（*My Age Of Anxiety*）。穆克吉以患者的故事述說癌症史，史塔索則以自身的經驗和掙扎描述焦慮的歷史。直到此時，我才決定用自己成為外科醫師的經歷和患者的故事，闡述移植先驅們的毅力與投入，希望藉此將移植的故事說得深入淺出，讓非醫療領域的人也能讀懂，就像在我之前的穆克吉和史塔索在各自的議題上那樣發揮。

我要感謝許多支持我寫這本書的人，先從我的兄弟班尼開始。看到班尼以寫作為職，總令我十分著迷，他從高中便開始寫作了。班尼能孜孜不倦的在這個競爭如此強烈的領域裡筆耕多年，且完全沒有半分的負面態度，尤其令我訝異。自從我表示想寫這本書後，班尼便力挺我到底，沒有他，我大概無法完成這部作品。他幫我找經紀人，給我密集的建議，寫出原稿。如今書完成了，我變成出版作家了，我猜班尼大概都快可以做器官移植了——任何器官都行。我會給他一個建議，就像我跟研究醫生們說的一樣：別搞砸了。

接下來是我的經紀人艾力克・勒普菲（Eric Lupfer）。幾年前我們首度談話後，他同意簽下本書的合同，我很難想像他當時心裡在想什麼。我實在不太敢回頭去看那次通過電話後我寄給他的大綱。（當時的標題是「大老爹的傳奇」——對了，指的就是本人。這樣各位懂了吧。）勒普菲在許多方面，比我更了解我在寫作過程中想做什麼。他在形塑本書過程中所扮演的角色，令我完全折服；他積極正面，態度輕鬆；給我溫和（但堅定）的指導。沒有他，這本書不會問市，我將永遠感激他。

謝謝我的編輯蓋兒．溫斯頓（Gail Winson）。我們見面當天的情景歷歷在目，她立即明白我撰寫此書的意圖，坦誠表示此書可能會很複雜，難度甚高。她教了我許多關於寫作的事，但有幾項格外深入我心：要有紀律，相信讀者能記得並明瞭我先前說過的事，並建立信任，讓他們知道我是誰，為何我要說這個故事。蓋兒非常尊重她所服務的讀者！我最近讀了湯瑪斯．瑞克斯一篇關於當作家的文章（二〇一七年八月二十二日，《大西洋》〔*The Atlantic*〕的〈書籍草稿的祕密生活〉〔*The Secret Life of a Book Manuscript*〕）。文中提到，他的編輯告訴他：「初稿是給作者的，第二份草稿是給編輯的。最後的稿子才是給讀者的。」我很抱歉把那一大坨初稿寄給蓋兒！記得我請她很快翻一下，確定書的走向是對的就好了。經過焦心等待的幾個星期後（這期間我還想像她寫信告訴我說，我們就當沒這回事算了），她告訴我，編輯不會隨隨便便的翻閱草稿，無論稿子有多麼粗糙！我想我應該先警告她，我大學主修的是俄語和文學，連杜斯妥也夫斯基看到我那冗長雜蕪的初稿，也都會印象深刻吧！真的很謝謝妳，蓋兒，謝謝妳沒放棄我。我很想弄一本叫《剪接室地板》的書，但我猜她大概沒興趣。

謝謝我那幫移植的夥伴，他們教我如何開這些極具挑戰的手術，並照顧我們的患者。移植是團隊工作，我們有世上最強的天團！也謝謝你們支持我完成這項出書計畫——我知道你們大家都多了些額外工作，希望你們別跟我討債。

謝謝在撰書過程中，所有接受我訪問、聽我抱怨、與我爭論的人——雖說族繁不及備載，我還是想點出其中幾位：Sir Roy Calne、Paul Russell、Leslie Brent、David Hamilton、David Cooper、John Daly、Hans Sollinger、Münci Kalayoglu、David Sutherland、Nancy Ascher、Allan Kirk、Charlie Miller、Arash Salemi，當然還有 Thomas Starzl，謝謝我的朋友及恩師 Joren Salemi 對本文的點評；移植界的先驅們做了許多犧牲，才讓移植落實；我很以我們的研究醫師為榮——每年你們精良的訓練，和為了成為移植外科醫生而勤奮不懈的工作，都令我非常感動；因為你們，我才能每天完成我的工作——還有 Janet Fox、Elaine Snyder 以及 Mike Armbrust，謝謝你們幫我追蹤患者，使我們的移植計畫能運作。

感謝我的家人，我無以倫比的父母 Molli 和 Reuben，他們一直是我這輩子最重要的支持者。謝謝你們教導我，只要我努力並持續學習，無論想做什麼，都能做得到。謝謝我的兄弟

Jon 和 Ben 及他們的家人，謝謝他們永續不斷的愛與幽默。還要感謝讓我每天都活得超值的以下四位：Gretch、Sam、Kate 和 Phoebe（是的，他們其中一個用四隻腳走路）。Gretch，我永遠忘不了那天我走進實驗室，看到妳站在豬隻前做肺移植的模樣（我知道妳看著我，覺得我的襯衫袖子太長了。）移植為我帶來太多驚奇了，但與我們共同創造的生活相較，便都不足為奇了。我所有的成就均歸功於妳；妳的拚勁、正直和人品，日日激勵著我，妳是我遇過最神奇的人，令我自慚形穢。Sam 和 Kate，妳們兩位是我生命中遇過最美好的人，在我所有的成就中，成為妳們的父親是我最引以為榮的。我好喜歡妳們兩個都如此酷愛閱讀，我從不需要規定妳們兩人每週要讀兩本書——那根本是**侮辱**妳們的閱讀量！（希望妳們看了這段話會不好意思，這樣我會很樂！）還有 Phoebe：可惜你是我最好的朋友！你在出書計畫中扮演很重要的角色。我們在鄰近地區的長時漫步，讓我能把一個接一個的故事想清楚，這對本書極為重要。想到你沒辦法看這本書，還挺難過的。

敬我的腰背——你在我寫書期間挺鬧騰。我總覺得外科手術對身體很傷，殊不知駝著背持續坐在電腦前，對身體傷害更大。也許我該搞一張站著用的書桌……或來個背部移植。

致我的患者：你們啟發了我。我每天從你們身上學到好多東西，謝謝你們容許我陪伴你們與疾病搏鬥，謝謝你們對我敞開心懷（並讓我**打開你們**），分享你們最脆弱的恐懼與祕密。

能每日照顧你們，是醫界所有人的殊榮與特權。我們從各位身上學到的堅毅、雍容、誠懇與愛，遠超過我們所付出。

最要感謝的是那些活著與去世的捐贈者。你們是移植手術存在的理由，你們才是真正的英雄。我願意相信，捐贈者在移植過程的收獲與受贈者一樣豐碩。就像那句老話，施比受有福！謝謝你們毫不遲疑的衝入那棟著火的大樓搶救別人，你們的勇氣，給我們所有人帶來了希望。

資料來源

2 拼圖人

- The primary source for this section on Alexis Carrel is the recent book by David Hamilton, *The First Transplant Surgeon: The Flawed Genius of Nobel Prize Winner Alexis Carrel* (Singapore: World Scientific Publishing Co., 2017).
- "Caserio Struggled for Life; the Assassin's Courage Failed Him in the End," *New York Times*, August 16, 1894.
- "Assassination of President Sadi Carnot," *Otago Witness*, Issue 2105, June 28, 1894.
- Georg Heberer and R. J. A. M. Van Dongen, eds., *Vascular Surgery* (Berlin: Springer-Verlag, 2012), 4.
- Described in R. Cusi- mano, M. Cusimano, and S. Cusimano, "The Genius of Alexis Carrel," *Ca- nadian Medical Association Journal* 131, no. 9 (November 1, 1984): 1142.
- A. Carrel, *La technique opératoire des anastomo- ses vasculaires et de la transplantation des viscères* (Lyon: Medical, 1902), 99859–62.
- Joseph T. Durkin, *Hope for Our Time: Alexis Carrel on Man and Society* (New York: Harper and Row, 1965).
- Published in A. Carrel and C. C. Guthrie, "Anastomosis of Blood-vessels by the Patching Method and Transplantation of the Kidney," *JAMA* 47 (1906): 1648–50.
- A. Carrel and C. C. Guthrie, "Successful Transplantation of Both Kidneys from a Dog into a Bitch with Removal of Both Normal Kidneys from the Latter," *Science* 23, no. 584 (March 9, 1906): 394–5.

- A. Carrel, "The Surgery of Blood Vessels, etc.," *Johns Hopkins Hospital Bulletin* 190 (January 1907): 18–28.
- J. B. Murphy and A. W. M. Ellis, "Experiments in the Role of Lymphoid Tissue in the Resistance to Experimental Tuberculosis in Mice," *Journal of Experimental Medicine* 20 (1914): 397–403.
- Sir Roy Calne, email to author, November 21, 2016.

3 腎臟之美

- The primary source for this section on Kolff is the book by Paul Heiney, *The Nuts and Bolts of Life* (Gloucestershire, UK: Sutton Publishing Ltd., 2002).

4 採皮

- P. B. Medawar, *Advice to a Young Scientist* (New York: Harper and Row, 1979).
- The primary source for this sec- tion on Peter Medawar is the autobiography by Peter Medawar, *Memoir of a Thinking Radish* (Oxford: Oxford University Press, 1986).
- Publication is R. E. Billingham, L. Brent, and P. B. Medawar, "Actively Acquired Tolerance of Foreign Cells," *Nature* 172 (October 3, 1953): 603–6.
- Alexis Carrel, Nobel Lecture, December 11, 1912.
- Publication is T. Gibson and P. B. Medawar, "The Fate of Skin Homografts in Man," *Journal of Anatomy* 77 (1943): 299–310.
- Medawar, *Memoir of a Thinking Radish*, 111.
- The primary source for this section on Ray Owen is the article by James F. Crow, "A Golden Anniversary: Cattle Twins and Immune Tolerance," *Genetics* 144 (November 1996): 855–59.

- Publication is R. D. Owen, "Immunogenetic Consequences of Vascular Anastomoses Between Bovine Twins," *Science* 102 (1945): 400– 401.
- Publication is R. E. Billingham, G. H. Lampkin, P. B. Medawar, and H. L. Williams, "Tolerance to Homografts, Twin Diagnosis, and the Freemartin Condition in the Cattle," *Heredity* 6 (1952): 201–12.
- Publication is R. E. Billingham, L. Brent, and P. B. Medawar, "Actively Acquired Tolerance of Foreign Cells," *Nature* 172 (1953): 603–6.
- Medawar, *Memoir of a Thinking Radish*, 133–34.

5 腎臟：腎臟移植的實現

- The primary sources for this section on the ori- gins of kidney transplant are David Hamilton, *A History of Organ Trans- plantation* (Pittsburgh, PA: University of Pittsburgh Press, 2012); Nicholas L. Tilney, *Transplant from Myth to Reality* (New Haven, CT: Yale University Press, 2003); Paul Terasaki, ed., *History of Transplantation: Thirty-Five Rec- ollections* (Los Angeles: UCLA Tissue Typing Laboratory, 1991); and three autobiographies: Joseph E. Murray, *Surgery of the Soul* (Boston: Boston Medical Library/Watson Publishing International, 2001); Roy Calne, *The Ultimate Gift* (London: Headline Book Publishing, 1998); and Francis D. Moore, *A Miracle and a Privilege* (Washington, DC: Joseph Henry Press, 1995).
- Francis D. Moore, Transplant: *The Give and Take of Tissue Transplantation* (New York: Simon and Schuster, 1964), 40.
- Thomas Starzl, "My Thirty-Five-Year View of Organ Transplan- tation," in Terasaki, ed., *History of Transplantation*, 150.
- Terasaki, ed., *History of Transplantation*, 39.
- Published in D. M. Hume, J. P. Merrill, B. F. Miller, and G. W. Thorn, "Experiences with Renal Homotransplantation in the Human: Report of Nine Cases," *Journal of Clinical Investigation* 34 (February 1, 1955): 327–82.

- Moore, *A Miracle and a Privilege*, 162.
- Murray, *Surgery of the Sou*l, 6.
- Calne, *The Ultimate Gift*, 21.
- R. Schwartz and W. Damashek, “Drug- induced Immunologic Tolerance,” *Nature* 183 (1959): 1682.
- R. Y. Calne, “The Rejection of Renal Ho- mografts: Inhibition in Dogs by 6-Mercaptopurine,” *Lancet* 1 (1960): 417.
- Calne, *The Ultimate Gift*, 49.
- Medawar, *Memoir of a Thinking Radish*, 135.
- Murray, *Surgery of the Sou*l, 117.
- Publication is T. E. Starzl, T. L. Marchioro, and W. R. Waddell, “The Reversal of Rejection in Human Renal Homografts with Subsequent Development of Homograft Tolerance,” *Sur- gery, Gynecology, and Obstetrics* 117 (1963): 385.
- J. F. Borel, C. Feurer, C. Magnee, and H. Stähelin, “Effects of the New Anti-lymphocytic Peptide Cy- closporin A in Animals,” *Immunology* 32 (June 1977): 1017–25.
- Calne, *The Ultimate Gift*, 116.
- R. Y. Calne, D. J. G. White, S. Thiru, D. B. Evans,
- P. McMaster, D. C. Dunn, G. N. Craddock, B. D. Pentlow, and K. Rolles, “Cy- closporin A in Patients Receiving Renal Allografts from Cadaver Donors,” *Lancet* 2 (December 23–30, 1978): 1323–27.
- R. Y. Calne, K. Rolles, D. J. White, S. Thiru, D. B. Evans, P. McMaster, D. C. Dunn, G. N. Craddock, R. G. Henderson, S. Aziz, and P. Lewis, “Cyclosporin A Initially as the Only Immunosuppressant in 34 Recipients of Cadaveric Organs: 32 Kidneys, 2 Pancreases, and 2 Livers,” *Lancet* 2 (November 17, 1979): 1033–36.

6 心內直視手術：體外循環手術的發明

- The primary sources for this section on the origins of open-heart surgery and the development of cardiac bypass are Harris B. Schumacker Jr., *A Dream of the Heart* (Santa Barbara, CA: Fithian Press, 1999); G. Wayne Miller, *King of Hearts* (New York: Crown Publishers, 2000); and David K. C. Cooper, *Open Heart* (New York: Kaplan Publishing, 2010).
- Schumacker Jr., *A Dream of the Heart*, 73.
- Blood type AB is the universal recipient, so if it were just a matter of blood donation, a donor with any blood type would be a match. But in this case, where the blood flows through both people once they are hooked up to the catheters, if the person serving as the "pump" were not blood type AB, his own antibodies would have destroyed the blood cells of the baby as they flowed through the circuit.
- Miller, *King of Hearts*, 155.
- Shumacker Jr., *A Dream of the Heart*, 158.

7 救心：實現心臟移植

- The primary sources for this section on heart transplantation are Donald McRae, Every Second Counts (New York: G. P. Putnam's Sons, 2006); Christiaan Barnard and Curtis Bill Pepper, *One Life* (Toronto: The Macmillan Company, 1969); and Cooper, *Open Heart*.
- Barnard and Pepper, *One Life*, 183–84.
- There is controversy surround- ing this. Shumway and Lower were convinced that it was here that Barnard first became acquainted with the idea and techniques of heart transplanta- tion, and then ran back to South Africa to scoop the Americans. Barnard maintains that he was planning heart transplantation for years before this. While it is true that the Americans had spent years doing extensive research in transplantation, on both the operative technique and postoperative care, Barnard himself did do upward of fifty transplants

in dogs prior to the first in humans. It is likely that Barnard did pick up some details of the technique from Lower, but unlikely that this short episode played a major role in the success Barnard enjoyed with transplantation.

- Barnard and Pepper, *One Life*, 259.
- McRae, *Every Second Counts*, 192 and 335. This story remains controversial, and the exact details of what happened that day are open to interpretation. While Marius related these details to McRae, he has reportedly told others that this wasn't the case and that they did wait for the heart to stop before placing Denise Darvall on bypass (personal commu- nication, David Cooper). No one else on the operating team ever confirmed that they actively stopped the heart. Either way, Darvall did meet the crite- ria for brain death, and starting with Barnard's second transplant, it became routine to stop the heart with potassium.
- Barnard and Pepper, *One Life*, 314–5.
- Cooper, *Open Heart*, 335.
- Barnard and Pepper, *One Life*, 392–93.
- McRae, *Every Second Counts*, 277.
- "Virginia Jury Rules That Death Occurs When Brain Dies," *New York Times*, May 27, 1972.
- McRae, *Every Second Counts*, 280.
- "Virginia Jury Rules That Death Occurs When Brain Dies."
- Denton A. Cooley, *100,000 Hearts* (Austin, TX: Dolph Briscoe Center for American History, 2012), 125.
- Calne, *The Ultimate Gift*, 128–29.
- Wickii T. Vigneswaran, Edward R. Garrity Jr., and John A. Odell, eds., *Lung Transplantation: Principles and Practice* (Boca Raton, FL: CRC Press, 2015), 23.
- Sara Wykes, "5 Questions: Bruce Reitz Recalls First Successful Heart-Lung Transplant," Stanford School of Medicine News Center,

March 9, 2016.

- Kas Roussy, "Lung Transplant 'Patient 45' Remembered 30 Years Later," CBC News, November 6, 2013.

8 可憐的胰臟：糖尿病的治療

- The primary sources for this section on type 1 diabe- tes, including the discovery of insulin and pancreas transplant, are Thea Cooper and Arthur Ainsberg, *Breakthrough: Elizabeth Hughes, the Discovery of Insulin, and the Making of a Medical Miracle* (New York: St. Martin's Press, 2010); Michael Bliss, *Banting: A Biography* (Toronto: University of Toronto Press, 1992); Hamil- ton, *A History of Organ Transplantation*; and Nicholas L. Tilney, *Transplant: From Myth to Reality* (New Haven, CT: Yale University Press, 2003).

9 普羅米修斯的神話：肝臟移植與托馬斯・史塔哲

- The primary sources for this section on liver transplantation are Thomas E. Starzl, *The Puzzle People* (Pittsburgh, PA: University of Pittsburgh Press, 1992); Calne, *The Ultimate Gift*; Terasaki, ed., *History of Transplantation*; Hamilton, *A History of Organ Transplantation*; and Tilney, *Transplant: From Myth to Reality.*
- Starzl, *The Puzzle People*, 59–60.
- T. E. Starzl, C. G. Groth, L. Brettschneider, I. Penn, V. A.
- Fulginiti, J. B. Moon, H. Blanchard, A. J. Martin Jr., and K. A. Porter, "Or-thotopic Homotransplantation of the Human Liver," *Annals of Surgery* 168(1968): 392–415.
- Starzl, *The Puzzle People*, 170.
- Calne, *The Ultimate Gift*, 96.
- T. E. Starzl, G. B. G. Klintmalm, K. A. Porter, S. Iwatsuki, and G. P. Schroter, "Liver Transplantation with the Use of Cyclo-sporine

A and Prednisone," *New England Journal of Medicine* 305 (July 30,1981): 266–69.

- Chuck Staresinic, "Only Starzl Dared To," *Pitt Med*,Spring 2006.
- Quoted in Stephen J. Busalacchi,
- Apollo's Voice, 2008), 476.

10 傑森：活在當下

- You might recall from chapter 2 that the "Model for End- Stage Liver Disease" score predicts how sick a patient's liver is, and how likely he or she is to die without a transplant.
- Arthur Herman, *How the Scots Invented the Modern World* (New York: MJF Books, 2001)

11 莉莎與賀比：是否該幫酒鬼做肝臟移植？

- R. Osorio, N. Ascher, M. Avery, P. Bacchetti, J. Roberts, and J. Lake, "Predicting Recidivism After Orthotopic Liver Transplantation for Alcoholic Liver Disease," *Hepatology* 20, no. 1 (July 1994): 105–10.
- P. Mathurin, C. Moreno, D. Samuel, J. Dumor- tier, J. Salleron, F. Durand, H. Castel, A. Duhamel, G. P. Pageaux, V. Leroy,
- S. Dharancy, A. Louvet, E. Boleslawski, V. Lucidi, T. Gustot, C. Francoz,
- C. Letoublon, D. Castaing, J. Belghiti, V. Donckier, F. R. Pruvot, and J. C. Duclos-Vallée, "Early Liver Transplantation for Severe Alcoholic Hepatitis," *New England Journal of Medicine* 365 (November 10, 2011): 1790–800.

第五部 捐贈者

- F. Scott Fitzgerald, The Notebooks of F. *Scott Fitzgerald*(New York: Harcourt Brace Jovanovich, 1978).

14 當他們逐漸死去

- Paul I. Terasaki and Jane Schoenberg, eds., *Transplant Success Stories 1993* (Los Angeles, CA: UCLA Tissue Typing Laboratory, 1993), 36–37.
- Terasaki, ed., *History of Transplantation*, 340.
- Terasaki, ed., *History of Transplantation*, 340.
- P. Mollaret and M. Goulon, "Le coma dépassé" (preliminary memoir), *Revue Neurologique* 101 (Paris, 1959): 3–15.
- Calne, *The Ultimate Gift*, 56.
- Calixto Machado, "The First Organ Transplant from a Brain-Dead Donor," Neurology 64 (2005): 1938–42; taken from J. E. Murray,"Organ Transplantation: The Practical Possibilities," in G. E. W. Wolsten-holme and M. O'Connor, eds., *Ethics in Medical Progress: With Special Refer-ence to Transplantation* (Boston: Little, Brown, 1966).
- Murray, *Surgery of the Soul*, 120.
- L. Lasagna, F. Mosteller, J. M. Von Felsinger, and H. K. Beecher, "A Study of the Placebo Response," *American Journal of Medi-cine* 16 (June 1954): 770–79.
- Beecher became both famous and infamous: H. K. Beecher, "Ethics and Clinical Research," *New England Journal of Medicine* 274 (June 16, 1966):1354–60.
- Beecher would later publish the results of this discussion in H. K. Beecher, "Ethical Problems Created by the Hopelessly Unconscious Patient," New England Journal of Medicine 278 (June 27, 1968): 1425–30.
- E. F. M. Wijdicks, "The Neurologist and Harvard Criteria for Brain Death," *Neurology* 61 (2003): 970–76.
- "A Definition of Irreversible Coma: Report of the Ad Hoc Committee of the Harvard Medical School to Examine the Definition of Brain Death." *JAMA* 205 (August 5, 1968): 337–40.

- Hamilton, A History of Organ Transplantation, 347. my patient Wayne: Joshua Mezrich and Joseph Scalea, "As They Lay Dying,"*The Atlantic*, April 2015.

15 健康捐贈者

- Lydia Polgreen, "Transplant Chief at Mr. Sinai Quits Post in Wake of Inquiry," *New York Times*, Sept 7, 2002.
- Denise Grady, "After Unusual Fatality, Transplant Expert Revives Career," *New York Times*, March 18, 2004.

16 併發症

- Malcolm Gladwell, "The Physical Genius," *The New Yorker*, July 25, 1999.

17 異種移植：從一個物種到另一物種

- There is some controversy over who should be credited for this very famous quote in my discipline, but I will stick with Roy Calne.
- Nick Taylor, "Heart to Heart: Can a Chimp Trans- plant Save Human Life?" *New York Magazine*, July 13, 1987.
- Terasaki, ed., *History of Transplantation*, 555.
- L. Lai, D. Kolber-Simonds, K. W. Park, H. T. Cheong, J. L. Greenstein, G. S. Im, M. Samuel, A. Bonk, A. Rieke, B. N. Day,
- C. N. Murphy, D. B. Carter, R. J. Hawley, and R. S. Prather, "Production of Alpha-1, 3-galactosyltransferase Knockout Pigs by Nuclear Transfer Clon- ing," *Science* 295 (February 8, 2002): 1089–92.
- D. Niu, H. J. Wei, L. Lin, H. George, T. Wang, I. H. Lee, H. Y. Zhao, Y. Wang, Y. Kan, E. Shrock, E. Lesha, G. Wang, Y. Luo, Y. Qing, D. Jiao, H. Zhao, X. Zhou, S. Wang, H. Wei, M. Guell, G. M. Church, and L. Yang, "Inactivation of Porcine Endogenous Retrovirus in Pigs Using CRISPR-Cas9," *Science* 357 (September 22, 2017): 1303–7.

18 所以你想當移植外科醫生嗎？

- Kaj Johansen and David M. Heimbach, “So You Want to Be a Surgeon,” 1986, on American College of Surgeons, https://www.facs.org/ education/resources/residency-search.
- McRae, *Every Second Counts*, 67.
- This story was told to me by Münci Kalayoğlu, who was on the plane with Starzl.
- Renee C. Fox and Judith P. Swazey, *The Courage to Fail* (New Brunswick, NJ: Transaction Publishers, 1978).
- Cooper, *Open Heart*, 348–49.
- Moore, *Transplant*, 275.
- From chapter 10, “The Transplant Surgeon, the Sociologist, and the Historian: A Conversation with Thomas Starzl,” in Carla M. Messi- komer, Judith P. Swazey, and Allen Glicksman, eds., Society and Medicine: Essays in Honor of Renee C. Fox (New Brunswick, NJ: Transaction Publishers, 2003), p. 149.

參考書目

- Barnard, Christiaan, and Curtis Bill Pepper. *One Life*. Toronto: The Macmillan Company, 1969.
- Bliss, Michael. *Banting: A Biography*. Toronto: University of Toronto Press, 1992.

- Brent, Leslie Baruch. *Sunday's Child? A Memoir*. New Romney, UK: Bank House Books, 2009.
- Busalacchi, Stephen J. White Coat Wisdom. Madison, WI: Apollo's Voice, 2008.
- Calne, Roy. A Gift of Life. Lancaster, UK: Medical and Technical Publishing Co. Ltd., 1970.
- *The Ultimate Gift*. London: Headline Book Publishing, 1998.
- Carrel, Alexis. *Man, the Unknown*. New York: Harper and Brothers, 1939.
- Cooley, Denton A. *100,000 Hearts*. Austin, TX: Dolph Briscoe Center for American History, 2012.
- Cooper, David K. C. *Open Heart*. New York: Kaplan Publishing, 2010.
- Cooper, Thea, and Arthur Ainsberg. *Breakthrough*. New York: St. Martin's Press, 2010.
- Fox, Renee C., and Judith P. Swazey. *The Courage to Fail*. New Brunswick, NJ: Transaction Publishers, 1978.
- *Spare Parts: Organ Replacement in American Society*. New York: Oxford University Press, 1992.
- Gawande, Atul. *Complications: A Surgeon's Notes on an Imperfect Science*. New York: Picador, 2002.
- Hamilton, David. *The First Transplant Surgeon*. Singapore: World Scientific Publishing Co., 2017.
- *A History of Organ Transplantation*. Pittsburgh, PA: University of Pittsburgh Press, 2012.
- Hardy, James Daniel. *The Academic Surgeon: An Autobiography*. Mobile, AL: Magnolia Mansions Press, 2002.
- Heiney, Paul. *The Nuts and Bolts of Life*. Stroud, UK: Sutton Publishing Ltd., 2002.
- Herman, Arthur. *How the Scots Invented the Modern World*. New York: MJF Books, 2001.
- Hollingham, Richard. *Blood and Guts: A History of Surgery*. New York: St. Martin's Press, 2008.
- Lederer, Susan E. *Flesh and Blood: Organ Transplantation and Blood Transfusion in Twentieth-Century America*. New York: Oxford University Press, 2008.
- Malinin, Theodore I. *Surgery and Life: The Extraordinary Career of Alexis Carrel*. New York: Harcourt Brace Jovanovich, 1979.

- McRae, Donald. *Every Second Counts: The Race to Transplant the First Human Heart*. New York: G. P. Putnam's Sons, 2006.
- Medawar, Peter B. *Advice to a Young Scientist*. New York: Harper and Row, 1979.
- *Memoir of a Thinking Radish*. Oxford: Oxford University Press, 1986.
- Messikomer, Carla M., Judith P. Swazey, and Allen Glicksman, eds. *Society and Medicine: Essays in Honor of Renee C. Fox*. New Brunswick, NJ: Transaction Publishers, 2003.
- Miller, Franklin G., and Robert D. Truog. *Death, Dying, and Organ Transplantation: Reconstructing Medical Ethics at the End of Life*. New York: Oxford University Press, 2011.
- Miller, G. Wayne. *King of Hearts*. New York: Crown Publishers, 2000.
- Moore, Francis D. *A Miracle and a Privilege*. Washington, DC: Joseph Henry Press, 1995.
- *Transplant: The Give and Take of Tissue Transplantation*. New York: Simon and Schuster, 1964.
- Mukherjee, Siddhartha. *The Emperor of All Maladies*. New York: Scribner, 2010.
- Murray, Joseph E. *Surgery of the Soul*. Boston: Boston Medical Library/ Watson Publishing International, 2001.
- Najarian, John S. *The Miracle of Transplantation*. Beverly Hills, CA: Phoenix Books Inc., 2009.
- Schumacker, Harris B. Jr. *A Dream of the Heart*. Santa Barbara, CA: Fithian Press, 1999.
- Starzl, Thomas E. *The Puzzle People*. Pittsburgh, PA: University of Pittsburgh Press, 1992.
- Terasaki, Paul, ed. *History of Transplantation: Thirty-Five Recollections*. Los Angeles, CA: UCLA Tissue Typing Laboratory, 1991.
- Tilney, Nicholas L. *Transplant: From Myth to Reality*. New Haven, CT: Yale University Press, 2003.
- Vigneswaran, Wickii T., Edward R. Garrity, and John A. Odell Jr., eds. *Lung Transplantation: Principles and Practice*. Boca Raton, FL: CRC Press, 2015

國家圖書館出版品預行編目(CIP)資料

生死交接：一個器官移植醫師的筆記 / 約書亞．馬茲里奇(Joshua D. Mezrich)著；柯清心譯．-- 初版．-- 臺北市：遠流，2019.10
面；公分
譯自：When death becomes life : notes from a transplant surgeon
ISBN 978-957-32-8656-1(平裝)
1. 馬茲里奇(Mezrich, Joshua D.) 2. 器官移植 3. 通俗作品
416.17 108015143

生死交接

一個器官移植醫師的筆記

When Death Becomes Life: Notes from a Transplant Surgeon

作者：約書亞・馬茲里奇（Joshua D. Mezrich）
譯者：柯清心
總監暨總編輯：林馨琴
責任編輯：楊伊琳
行銷企畫：趙揚光
封面設計：謝佳穎
內頁排版：邱方鈺

發行人：王榮文
出版發行：遠流出版事業股份有限公司
地址：臺北市 10084 南昌路二段 81 號 6 樓
電話：（02）2392-6899 **傳真**：（02）2392-6658
郵撥：0189456-1
著作權顧問：蕭雄淋律師

2019 年 9 月 1 日　初版一刷
新台幣定價 450 元（缺頁或破損的書，請寄回更換）
ISBN：978-957-32-8656-1

YLib 遠流博識網　http://www.ylib.com　E-mail: ylib @ ylib.com